Chanoine PAYEN

OFFICIER DE LA LÉGION D'HONNEUR

L'Ame du Poilu

JOURNAL DE ROUTE

d'un Aumônier militaire au 7ᵉ corps

PENDANT LA GRANDE GUERRE

1914-1918

1ᵉʳ VOLUME

Du 2 août 1914 au 25 septembre 1915

BESANÇON

IMPRIMERIE JACQUES ET DEMONTROND

29, rue Claude Pouillet, 29

1924

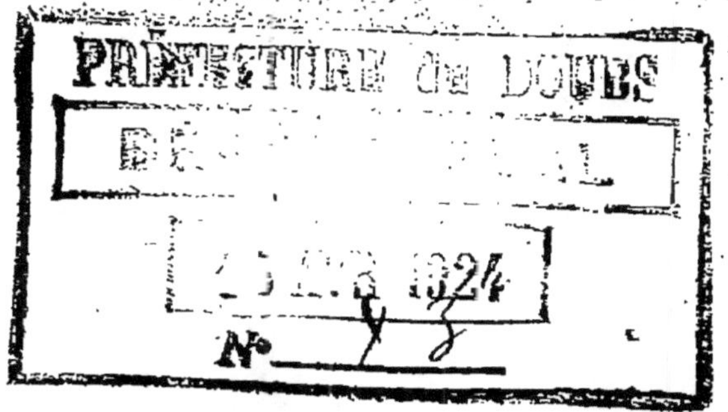

Chanoine PAYEN

OFFICIER DE LA LÉGION D'HONNEUR

L'Ame du Poilu

JOURNAL DE ROUTE

d'un Aumônier militaire au 7ᵉ corps

PENDANT LA GRANDE GUERRE

1914-1918

~~~~~

1ᵉʳ VOLUME

Du 2 août 1914 au 25 septembre 1915

~~~~~

BESANÇON

IMPRIMERIE JACQUES ET DEMONTROND

29, rue Claude Pouillet, 29

—

1924

HOMMAGE

D'ADMIRATION ET DE RECONNAISSANCE

AU 7ᵉ CORPS D'ARMÉE

A SES

OFFICIERS

SOUS-OFFICIERS

SOLDATS

A TOUTES SES UNITÉS

PROLOGUE

Les événements de 1914 à 1918 domineront longtemps l'histoire de l'Europe et du monde. Deux civilisations étaient en présence : celle du surhomme et celle de l'homme.

On sait quel est le surhomme. Le surhomme n'est pas chrétien ; pour lui les vertus évangéliques sont déficientes ; sa victoire eut été le triomphe de la force.

La guerre a été préparée et déclarée par les nations belliqueuses se donnant prétentieusement la mission de régenter la terre, et trouvant que les peuples subjugués devaient se trouver assez heureux de marcher dans leur orbite.

La guerre qui devait se dérouler sur trois cents champs de bataille, qui devait faire couler autant de sang que de larmes, n'a pas laissé la Providence indifférente au grand drame.

Chrétiens, nous croyons à l'intervention divine dans les moindres choses, dans la feuille qui tombe, dans l'écrasement d'un insecte, dans une larme d'enfant, dans la goutte de sang tombée d'une blessure, dans la vie individuelle, familiale, sociale. Or quand des armes foudroyantes, quand des canons monstres vont massacrer des générations entières, quand une mort prématurée va fixer les destinées éternelles de millions d'hommes, il est certain que Dieu, dans sa paternité, n'est pas resté indifférent.

Aussi combien souvent les hommes de peu de foi n'ont-ils pas dit : « Comment Dieu a-t-il permis une pareille guerre ? Comment ne l'a-t-il pas arrêtée ? »

Il importe de jeter au préalable quelque lumière sur les responsabilités qui pèsent sur les agresseurs, et d'établir les règles du gouvernement divin.

Je déclare écarter de ces lignes toute idée politique ; j'ai été en contact avec des hommes de tout rang, de toute opinion, de tout parti, de toute religion, et je reconnais bien volontiers ce que j'ai trouvé en eux d'amabilité, de loyauté, de courage, de justice et de patriotisme ; mais les avantages d'heureuses rencontres individuelles ne sauraient infirmer les phénomènes collectifs, intellectuels et moraux, que des hommes indépendants et soucieux de l'avenir du pays ont étudiés avec soin ; phénomènes que nous pouvons résumer ainsi : « Toute diminution des croyances, des libertés de l'Église et des droits de Dieu, cause un mal immense à l'humanité et aux patries ; la reconnaissance officielle de la religion comme source d'énergie, a permis à un écrivain de marque, à un patriote éminent d'écrire cette phrase lapidaire : « L'élément spirituel domine toute cette guerre. »

Diplomatie humaine

La politique des peuples a écarté les gens d'église depuis des siècles, de la plupart des chancelleries de l'Europe.

Les théologiens ont alors écrit des traités pour

établir un droit public international et un droit commercial.

Mais dans la pratique les politiques ne tenaient plus compte que des faits.

Les États firent aussi entre eux des contrats, indépendants des principes généraux, contrats uniquement basés sur des intérêts particuliers qui évoluaient avec le temps.

Le XVIIIe siècle, à son déclin, confiant avec Rousseau dans la nature intègre, proclamait la fraternité des peuples ; il se flattait de finir dans une idylle en conduisant les peuples, paisibles comme des agneaux enrubannés, en des campagnes fécondes. Pour un peu les philosophes auraient dit que non seulement les canons se tairaient, mais les orages même. Et voilà que le XVIIIe siècle finissant et le XIXe commençant virent l'Europe transformée en immense champ de bataille.

Nos crédules philosophes avaient cependant entendu Frédéric II, roi de Prusse, énoncer sa politique assez crûment : « Je commence par prendre et je trouve toujours des légistes qui prouvent amplement que j'avais raison. »

Les événements n'ont pas découragé les socialistes ; ils ont repris le rêve de la fusion des patries en une seule. Désarmement, paix et fraternité, embrassade universelle. Les espérances reviennent toujours.

A peine l'idée est-elle prise au sérieux qu'on propose des « unions douanières » de l'Europe contre l'Amérique.

« A peine essaie-t-on d'organiser la solidarité ouvrière que commence la guerre des classes (1). »

(1) Brunetière, *L'Idée de la solidarité.*

Mais voici les philosophes et les savants à la res-cousse. Renan écrit : « La patrie est une chose chan-geante. Les nations ne sont pas éternelles ; elles ont commencé, elles finiront. »

Dans le creuset de la méthode positive les tradi-tions et les patries ne laissent pas de traces.

Les juristes ont mis leur confiance, dans l'influence de la civilisation moderne ; ils croient à la fascina-tion de la justice internationale.

Certains professeurs affirment que l'union écono-mique, intellectuelle et morale des peuples, avec son intensité progressive, suffit pour établir une telle solidarité que les répercussions d'un conflit rendraient celni-ci impossible.

Cependant, après les attaques d'une philosophie sceptique, qui a perverti les masses, « la chasse enra-gée et sans limite à l'argent, au plaisir, à la jouis-sance, dont le monde est le théâtre, a éteint l'esprit de justice et de charité. Les âmes s'accoutument à un égoïsme, une dureté, une brutalité qui font prévoir de terribles surprises ».

Enfin s'est ouvert le tribunal de la Haye où toutes les contestations du monde vont recevoir une solu-tion pacifique. .

Or il arrive que jamais les nationalités n'ont montré une vitalité pareille ; un président des États-Unis s'exprime ainsi : « Soyons patriotes d'abord, ensuite, toujours ; patriotes contre tout le reste du monde. »

La justice, s'écrient les gens d'outre-Rhin, quelle justice ? une invention des chétifs et des mal bâtis. Le vainqueur élimine le faible ; ainsi la sélection s'opère dans la nature.

Dans les grands conflits, qui donc est entré au palais

de la Haye ? Les ambassadeurs passent sans s'y arrêter. Ce tribunal ne donne alors que l'illusion de la sécurité ; de telle sorte que s'il y a progrès, c'est dans la rapidité avec laquelle les coups de surprise sont cultivés.

Du reste, quand on sait ce qui se passe dans les conférences, quand on sait sous quelles habiletés se cachent les intérêts particuliers ; quand on réfléchit aux tractations préalables et inavouables qui peuvent se produire, on ne peut s'empêcher de penser à la tentation de se faire rendre justice par la force.

En somme, le pacifisme n'a pas, a-t-on dit avec raison, pour objet véritable de supprimer la guerre, mais de s'adapter à la défaite.

Alors de Vogué répond à ces optimistes, de sa plume virulente : « Ne voyez-vous pas qu'une force ironique soufflète vos chimères ? A quoi donc sert l'expérience ? Quand au nom de la raison vous portez un défi à la raison cachée qui gouverne l'histoire, elle oppose au verbiage humanitaire la plus dure leçon de choses. »

Quand on songe aux formidables luttes commerciales qui tiennent en souci les nations ; quand on songe au protectionisme toujours opportun ; quand on songe à une puissance financière internationale, mystérieuse, qui peut faire pencher la balance à son gré, se désarmer devient un véritable suicide.

Vraiment l'humanité n'est pas mûre pour le nivellement des frontières. Si le congrès de Nancy, avant la guerre, a laissé aux Français la liberté de s'insurger et de prendre au sérieux la grève des armées, le congrès de Stuttgard a montré que dans le socialisme d'outre-Rhin il y a une différence entre la théorie et la pratique et qu'il n'est pas interdit de fausser compagnie aux camarades étrangers pour continuer le prodigieux essor du commerce allemand, sous l'influence de l'aigle victorieux de la Germanie. Les hommes arrachent une arme aux mains d'un enfant dans la crainte d'un geste imprudent, or un peuple voisin augmentait sans cesse son budget de la guerre, remplissait ses arsenaux d'un matériel formidable, faisait vibrer les places des villes au passage de son artillerie lourde, faisait retentir les rues des villages sous les pas cadencés de ses bataillons et personne n'osait l'arrêter dans sa folie ; cet amour de la guerre rendait un peuple de proie impatient devant les occasions propices ; la nouvelle carte d'Europe était faite ; les proclamations à Paris vaincu étaient imprimées ; les vignes de Champagne étaient belles, il fallait se hâter pour que la vendange soit faite par des mains allemandes ; en avant, pour la guerre joyeuse !

Alors, en face des séparations accomplies, tenant Dieu à l'écart des événements humains, en face de la faiblesse des hommes livrés à leur pauvre sagesse, en face des prétentions naïves de créatures indépendantes des lois divines, nous pouvons, nous devons nous demander comment la moindre objection peut être faite contre la Providence ? A chacun le sien. La guerre est œuvre humaine, uniquement humaine dans sa préparation politique, scientifique, matérielle tenue en haleine par les peuples de proie. Dieu s'est réservé de choisir le vainqueur ! Mais quel sera l'avenir ? Quelle place y aura Dieu ? On est effrayé quand on pense au développement de la science de demain ; elle va pouvoir mettre entre les mains des hommes des puissances de mort qui rivaliseront avec les volcans, avec les tremblements de terre, créant les asphyxies semblables aux asphyxies instantanées de la Martinique. On se demande avec anxiété ce qui arrivera si la crainte de Dieu disparaît des consciences humaines ? Le monde ne serait plus que le vestibule de l'enfer, mais,

> *Celui qui met un frein à la fureur des flots,*
> *Peut aussi des méchants arrêter les complots.*

Encore faut-il le lui demander !

Diplomatie satanique

Que le démon soit l'ennemi de l'humanité, c'est ce qui ressort avec une certitude accablante de la première page de la Bible. Saint Jean l'affirme : « Le diable a été homicide dès le commencement. Le meurtre d'Abel est son œuvre. »

« La mort est entrée dans le monde par l'envie du diable et ceux qui se rangent à son parti deviennent ses imitateurs (1). »

Satan a tenté Jésus-Christ lui-même. Saint Paul nous dit que Satan se transforme en ange de lumière et ses ministres en ministres de justice.

On ne peut lire sans émotion ces autres paroles de saint Jean : « L'ange enchaîna Satan pour qu'il ne séduisît pas les peuples, mais il doit être délié pour un peu de temps ; il séduira les nations qui sont aux quatre coins du monde ; il les rassemblera pour combattre et leur nombre égalera celui des sables de la mer. »

(1) Sagesse, II, 24, 25.

Si l'église, chaque soir aux complies liturgiques, répète la parole de saint Pierre et prêche la vigilance à ses enfants contre les embûches de Satan, croyez-vous que ce soit sans raison ?

Si Léon XIII et ses successeurs ont ajouté aux prières de la messe une invocation à saint Michel pour qu'il obtienne de Dieu de mettre des bornes à la rage de Satan, croyez-vous qu'il n'y avait pas urgence ?

Le diable est le mauvais ange ; il fait peur ; il donne le frisson comme le serpent qui dresse subitement sa tête devant nous. Le diable, père du mensonge, a cent moyens de camoufler son action.

Au nom de la liberté si chère aux hommes, au nom de la neutralité, il a frappé ceux qui suivent les conseils du Christ, il a poursuivi la sainte image du Sauveur, il a éliminé des lois les droits de Dieu ; il a créé le respect humain qui peut se définir : la honte de Dieu et la peur de l'homme.

Comme aux jours antiques signalés au livre de Job, on peut supposer que Satan se présenta devant le Seigneur, et que le Seigneur l'interpella ainsi : « D'où viens-tu, Satan ?

— J'ai fait le tour de la terre ; je l'ai parcourue toute entière et je crois pouvoir attirer à moi assez d'ambitieux pour mettre le monde à feu et à sang. C'est vrai, Seigneur, vous avez des temples qui s'élèvent partout ; vous avez pénétré au cœur des continents qui sont à moi ; vous avez donné à la terre une prospérité encore inconnue depuis l'origine ; « laissez les hommes remplacer la charrue par le glaive ; que toute chair soit blessée, que tous les yeux versent des larmes ; laissez-moi frapper leurs os et leur chair et vous verrez s'ils ne vous maudiront pas en foule ;

ceux mêmes qui vous louent murmureront contre vous (1). »

Je leur ai appris à user de la science, leur idole, pour se tuer ; j'ai trouvé des hommes aussi impies que moi-même ; je crois et je tremble ; beaucoup ne tremblent plus même devant vous. Je veux par mon action, je veux par ma haine gagner plus d'âmes à ma cause que vous, Seigneur, à la vôtre par l'amour.

— Et quel sera ton moyen ?

— Toujours le même, l'orgueil. Je n'ai pu vaincre Jésus en lui offrant des provinces et des villes ; je connais des princes qui ne les refuseront pas. »

Le Seigneur répondit à Satan : « Va ! je laisse aux hommes la liberté ; par eux tu couvriras la terre de ruines ; moi le Père des hommes je n'assisterai pas impassible au déchaînement de toutes les puissances du mal ; tu vas tuer les corps avec des agonies nouvelles ; nous verrons si l'épreuve arrache aux âmes libres les apostasies que tu attends ; tu as la haine, moi, j'ai l'amour ! »

Que Satan ait été plus que jamais, en ce mois de juillet 1914, attentif aux décisions qui s'élaboraient dans le secret des chancelleries mondiales, ce n'est pas une simple supposition ; qu'il ait convoqué les esprits mauvais en un conciliabule infernal, qu'il ait expliqué aux anges ivres de jalousie les épouvantables décisions qu'il allait faire prendre à certains chefs de peuples, rien de plus admissible.

Il leur expose les raisons pour lesquelles il va provoquer le drame mondial.

« L'année des grandes tentations est arrivée. La

(1) **Job**, I, 9, 10 11 ; II, 5.

terre devient petite ; avec les véhicules ultra-rapides qui mènent en quelques heures les hommes au bout du monde, notre régne est atteint. En face de la civilisation, les fausses religions s'éteignent les unes après les autres ; il faut les soutenir, il faut les unir aux nationalismes exaspérés pour étayer leurs mensonges.

La guerre est notre œuvre de tous les temps ; c'est l'eau trouble où l'on pêche, elle fait douter de la bonté de Dieu ; elle attise les blasphèmes contre la Providence, en rejetant sur elle ce qui est le fruit de la malice des hommes ; elle envenime les haines des peuples, elle devient un défi au Prince de la paix qui a rejeté mes avances sur la montagne de Judée.

Il est bien inutile de posséder les corps ; en pays chrétien, cette humiliation infligée à l'homme tourne toujours à ma honte ; mieux vaut cent fois posséder les âmes. Les chrétiens disent de moi que je suis le singe de Dieu : oui, et cela me réussit.

Dieu a son Eglise ; j'ai la mienne ! L'Eglise a ses congrégations ; j'ai les miennes ; l'Église a son culte ; j'ai le mien. L'Église reçoit des serments de fidélité ; j'en reçois contre elle et contre Dieu.

Il faut du mystère aux hommes ; j'amuse les esprits avec les réincarnations, les visions, les voix fausses des morts, les communications avec les âmes envolées.

Il faut du divin aux hommes, je leur donne des idoles ; c'est vrai, le christianisme ne craint pas de les mettre dans ses musées, mais les passions qu'elles représentent restent bien vivantes.

Jamais Mammon, le dieu de l'argent, le nerf des trusts, de la guerre, de la politique internationale n'a été plus puissant et je le tiens sous mes ordres.

Je mens, je mens. je mens. Je donne à l'homme l'espérance de trouver le secret de la vie, du brin d'herbe, à l'humanité elle-même, je lui affirme qu'elle peut tout expliquer sans Dieu. Je lui dis : « Le miracle c'est la science de demain trouvée par hasard ou par le génie. Les scientistes le croient aussi naïvement que les enfants croient que l'eau des sources vient de la terre créatrice.

Les puissants ne jugent plus les destinées du monde en fonction de l'éternité. L'intérêt devient le grand moteur de toutes les diplomaties ; n'attendons pas que le droit chrétien, revenant en honneur, finisse par être regardé comme le seul garant de la paix du monde ; l'heure de l'enfer est arrivée.

« Anges révoltés, voici les termes de la grande tentation originelle, celle de l'orgueil :

« Vous direz à tout chef de peuple ambitieux :

« — Veux-tu être avec moi le triomphateur du monde ? J'ai été rebelle, sois rebelle !

« Je suis l'ange qui t'ai précédé dans l'indépendance : ta guerre est prête ! adore-moi !

« — Mais les pleurs des mères ?

« — Les pleurs sèchent vite ; ta gloire restera.

« — Mais les fleuves de sang ?

« — Les fleuves coulent, et ta puissance ne passera pas !

« — Mais les ruines des temples crieront vengeance.

« — Les temples pleurent, car il ne vient plus personne aux solennités. »

C'est vrai, nous n'avons plus ces révoltes formidables, ces éclosions violentes de ressentiments, d'envies féroces, de haines aveugles, d'apostasies bruyantes, comme il arrive dans les révolutions et les guerres

civiles ; nous n'avons plus à notre service que quel
ques hommes dont les mains sacrilèges savent encor
piller, brûler, saccager les trésors pieux, artistique
des temples de la foi ; mais jamais nous n'avons e
plus belle occasion de mettre à notre service le
canons monstres, prêts à pulvériser les églises, le
cathédrales, les chefs-d'œuvre du moyen âge, qu
chantent la gloire de Dieu et desquels nous ne pou
vons plus chasser l'orthodoxie ; ces pierres affirmen
la pérennité de l'église, toujours plus belles sous l
patine des siècles ; il faut les briser.

Une guerre victorieuse de la Prusse va placer sur l
tête des philosophes d'outre-Rhin les rayons divin
qu'ils ont arrachés du front de Jésus. Ne pouvons
nous pas espérer avec la Prusse victorieuse, pouvoi
abaisser Rome et mettre Berlin à la tête du mouve
ment religieux dans l'univers (1) ?

Malheureusement, les impies ont été plus méchant
qu'habiles. Leur haine est moins clairvoyante qu
la nôtre. J'avais diminué les vocations en aliénan
les séminaires. J'avais écarté les prêtres de tous le
milieux, les prêtres que le Christ appelle « le sel d
la terre », « la lumière du monde ».

Les hommes ont dépassé ma haine ; ils ont cru
effacée l'image divine, qui reste en chaque homme
image qui s'altérait sous la rouille des passions. Il
ont voulu « le curé sac au dos », sans songer qu'il y
met son évangile et son calice, devant lesquels nous
sommes obligés de fuir ; laissant les hommes à l'emprise de la foi. Voilà le grand danger !

---

(1) Même avec la Prusse vaincue la paix n'a-t-elle pas été
faite avec une sympathie pour elle ?

Aujourd'hui, il faut voir encore plus grand et plus loin.

Jamais la Prusse n'aura plus d'atouts dans ses mains. Jamais son rayonnement sur le monde n'a été plus puissant.

Jamais la mort n'a été mieux armée par ses mains ; déjà elle va vite dans sa besogne en temps de paix, la mort, mais en guerre elle va plus vite encore ; elle peut surprendre des âmes en plein péché et des légions de damnés viendront peupler nos rouges demeures où règne dans le chaos une éternelle horreur. Mon heure a sonné. Le sort en est jeté, malheur à la terre et à la mer ! Gloire à la mort ! »

De l'enfer sort alors un effrayant cortège d'esprits méchants : le vol, le mensonge, la jalousie, l'envie, la calomnie, la discorde, la cruauté, la haine, l'homicide, l'abomination de la désolation se libérant de toutes les lois.

De l'enfer s'élancent plus effrayants que l'orage aux nuages noirs pleins de tonnerres, une armée d'esprits surexcités par la vengeance et la jalousie au paroxysme ; ils planent sur les frontières des peuples, ricanent dans les joyeux soleils d'août. La grande épreuve commence. Les mauvais anges sont heureux de quitter les fumées éternelles pour les fumées passagères des batailles ; ils quittent les damnés que fixent dans le Mal, les mots : « toujours ! jamais, » pensant bien, dans la formidable tempête de douleurs, marquer de leur sceau les âmes qui partagent leur haine de Dieu.

Parmi ces fourmilières d'hommes armés qui s'avancent, les uns vont faire leur « cure de fer » pour se guérir de l'anémie ; ils vont faire la « guerre joyeuse».

Les autres, au calme courage, vont en ordre à leur frontière menacée pour défendre leurs foyers et leur liberté. »

Gouvernement divin

La terre n'est plus un paradis terrestre, mais c'est encore un jardin et il est assez beau pour que les hommes n'aiment point en sortir par la mort, devenue la peine du péché.

Ravir la vie à un homme c'est attenter à l'œuvre créatrice : « Multipliez-vous et remplissez la terre ». « Tu ne tueras point ! » voilà la loi divine.

Pour imposer le respect de sa volonté à l'homme déchu, régi par la crainte, Dieu a établi une sanction terrible : « Qui répandra le sang, son sang sera répandu ».

Si donc l'homicide isolé est criminel ; que dire du massacre d'une multitude d'hommes par d'autres hommes ?

La guerre injuste est celle d'un peuple qui attaque un peuple sans autre raison que son intérêt, son ambition ou sa malice.

La guerre juste est l'acte d'un peuple qui défend son indépendance ou se fait rendre justice par la force, après avoir employé vainement les moyens de concorde ; ainsi le but de la guerre juste n'est pas de tuer, mais de combattre pour le droit.

La guerre, d'ailleurs, ne crée pas la mort ; elle ne fait que l'avancer, puisque tout homme est mortel.

Dieu a donné la vie, il peut la reprendre.

« Quand la malice d'un peuple, dit Bossuet, est passée « en nature », il peut être puni au même titre qu'un individu. La guerre contre ce peuple devient pacifique ; car c'est aimer la paix que préserver ses frontières, les immortels témoins de la propriété. Ainsi Dieu put donner la terre impie, la terre infâme de Chanaan à Israël, après quatre cents ans d'attente miséricordieuse. Conserver intacte une puissance féroce est une imprudence.

Les païens n'avaient pas une connaissance nette de la solidarité des peuples. Ils avaient une trop vague idée de la descendance commune du genre humain.

Comme chrétiens, disciples du Prince de la Paix, nous pouvons affirmer qu'une humanité fidèle au décalogue, ne connaîtrait pas les horreurs des batailles : « Tu ne tueras point ! » Ce précepte s'adresse aux nations comme aux individus.

Mais il importe de ne pas céder à un pacifisme qui ferait de l'homme une « bête de somme ». Sauver sa vie et perdre l'honneur avec sa liberté, c'est perdre ses raisons de vivre.

Ceux qui ont mis le devoir au dessus de la vie, resteront l'éternelle gloire de l'humanité.

Ce n'est pas de prendre à un homme sa vie qui est un crime ; c'est de la prendre sans droit.

Dieu abrégea la vie humaine pour en diminuer les offenses, après le déluge.

Les hommes offrirent à Dieu le sang des animaux immolés pour effacer leurs fautes ; mais que faisait à Dieu le sang des boucs et des génisses ?

L'offrande consentie de la vie pour la vertu, pour la patrie, pour Dieu, est un l'acte tellement sublime, qu'il est capable de rendre jaloux les anges eux-mêmes, eux qui ne peuvent pas mourir pour affirmer leur amour.

Mais la grande immolation du Messie devait rendre à jamais sacrée la colline du Golgotha ; elle devait transfigurer la mort acceptée volontairement et payer à Dieu la dette infinie de l'humanité.

Ceux qui pleurent sur leurs morts bien-aimés, trouveront dans la méditation du drame du Calvaire la réponseà leur plainte « « Pourquoi Dieu a-t-il permis la mort de celui que nous aimions ? »

Jésus, l'innocence incarnée, le fils de Dieu lui-même, est condamné à mourir crucifié comme un esclave ; la croix est prête ; la bande de mercenaires va partir à la recherche de Jésus dans la nuit ; Dieu aurait pu arrêter Judas et les misérables qui le suivaient ; il aurait pu envoyer douze légions d'anges pour arracher son fils aux mains de ses bourreaux ; il ne l'a pas fait ; quand la sainte victime levant tristement les yeux vers le ciel, disait : « Mon Dieu, mon Dieu, pourquoi m'avez-vous abandonné ? » Dieu est resté sourd à la voix du divin agonisant, mais le dernier cri de Jésus : *Consummatum est* consommait la rédemption du monde.

Mystérieux silence ! qui s'est renouvelé pendant la longue guerre. Dieu semblera rester sourd, quand les millions de voix suppliantes lui apporteront la même plainte. « Seigneur, Seigneur, pourquoi laissez-vous la guerre continuer ? » Le sang des morts est une semence, un trésor d'héroïsmes, d'expiations. Le plus humble paysan, le plus petit soldat, dans sa capote de boue, qui, lui aussi, accepte d'être tué pour le droit, participe à l'extension du règne de Dieu sur la terre, et si la vertu du sang divin a consacré son front, son sacrifice volontaire s'apparente à la rédemption du Christ et lui permettra de participer à l'ascension finale.

Le christianisme a commencé par le cantique des anges : « Gloire à Dieu au plus haut des cieux, et paix aux hommes de bonne volonté. »

Le Christ a reçu les nations en héritage ; aussi quand il disait : « Mon royaume n'est pas de ce monde », il refusait une couronne nationale, parce qu'il était le roi universel des âmes. Sous l'empire de son évangile, l'humanité devient une organisation grandiose dont chaque peuple est un membre dépendant ; ce lien fait contre-poids à toutes les infériorités de races.

Pour le Christ, une paix sans hommes paisibles est une chimère ; aussi il a créé le prochain, et le prochain, c'est tout le monde ; c'est l'homme noir, c'est l'homme rouge, c'est l'homme jaune, c'est l'homme blanc.

Le premier empereur chrétien fera mettre sur les monnaies : *beata tranquillitas* : « bienheureuse tranquillité. »

L'Eglise, héritière du Christ, a posé les bases de la doctrine catholique sur la paix et sur la guerre ; hélas ! les hommes même chrétiens ont apporté dans l'application de cette doctrine quelque chose des tares originelles. La volonté doit engendrer la paix, la nécessité, la guerre » (1).

Un fait domine les premiers siècles, c'est l'appel spontané des peuples à la justice de l'église.

Trêves de Dieu, paix de Dieu, sont œuvres des papes et des évêques. Les papes prennent l'initiative de l'arbitrage. L'Eglise ainsi a eu la première, un code universel, une langue universelle, une justice universelle.

Le pape a eu recours au besoin à l'excommunica-

____

(1) Saint Augustin.

tion. « Par elle, dit Mgr Besson, l'église n'a pas seulement vengé la morale, elle a vengé la justice, en forçant les princes à régner selon Dieu ».

« C'est parce que l'Eglise, dit Duruy, avait avec elle tous les faibles et les opprimés, qu'elle fut forte ; car les faibles et les opprimés, c'était à peu près tout le monde. »

L'Eglise, la guerre déclarée, a su en diminuer les ravages et, ainsi, a créé le « droit des gens ».

Chaque texte de loi qui sourit à la faiblesse, à la misère, à la vieillesse, au malheur fait du christianisme sans le savoir.

Lisons cette prescription canonique : « Qu'aucun soldat ne brûle ou ne détruise les maisons des paysans et des clercs ; qu'aucun homme n'ose tuer ou blesser les non-combattants, le paysan et sa femme, ni les enlever, si ce n'est pour des fautes commises personnellement et que ce soit seulement pour les conduire devant la justice ; que personne ne brûle les houes, les charrues, les arbres fruitiers, etc... »

Quelles leçons pour certaines troupes que nous connaissons ! Qui de nous ne se rappelle les incendies des églises, des cathédrales ; les dévastations systématiques des campagnes, les enlèvements des jeunes filles du Nord, les fusillades des femmes et des enfants ! Quel autre Dieu que le nôtre était donc adoré au delà du Rhin ?

De saint Ambroise à Grégoire VII, de Grégoire VII à Bossuet, qui donc a osé prendre la défense énergique des peuples ?

Qui ne se rappelle le fameux exorde de l'Aigle de Meaux dans son oraison funèbre d'Henriette d'Angleterre : « Dieu donnant sa puissance, aux rois leur commande d'en user, comme il fait lui-même, pour le bien du monde ! Et maintenant, instruisez-vous, vous qui jugez la terre ! » Jamais ces fortes paroles n'ont reçu une plus dramatique application que dans le fracas récent des trônes tombés parmi les ruines matérielles et morales des plus grands empires de l'Europe. Mais la justice impartiale de l'église gênait les ambitions des grands ; les légistes se séparaient d'elle et la Réforme accentua cette séparation.

Une incroyable anomalie se produisit. L'éternel défenseur de la justice, le représentant de Celui qui créa la morale mondiale, le vrai droit des gens, des individus, des familles et des peuples est écarté systématiquement des institutions de paix !

Et tandis que les États imposent à ceux qui font observer leurs lois de ne point se mêler aux affaires pour garder leur indépendance, le roi social de l'univers, dont les intérêts ne sont pas de ce monde, le pape, ce juste juge est éloigné des conseils des nations ! La Majesté divine n'est-elle pas atteinte dans son représentant ? Et cela fait frémir quand on pense au proverbe séculaire. « L'homme s'agite et Dieu le mène. »

« *Reprobat cogitationes populorum, reprobat consilia principum. Beata gens cujus Dominus, Deus ejus.* »

« Dieu réprouve les pensées des peuples et les conseils des princes ; bienheureuse la nation dont le chef est Dieu lui-même (1). »

---

(1) Voici une déclaration de M. de Freycinet, qui a paru dans *la Guerre en province* et n'a cessé de figurer dans les éditions successives y compris celles qui ont suivi les graves discussions qui se sont déroulées pendant les hostilités sur

Combien mieux inspiré était un célèbre protestant, Leibnitz ! parlant d'un parlement des nations ! Il disait : « Je serais d'avis d'établir, à Rome même, un tribunal chargé de juger les différends entre les princes, et d'en faire le pape président.. »

Et cependant, bien que désigné mieux que personne par la voix de l'histoire pour les services rendus, lorsqu'il s'agit d'adhérer à des œuvres de paix créées en dehors d'eux, les papes ne se retranchent point dans un silence froissé. Léon XIII en 1899, loue le projet de conférence, en faveur du désarmement de l'Europe.

Pie X accorde l'appui de son autorité à l'Institut de propagande en faveur de la paix.

Dans les festins de gala servis par les chefs de peuples, en des palais modernes, sous la lumière éblouissante des mille bougies, nées des éclairs subjugués, à des tables somptueuses où les convives portent à leurs lèvres des coupes qui ne sont pas comme à Babylone, celles du temple de Jérusalem, mais peuvent avoir une affinité avec les calices du XVe et du XVIe siècle, appelés « calices de l'idolâtrie », si dis-je, la main divine n'écrit plus sur les murailles les mots mystérieux : « Mané, Thecel, Pharès », ce n'est point indifférence vis-à-vis de la terre, c'est que le Verbe de Dieu s'est fait chair

l'intervention de la Providence divine dans les événements humains :

« Un ensemble de coïncidences malheureuses s'est joint à la faiblesse organique de la France pour déjouer tous ses efforts. Et cet ensemble a été tel que véritablement, quand on l'envisage, on est tenté de se demander s'il n'y a pas eu là quelque raison supérieure aux causes physiques, « une sorte d'expiation de fautes nationales ». En présence de si prestigieuses infortunes, on ne s'étonne plus que les âmes religieuses aieut pu dire : Digitus Dei est hic. »

et qu'il est venu habiter parmi nous ; c'est que son pouvoir est entre les mains de son vicaire sur terre et qu'il appartient aux papes de jeter l'anathème à l'injustice, fut-elle couronnée de plusieurs diadèmes.

C'est vrai, la parole foudroyante n'est pas toujours explicite ; les diplomaties sont si compliquées, les secrètes pensées des grands sont si travesties, les peuples sont si trompés, que l'injustice n'apparaît pas dans sa laideur ; il faut laisser au recul du temps le soin de démasquer les imposteurs.

Cependant le grand pape Pie X a su répondre au vieil empereur d'Autriche qui lui demandait de bénir ses armées cette foudroyante réponse : « Je ne prie que pour la paix. » Et la paix, *son successeur la proposera au monde en une encyclique célèbre à l'heure qui paraissait convenir aux intérêts de tous les peuples.

Il y avait des siècles que les hommes écartaient Dieu successivement de leur vie internationale, sociale, familiale, quand le tocsin retentit d'un bout du monde à l'autre, en 1914.

Or ceux qui, pendant cette guerre, reprochaient à Dieu de rester indifférent aux drames de la terre, sont précisément ceux qui appelaient la prière une supplication dans le vide, ce sont ceux qui appelaient le culte, la superstition de gens qui ne sont pas à la page. Quelques-uns, effrayés du péril, ont osé s'adresser à Dieu pour obtenir ses faveurs. Bossuet écrit *pour eux ces virulentes paroles* : « Les sceptiques dans leur effarement s'adressent au ciel, non pour s'amender, mais pour réparer leurs sottises ; en vérité, c'est prendre Dieu pour un complice ; Dieu se rit de leurs prières. » La loi du désordre doit porter ses fruits, les impies se chargent de se punir.

Perdam sapientiam sapientium; prudentiam prudentium reprobabo (1).

Ce sont ces hommes qui font retentir leurs blasphèmes en voyant les fidèles entrer à l'église : « Mais où est donc leur Dieu ? S'il y avait un Dieu permettrait-il de pareils carnages ? »

Comme Hérode, ils veulent des miracles dont hier ils se moquaient. Dieu réserve son action. Elle viendra.

On appelle certains hommes les maîtres de l'heure, c'est une usurpation ; Dieu seul est maître de l'heure ; l'histoire ne connaît que l'heure de Dieu. Elle est souvent lente à venir ; elle accompagne souvent les parties qui semblent perdues ; alors Dieu entre en scène et il déconcerte la prudence des prudents et la sagesse des sages, laissant aux hommes les responsabilités de leurs actes.

S'il est permis aux humbles mortels de se servir des révélations et de l'histoire pour interpréter les pensées divines, il nous paraît vraisemblable que Dieu a voulu éclairer les esprits célestes et les élus très intéressés aux choses de la terre, à la veille des événements extraordinaires qui allaient révolutionner de fond en comble les nations de l'univers. Autour de son trône étaient les chœurs angéliques et les saints du ciel ; Dieu parla :

« La création du monde est le fruit de mon amour ; malgré leur faute, j'ai voulu que les hommes restent les rois de la création. Je leur ai donné le pouvoir de découvrir les secrets de la nature. La science humaine pourra abréger les distances ; l'homme

(1) S. Paul aux Corinthiens, I.

pourra parler à son semblable d'un bout du monde à l'autre, comme on parle à son voisin ; l'humanité deviendra ainsi une grande famille mondiale et non la Babel antique. Cette famille, où tous les hommes sentiront leur fraternité s'accentuer dans les relations quotidiennes, je l'ai donnée en héritage à Jésus-Christ, mon fils bien-aimé en qui j'ai mis toutes mes complaisances ; et par lui le ciel est ouvert.

Mort pour tous les hommes, de tous les temps et de tous les lieux, il est le seul vrai roi de la terre. En lui seul les habitants de la terre se connaîtront, se comprendront et s'aimeront.

Pourquoi les hommes ont-ils eu peur de cette royauté d'amour ? pourquoi ont-ils oublié que mon décalogue doit seul régler l'emploi de la science ? Pourquoi ont-ils encore écouté le « père du mensonge » leur disant comme en l'Eden : « Vous serez comme des dieux. »

Les hommes vont recueillir les fruits amers de leurs œuvres. Ils ont semé le vent, ils vont récolter la tempête !

Jamais les noirs orages accumulés à l'horizon n'auront créé plus de stupeur ; jamais la violence des ouragans n'aura balayé forêts, villes et villages dans un pareil fracas ; jamais les clameurs sinistres n'auront parcouru ainsi la terre ; jamais les yeux n'auront versé pareils torrents de larmes ; jamais les corps humains n'auront été ainsi mutilés, broyés, démembrés.

Rassurez-vous, mes élus et mes saints, vous qui aimez la terre, je reste le père des hommes et je saurai tirer le bien du mal.

Satan croit son règne arrivé, vous, mes anges, vous, mes archanges, allez rassurer les peuples ; l'humanité dont mon fils est roi ne périra ni par un déluge de fer

ni par un déluge d'eau ; l'arc-en-ciel restera mon signe
d'alliance jusqu'à la fin du temps.

Allez, la moisson est mûre. Jamais vous n'aurez
ramené tant d'aveugles à la lumière, tant de prodigues au repentir ; jamais vous n'aurez vu pareille
ascension d'âmes arrachées au péché ; jamais vous
n'aurez vu tant de héros offrir leurs corps en sacrifice
après avoir purifié leurs âmes dans le sang des messes
aux armées.

Les enfers ont déchaîné les forces du mal, le ciel
va faire descendre sur la terre, ainsi qu'un souffle de
Pentecôte, les forces du bien ; elles s'en iront comme
un vol de colombes, reposer sur les têtes des combattants qui vont recevoir le baptême de feu. Anges
du ciel, versez dans les âmes humaines les clartés
puissantes de la sagesse, l'amour du devoir et de
l'honneur plus fort que la mort. Donnez aux soldats
du front le courage, la force, la tempérance, la patience,
la foi, l'espérance, la charité, ces fruits célestes de
l'état de grâce.

Et quand les âmes des héros, sous les dernières
étreintes de la douleur se seront échappées des lèvres
glacées, pour remonter vers moi, anges, archanges,
accompagnez-les à travers l'immensité des cieux,
à travers les étoiles qui pâliront devant leur beauté.
Quand les portes du ciel seront ouvertes, d'où jailli-
ront des clartés qui feront oublier les aurores et les
soleils des printemps, quand retentiront les cantiques
des neuf chœurs plus joyeux que les *alleluia* montant des églises entourées de cyprès ; vous direz
aux âmes glorieuses venant de la terre sanglante :
« Entrez dans la joie du Seigneur pour la posséder à
jamais ! » Le Maître du monde a parlé.

Les humains sans inspiration ne sont-ils pas audacieux d'interpréter ainsi les pensées divines ?

Du moins, à genoux devant Dieu, ils le prient
d'excuser leur pauvre langage, n'ayant en vue que
de faire éclater la bonté de la Providence au milieu
des pires catastrophes. Ce qui est sûr, c'est qu'il n'y a
point au ciel de ministère des affaires étrangères,
tout l'univers est à Dieu. Si, en 1914, les chancelleries
de la terre étaient inquiètes, les chancelleries célestes
voyaient dans une profonde lumière les prodromes du
conflit mondial ; elles en saisissaient la portée, consentie par la sagesse éternelle ; elles tenaient compte
de la mission de chaque peuple, pour la plus grande
gloire de Dieu et pour le plus grand nombre des élus.
Omnia propter electos.

Le 23 décembre 1922 le Pape Pie XI a adressé au
monde catholique l'admirable encyclique *Ubi arcano
Dei*, prêchant la paix du Christ par le règne du
Christ. Le Souverain Pontife met dans une éclatante
lumière les principes de justice et de charité chrétienne, qui doivent régir les relations entre les États.
Prions Dieu pour que la voix du Père commun des
fidèles soit entendue de tous les peuples !

L'Ame du Poilu

CHAPITRE PREMIER
Les Préliminaires

Le dimanche 27 juillet 1914, je descendais de la Citadelle, où j'avais célébré la messe habituelle à la chapelle Saint-Etienne. Je rencontrai sous la Porte Noire le bon chanoine Riffaut, qui m'arrêta et, grave, me dit : « Le feu est aux poudres ; l'Autriche a déclaré la guerre à la Serbie. » Il disait vrai.

Les Allemands surtout voulaient la guerre. Après leur victoire de Sadowa, ils avaient résolu de tuer la France. Ils voulaient une guerre de race, de pécule, de conquête.

Nancy, Saverne, Agadir, ces trois noms, montraient l'irritabilité d'un ennemi prêt à fondre.

Ce fut, cependant, une erreur colossale de l'Allemagne. La patience lui eût donné le monde, qu'elle pénétrait de son commerce, de ses méthodes, de son influence scientifique et militaire. Sa natalité, d'ailleurs, lui gagnait pacifiquement une bataille tous les jours. Elle préféra les buts de guerre : la France écrasée d'impôts, diminuée de près de moitié, sans armée et sans colonies, une nouvelle carte d'Europe où elle se faisait la part du lion.

L'Allemagne était, pourtant, si peu rassurée sur l'emploi de sa force qu'elle songea à empoisonner le moral du peuple français. Pervertir sa pensée, ses traditions, son histoire, sa foi fut l'œuvre diabolique de son armée d'espions soudoyés. Il fallait aussi par des mensonges odieux détourner le monde de notre cause ; elle n'a que trop réussi.

La France voulait la paix. Quelques illuminés avaient même parodié le fameux rêve de Detaille. A la place des soldats on voyait des laboureurs ; à la place des faisceaux, des gerbes, à la place du génie de la victoire, un personnage quelconque symbolisant la paix.

C'est vrai, c'était le fait de quelques pacifistes. Plus nombreux étaient de bons Français illusionnés, qui attendaient de la justice immanente le retour à la mère patrie de l'Alsace-Lorraine ; ils l'auraient attendu longtemps et cependant Turenne avait dit : « Il ne faut pas qu'il y ait en France un homme de guerre au repos tant qu'il y aura en Alsace un seul Allemand. »

Avec l'Alsace, l'Allemagne tenait la France à la gorge ; elle jetait les yeux plus avant et ne cachait pas son dessein de planter ses poteaux frontières plus loin encore.

L'Allemagne voulait la guerre ; elle avait préparé ses divisions, son artillerie lourde : « Il faut, disait Guillaume, que l'une des deux civilisations périsse : celle de l'Allemagne ou celle de la France ; ce sera un duel à mort. »

Sa nouvelle carte de l'Europe est faite, l'Allemagne aura la part du lion.

Elle s'est trompée ; elle a cru la France corrompue et voilà que sa promotion de l'espérance a rajeuni le vieux sang de la race.

L'Allemagne nous a crus sans idéal, l'Alsace-Lorraine rendue à la France et le culte de Jeanne d'Arc ont été la poésie de la guerre. Elle nous a crus divisés à fond : l'ordre de mobilisation a couvert les affiches électorales, et dans beaucoup de communes, répondant à l'appel de la patrie, le maire et le curé sont allés sonner le tocsin ensemble ; nous pouvions avoir des prénoms, nous n'avions plus qu'un nom de famille : Français !

Aussi bien la fameuse enquête d'Agathon avait révélé une superbe jeunesse ; celle-ci avait dit : « Nous voulons tout ce qui est national ; nous ne voulons plus du doute ; nous voulons conserver les traditions de nos pères qui ont fait la France. Vous verrez que nous ferons de grandes choses ! »

L'Allemagne a mobilisé secrètement des divisions insoupçonnées. Ses mensonges enveniment les débats des chancelleries ; elle pousse les Autrichiens au premier geste ; elle entre en guerre, elle-même, en leur disant : « C'est pour vous sauver que nous nous sacrifions. »

La Russie s'est engagée pour un peuple de sa race. La France, toujours fidèle à ses alliés, n'a cependant pas encore fait connaître sa décision.

De Schœn, l'ambassadeur d'Allemagne à Paris, reçoit de Berlin l'avis que si la France reste neutre il lui faudra livrer Toul et Verdun aux garnisons allemandes. C'était traiter la France en vassale ; c'était méconnaître la force de résistance militaire et nationale des Français, selon l'aveu de l'ambassadeur allemand lui-même.

Tandis que la France retire ses troupes à 10 kilomètres de la frontière, les patrouilles allemandes la franchissent, avec des ordres formels ; un caporal du 44° régiment tombe sous les balles d'un officier prussien à Jonchery.

L'Allemagne déclare la guerre.
Les impressions à Besançon.
Le coup de canon de la mobilisation.

Le sort en est jeté : l'Allemagne déclare la guerre à la France. L'heure rouge, l'heure sanglante va sonner ; la face du monde va disparaître dans la plus formidable tempête que le soleil ait éclairée depuis sa sortie du néant.

Français, nous allons résister à l'invasion d'un ennemi qui nous déclare la guerre sans raison ; nous allons combattre pour la restitution de deux provinces arrachées à la France contre leur gré ; notre cause est juste ; nous avons la conscience tranquille ; jamais une ombre à cet égard ne viendra troubler notre sérénité.

Dans le branle-bas de la mobilisation, quand matériel et régiments convergeaient vers la frontière, j'entendis au dedans de moi-même une voix impérative : « Il faut partir. » Elle était la voix des milliers de soldats auxquels j'avais donné mon temps, mon affection, ma vie ; cette voix disait : « Vous n'allez pas nous laisser partir seuls ! si vous avez été notre soutien dans la paix, combien plus nous aurons besoin de vous dans la bataille ! »

Comment résister à de tels accents ? Comment résister en de tels moments où l'âme de la patrie en danger envahissait l'âme de tous les citoyens ?

D'ailleurs l'avis unanime était : La guerre sera violente mais courte. Si c'est vraiment une faute d'imprudence d'oublier son âge, j'avoue ma culpabilité ; j'ai oublié que j'avais soixante ans. Je crois, à dire vrai, que je n'aurai jamais la contrition.

Nous composons à l'archevêché une liste d'aumôniers ; une dépêche ministérielle l'approuve avec ordre de rejoindre le 4 août les groupes du 7e corps (1).

Revenant des bureaux de la Place, le samedi 2 août, j'arrivais à la promenade Granvelle vers 4 heures quand tout à coup retentit le premier coup de canon de la mobilisation. Une stupeur silencieuse envahit la foule, chacun s'arrête cloué sur place. Un deuxième coup de canon accentue l'émotion ; des cris s'échappent des lèvres ; les femmes pleurent et se cachent le visage de leurs mains, comme devant des visions funèbres.

Au troisième coup de canon chacun regagne son logis avec angoisse. La vie vient de changer d'aspect.

C'est l'état de siège ; c'est la force armée qui prend la direction du pays ; munitions, ravitaillement, chevaux, soldats, tout va converger vers l'Est.

On vient de passer huit jours longs comme des siècles ; une anxiété intense étreignait ceux qui allaient être séparés.

Le dimanche 3 août fut superbe de dévotion ; une foi profonde avait envahi la foule en face du mystère de demain. Les confessionnaux furent assiégés. A la messe annonçant mon départ je disais : « Paroissiens de Saint-Maurice, que chacun partage les angoisses

(1) Aumôniers nommés : MM. Dubourg, Lagardère, Jay, Verchot, Payen.

de la patrie ! Comprenez mon geste. J'ai voué ma vie à la jeunesse de nos casernes pendant la paix ; pouvais-je résister au désir cent fois exprimé de cette jeunesse de ne point l'abandonner quand la mort va la faucher ! »

On vivait des heures de fièvre. Les adieux se faisaient partout très chauds, très émus ; les simples habitués des trottoirs se serraient la main comme des amis.

Mes vicaires étaient aussi mobilisés : MM. les abbés Pinondel et Barrois. Je confiai la direction de la paroisse à MM. les chanoines Riffaut et Lefranc, avec l'agrément de l'autorité.

CHAPITRE II

Première campagne d'Alsace

1. La feuille de route ; départ pour Dole

Nous partons le 4 août pour Dole. La mobilisation se développe avec un entrain merveilleux. Au quartier général du 7e corps, rencontres joyeuses de soldats, d'officiers de toutes armes, que j'ai connus comme aumônier.

L'incorporation officielle a lieu aux *Radias*. Un bon adjudant, plongé dans ses papiers, inscrit les noms des arrivants : « Payen, Joseph-Eugène, aumônier titulaire », et sans détourner les yeux de son registre, l'adjudant prononce les mots fatidiques : « Allez-vous habiller ! »

Persuadé que je vais recevoir les insignes de l'aumônerie : la croix d'argent avec ruban noir et jaune, je vais à l'habillement avec la colonne des arrivants. Le sergent me présente une capote et une culotte rouge. Je décline poliment l'offre et je reviens à l'adjudant dont les yeux ne quittent pas le registre. Nouvelle injonction : « Allez vous habiller ! » J'ai compris qu'il ne fallait pas insister si je voulais conserver ma soutane (1).

(1) L'adjudant M. était un modèle de ponctualité ; nous sommes devenus les meilleurs amis du monde.

Aussi bien, je ne tardais pas à recevoir des mains de M. le chanoine Lebeau, la croix d'aumônier du vénéré M. Echenoz, croix portée en 1870. Elle a toujours été, pour moi, le symbole de la victoire.

Les religieux reviennent d'exil ; beaucoup ont le costume de leur ordre. Pendant des mois, ils viennent nous rejoindre, formant de véritables escouades.

Leur retard est compréhensible : ils arrivent, exténués, du bout du monde, où ils ont fait aimer la France, à laquelle, malgré tout, ils offrent leur sang.

S'il y a des hommes qui n'apprennent rien, la foule émue a compris la beauté du geste et, tandis que la liberté est l'enjeu de la guerre, la foule estime que les premiers à la posséder doivent être ceux qui combattent pour elle. Les esprits figés dans la haine ne sont plus à la page ; la chute du soleil ne les changerait pas.

2. En route pour Belfort

Le 5 août, au matin, hissés sur les trucs découverts d'un train militaire, nous roulons sur Belfort. Dans ces premiers jours d'août, si chargé que soit l'air de l'odeur des lauriers roses, on le sent plus chargé encore de l'enthousiasme d'un peuple qui va tout sacrifier allégrement pour son honneur.

Cette volonté trouve surtout son expression aux gares, à chaque arrêt du train ; devant les barrières, une foule sympathique nous présente des gerbes de toutes les fleurs de France.. Elles sont offertes gracieusement par les mères et les sœurs des mobilisés ; nos wagons sont plus fleuris que des parterres. Le patriotisme a pénétré toutes les âmes, et les vieux pères, en embrassant leurs fils, qui ont la feuille de route en main, savent leur dire : « Il fallait que ça finisse ; ça ne pouvait plus durer comme ça ! » Et les femmes, elles-mêmes, montrent le même courage : « Va, mon enfant, nous prierons pour toi ».

Notre halte à Belfort, la première ville de l'Est, devenue un vrai camp, échauffe encore les esprits. Notre première étape, sous les chauds soleils d'août, se fait vers Anjoutey.

Les officiers du G. B. C. sont fort aimables. La voiture du personnel, très insuffisante, était mise à la disposition des marcheurs fatigués. Le véhicule, sorte de voiture cellulaire, laissait partout une impression douteuse sur notre identité ; aussi servait-elle surtout de dortoir et de magasin ; pour occuper nos insomnies, les aides-majors chantaient à peu près toute la nuit.

Le soir, quand les bruits du jour sont tombés, on entend les échos lointains des premiers coups de canon. Déjà cependant les beaux arbres des vergers d'Alsace sont abattus. C'est partout une animation extraordinaire ; dans un groupe animé un soldat montre une épaulette allemande; c'est le premier butin pris au collet de l'ennemi, arraché probablement dans un corps à corps ; c'est tout un événement. Il sera dépassé !...

3. En route pour l'Alsace ; le poteau frontière

Vendredi 7 août, départ pour la frontière. La frontière ! Ce mot magique a fait disparaître toute fatigue, comme par enchantement.

Il semble maintenant à nos jeunes gens que tout ce qui est fade écœure et que tout ce qui est âpre et périlleux attire merveilleusement.

Nous faisons une marche de nuit ; il s'y mêle, en un contraste étrange, la note de poésie d'une soirée d'août au clair de lune et la note de guerre de l'immense incendie des magasins à fourrage de Mulhouse. Tout à coup des groupes s'arrêtent autour d'un poteau ; la frontière... ! non, ce n'a jamais été la frontière, la vraie frontière ; ce n'était qu'une blessure faite au flanc de la patrie, toujours saignante depuis quarante-quatre ans.

Je m'approche ; je lis d'un côté « France », de l'autre côté· sur des éraflures : « France ». « Deutch-Reich » n'existait plus. Cette substitution n'était rien en elle-même ; c'était beaucoup pour nous. J'ai cueilli parmi les gazons une petite fleur et, ému, je l'ai longtemps gardée sur mes lèvres. Les poilus, gens pratiques, ont débouché une bouteille de vin blanc ; les verres se sont entrechoqués et les échos de la vallée d'Alsace ont répété le cri sorti du fond des poitrines : Vive la France ! En ce moment le mot du vieil Alsacien nous revenait à la mémoire : « Jean-Louis, disait-il à son camarade, je te le dis : les Français reviendront. Quand je serai enterré avec mon képi de 70 sur la tête, tu sauras ma place au cimetière. Viens à ma tombe ; fais un trou et crie-moi : « Ils sont là ! »

Si les Alsaciens restèrent fidèles, les Français ne le furent pas moins. Je ne sais plus qui a dit : « Tous ceux qui ont goûté l'affreux poison de la défaite avaient au fond de l'âme une amère tristesse, non pas seulement en traversant les riches plaines d'Alsace, mais simplement en regardant une carte de France. »

A minuit nous arrivions à Sop-le Bas, village annexé ; voici les premiers blessés ; dix soldats trouvés dans les blés ; voici donc les prémices des sacrifiés ; voici le premier sang du rachat ; voici la vraie mesure du patriotisme. Les causes pour lesquelles on souffre sont puissantes ; les causes pour lesquelles on meurt, tôt ou tard sont victorieuses.

4. Le baptême de feu

Le baptême de feu reçu vaillamment dans les blés de Burnaupt par les éléments de la 14e division, sous le tir d'une mitrailleuse ennemie dissimulée au clocher, nous fit une impression profonde.

Ce n'était plus sur des cibles de carton que portaient les balles, mais bien sur de vraies poitrines humaines, sur des têtes qui pensent, sur des cœurs vivants, d'où la vie jaillit en flots rouges sur la main qui veut obturer la blessure en attendant que se forme le sang caillé.

Ce n'était plus l'ennemi fictif qu'on avait devant soi comme aux manœuvres, c'était les hulans, c'étaient les lourds régiments de l'Allemagne chantant l'hymne de l'acier.

En vérité, le canon, les fusils, les mitrailleuses ont un son différent de celui des exercices du temps de paix, on sent que tous ces engins tuent, on a beau dire avec ce vieux général français à ses petits soldats : « Eh bien ! quoi ? le canon, ça tue, voilà tout. »... Ça vous fait tout de même quelque chose.

5. Les premiers poilus tombés au champ d'honneur

Hélas ! il n'y avait pas, en effet, que des blessés ; brancardiers de corps, nous avons trouvé onze morts dans les grands blés mûrs où nos hommes se frayaient des sentiers.

Vraiment, ces tués avaient la beauté des prémices de l'immolation ; ils étaient les premiers qui venaient de marcher sur la terre tremblante, face au danger ; ils étaient les premiers qui venaient d'affronter les perfides morsures de la mitraille ; ils venaient de mépriser la mort, effroi de la génération dont ils étaient les fils ; mûrs pour l'autre monde, ils tombaient comme les épis mûrs, et comme le blé broyé donne la vie, broyés eux-mêmes ils donnèrent l'esprit de guerre aux régiments et la victoire à la France.

La douleur peinte sur ces visages sanglants, l'ultime crispation de la vie qui s'en va, l'adieu figé sur les lèvres des cadavres joignaient à notre pitié pieuse un sentiment d'admiration pour ces prémices des hécatombes qui venaient de nous apprendre à mourir.

Je me rendis à la mairie de Burnaupt où se trouvait le vaillant colonel du 35e, de M..., pour fixer les obsèques de nos premières victimes. Je le trouvai travaillant au bureau municipal.

Pendant notre entretien mes yeux se fixaient malgré moi sur les portraits de Guillaume et de l'impératrice pendus au mur, derrière le colonel. Je lui fais remarquer ce que cette scène a d'étrange et comme elle est de bon augure : « Il me semble qu'ils sont quelque peu prisonniers. »

« C'était ainsi en 70, au début me dit le colonel, mais nous allions à la bataille avec une infériorité morale et numérique ; aujourd'hui nous avons de meilleurs atouts dans nos mains. »

En sortant de la mairie, j'entendais le colonel me dire : « Vous voyez ce petit lieutenant pâle, chétif, blessé au bras, il vient de montrer quelle différenee il y a entre les notes de garnison et les notes de campagne. Il paraît timide ; il a un courage de lion ; le régiment lui doit beaucoup. »

Mais la bataille allait vite. Les obsèques n'eurent pas l'éclat que nous voulions leur donner. Les ordres pressaient : « En avant ! »

Les secousses morales violentes, les responsabilités soudaines du commandement ont troublé quelques cerveaux ; nous avons dû envoyer à l'arrière de braves poilus qui s'en allaient criant : « Les Boches ! les Boches ! », ils en voyaient partout.

En dehors de ces hallucinations, quelques soldats désireux d'abattre quelques « oiseaux » boches cédaient à des pensées enfantines. Aussitôt que l'avion ennemi arrivait au-dessus des cantonnements on les voyait grimper sur les voitures avec la conviction qu'ils se rapprochaient suffisamment pour assurer leur coup de feu. Devant les rires des camarades et les résultats plutôt négatifs, la méthode fut vite abandonnée.

6. Prise de Mulhouse

Une nouvelle qui, rapide comme l'éclair, fit exulter la France entière fut la prise de Mulhouse et la réception enthousiaste que nos troupes y reçurent.

Cantonné à Galfingen, j'aurais pu goûter les douceurs d'un bon sommeil sur l'herbe drue du fossé de la route sans le bruit cadencé des mâchoires de nos chevaux tondant le gazon toute la nuit. Vers minuit, j'entre au village ; les troupes y convergent de tous les côtés. On n'y voit goutte dans les rues ; les mouvements de l'artillerie et de la cavalerie mettent « en carafe » de nombreux éléments d'infanterie.

Ici des chevaux tombent et se relèvent péniblement ; là des attelages enchevêtrés provoquent de violentes altercations ; des canons tournent trop bruquement et s'accrochent à des bornes. Les Alsaciennes à leur fenêtre lèvent les bras au ciel et crient éperdues : « Mein Gott ! mein Gott ! »

7. Le repli

Renseignement pris, nous devions subir un repli. Je m'égare dans ce brouhaha ; j'arrive à un calvaire en dehors du village. Devant nous, des troupes soutiennent encore la retraite. On entend crépiter les fusils. Au petit jour j'ai pu rejoindre mon groupe, heureux d'avoir pu exercer mon ministère dans cette triste matinée.

Nous reprenons le chemin de Belfort ; notre artillerie bisontine assure crânement notre retraite.

Le soir nous sommes à Angeot. Un groupe de 42 blessés nous est signalé dans un bois ; nous allons les évacuer sur Roppes

Un de nos amis de Besançon, major de cantonnement du village, voyant reculer nos troupes laisse échapper ces mots : « 70 !... 70 ! » Il se détourne pour que je ne voie pas couler ses larmes. Ce n'était qu'une surprise. La cohésion des régiments devait tout réparer.

En cherchant un abri dans la nuit noire avec un aide-major, nous suivons un sentier étroit bordé de haies qui forment presque berceau.

Tout à coup nous sommes arrêtés par la voix d'une

sentinelle : « Halte-là ! Qui vive ! — France, aumônier ! — Avance au ralliement ». Nous entendons le
déclic d'un fusil (on sait qu'au début les sentinelles
étaient nerveuses). — J'avance. « Le mot ? — Je ne
l'ai pas. — C'est l'aumônier de Besançon », crie un
soldat du poste. J'étais au milieu des ouvriers du
génie de Besançon. Un bon accueil succédait à notre
surprise et le sergent nous conduisit dans un château
voisin où nous fumes reçus comme des princes.

Après la retraite, nous trouvions les rues des villages encombrées lamentablement de capotes, d'armes
variées, de chaussures jetées pêle-mêle. J'ai cru devoir
exprimer à un commandant l'impression pénible que
produisait ce spectacle sur les réserves qui arrivaient ;
j'en reçu cette réponse : « Je ferai bien volontiers,
par camaraderie, la toilette du village, mais je dois
vous dire, monsieur l'aumônier, qu'on ne voit mes
hommes qu'au feu. »

CHAPITRE III

Deuxième campagne d'Alsace

---

1. Après un repos

Les troupes se remettent de leurs fatigues. Trois corps d'armée vont reprendre l'action sur Mulhouse sous les ordres du général Pau. Ce nom seul a un effet magique ; l'esprit de victoire se retrouve même agrandi. L'honneur d'un entretien avec le chef de l'armée d'Alsace était accordé au plus humble poilu. Généra et soldat fumaient tranquillement leur pipe ; le mélange des fumées mêlait aussi les cœurs.

L'étude de l'esprit des troupes était très intéressante. Un général de division me disait : « L'esprit de corps n'est pas mûr partout. Il se forme en ce moment. Quand soldats et officiers vont mieux se connaître et s'aimer, vous verrez la cohésion de ces hommes ayant au collet le même numéro, mangeant le même pain, subissant les mêmes fatigues, les mêmes dangers, chantant les mêmes chansons, portant le même sac, partageant la même vie, ayant le même idéal, deux mille hommes n'en font qu'un.

« Un soldat évitera une faute pour ne pas disqualifier le régiment. C'est la fraternité à son comble. »

Mes trente années passées avec l'armée m'ont valu l'affectueuse bienveillance de certains officiers qu j'avais connus capitaines; ils étaient devenus colonels ou généraux.

L'un d'eux, me frappant sur l'épaule, me disait : « Vous êtes le vétéran de nos régiments ; nous sommes heureux de vous sentir au milieu de nous, mais nous voudrions bien n'avoir besoin de vos saintes huiles que quand on aura fichu la pile aux Boches. » Heureusement ce colonel, devenu général, fort en renom, « a fichu la pile » et se porte très bien.

J'ai eu la bonne fortune de coucher dans un coin de la cure de Saint-Germain, où logeait un haut gradé. J'ai cru à une faveur exceptionnelle ; mais quand toute la nuit les agents de liaison, se trompant de porte, me présentaient les messages, j'ai compris que l'honneur en guerre, plus encore qu'en paix, était une lourde charge et que tout grand chef sur le front doit dormir d'un œil.

2. L'Assomption à Saint-Germain

Nous avons passé la fête du 15 août à Saint-Germain. Quelle différence avec nos fêtes récentes du temps de paix !

L'Assomption fut célébrée sans cloche, non sans piété. Fête familiale : combien portent le beau nom de Marie ? fête française : c'est l'anniversaire de la consécration de la France à la Vierge ; fête universelle : c'est le couronnement de la reine du paradis. Nous a-t-elle assez montré sa prédilection, la Vierge sainte ? La Salette, Lourdes, Pontmain !

N'avons-nous pas devant nous des sceptiques qui ont insulté la divine visiteuse de Lourdes, ridiculisant sa puissance ? N'ont-ils pas dit : « Leur vierge aura bientôt trop d'ouvrage, s'il lui faut raccommoder les os des Français que nous allons briser ! »

Et tandis que nous demandions à la Vierge pardon pour ce blasphème, nous entendions nos soldats chanter en chœur :

> *Sur ce noble pays de France,*
> *Veille toujours, reine des cieux !*
> *Garde lui l'antique vaillance,*
> *La foi de nos premiers aïeux !*

Quoi qu'on dise notre patriotisme était plus spirituel que celui de l'ennemi. « Soutenons les âmes, disait un ministre allié, si la guerre dure avec des fortunes diverses, des sacrifices seront nécessaires et personne ne les refusera. La patrie nous convie à un splendide travail ; mettons de notre côté les sympathies du monde en faisant la guerre selon le droit des gens. C'est une grande force qui produira ses fruits en son temps. »

Nous avions au train de combat un excellent commandant qui n'a jamais cessé d'être un porteur de bonnes nouvelles. A l'entendre tout allait pour le mieux.

Si le silence des fusils et des canons nous étonnait : « On négocie ; les Boches demandent la paix. »

Si nous avions un succès : « Le 75 fait des merveilles ; on n'a jamais rien vu de pareil ; le plan boche est déjoué ; la guerre est finie ! »

Le 19 août nous couchons dans la grange d'une ferme, alignés avec les hommes sur un foin où l'ennemi a laissé une odeur spéciale et des insectes. Un cheval passe sa tête à travers le trou béant de la cloison contre laquelle je suis étendu. Je m'aperçois qu'il broute le foin qui me sert d'oreiller ; j'avoue que cette familiarité m'a fait changer de place, mais les événements du jour vont faire oublier ces petites misères de la nuit.

3. La bataille de Dornach

La bataille de Dornach a lieu ; nos troupes remportent une belle victoire.

Nous recevons six avions ; une batterie allemande est prise et passe devant nous, des prisonniers défilent ; les hommes les regardent sans moquerie, tandis que les captifs portent assez crânement la honte de la défaite. Nous remarquons que les prisonniers appliquent leurs mains sur leur ventre. Nous n'avons su pourquoi que plus tard. Nos hommes ont mis en pratique un règlement de guerre qui recommande de couper les boutons de culotte des prisonniers. Les Allemands voyant arriver nos soldats avec leur couteau, ont cru qu'ils allaient leur faire subir le hara-kiri japonais ; renseignés, mais toujours craintifs, ils ont coupé eux-mêmes leurs boutons. Les vieux règlements sont amusants, mais sont pratiques.

En Alsace, comme plus tard dans l'Aisne et en Belgique, les habitants ne quittaient les villages qu'à la dernière extrémité. Des sonneries suspectes furent l'objet d'enquête. J'ai pu apprendre que des jeunes Allemands, brassards au bras, passaient à bicyclette dans les villages et sonnaient en passant. On a saisi quelques-uns de ces espions ainsi que des Allemands qui avaient dans leurs caves des téléphones.

Nous prenons notre repas du soir en face de la première tranchée boche. Cette tranchée nous laissait

rêveurs. Se cacher pour combattre ! Hélas ! nou
devions apprendre à nos dépens l'avantage d'un
ligne de protection.

La bataille de Dornach fait le plus grand honneu
à notre 14e division et au 7e corps. Je vois dix-hui
canons capturés de 77 à l'orée du bois d'Heinbrun
les pare-éclats sont rouges de sang frais et des lam
beaux de chair sont encore collés à l'affût. Sur le
tubes je lis la devise : *Ultima ratio regis.* O ironie ! l
Prusse n'avait aucune raison de faire tonner son artillerie ; l'orgueil était l'unique « raison » de la guerre
nous éprouvions un secret plaisir en face de cette
« raison » captive.

Les 4e et 5e régiments d'artillerie seront, pendant
la guerre, comptés parmi les meilleurs. Ils avaient,
à leur tête, le colonel Nudant et le colonel Nivelle,
dont la France entière connaît et admire les bons
services. Nos deux brigades firent des merveilles.

4. L'impression en Alsace

L'impression produite sur les populations alsaciennes était profonde. Les aigles tombaient ; les
villages reprenaient leurs noms français ; les paysans
abordant gentiment nos soldats leur disaient : « Grâce
à vous, les gas, la moisson prochaine sera française. »
La campagne d'Alsace semblait répondre à un
sentiment populaire ; il fallait, en Alsace terrorisée,
opposer à la puissance militaire allemande la puissance
militaire française. Il fallait enlever la hantise du
surhomme ; il fallait que la France affirme par le
sang de ses fils la loyauté de son attachement ; il
fallait répondre à l'espérance des vrais terriens d'Al-

sace, espérance qu'entretenait la chanson populaire :

1871 *Tous les ans à la Toussaint,*
Qaund sonnent les cloches sombres,
Dans le brouillard incertain,
On voit s'avancer des ombres.

C'est un conte bleu
Un conte bleu qu'en Alsace,
A voix basse,
On raconte au coin du feu.

Dans le ciel noir on entend
Des fanfares, des trompettes,
Des bruits de commandements
Et des chocs de baïonnettes.

C'est un conte bleu...

1914 *Sans attendre la Toussaint*
On entend des cloches sombres.
Elles sonnent le tocsin
On voit de sanglantes ombres.

C'est le conte bleu
Le conte bleu qu'en Alsace
A voix basse
On disait au coin du feu.

Dans la vallée on entend
Des canons les longs tonnerres;
Nos blés sont rouges de sang,
L'obus laboure nos terres.

C'est le conte bleu...

Les voilà, les trois couleurs,
Messagères d'espérance!
Il faut tenir! Haut les cœurs!
Chantons notre délivrance!

Fidèle à son vœu
La France vient à l'Alsace
Et l'embrasse
Tendrement au coin du feu!

Les ravitaillements n'étaient pas encore organisés
nous devions, en dehors de l'eau claire, chercher une
boisson tonique ; hélas ! nous n'avons trouvé au
pont d'Haspach qu'une « framboisine » laxative fort
inopportune. Cependant elle eut son beau côté ; elle
nous valait d'assez belles doses d'élixir parégorique
qui rappelle agréablement la chartreuse. Le remède
a duré plus que le mal.

Plus nous avancions, plus les populations des
villages étaient mêlées d'Allemands hostiles, observant les moindres manifestations en notre faveur ;
aussi, le soir, nos concerts sur les places publiques
n'attiraient que des enfants, la population écoutait
de l'intérieur des maisons, volets fermés ; l'avenir a
prouvé que sa prudence n'était pas hors de saison.

De temps en temps, nous causions avec les vrais
terriens d'Alsace. Ils restaient foncièrement français.
Cependant les portraits des jeunes alsaciens sous
l'uniforme allemand nous faisaient impression. L'explication venait de suite : « Ce n'est pas le soldat
qu'il faut voir là ; c'est le fils ; le portrait de l'ab-
sent. » Cet uniforme cachait des cœurs bien français ;
la preuve en est dans la défiance de l'Allemagne qui

autant que possible, les éloignait du front occidental.

Notre jeunesse montait moralement ; la jeunesse allemande descendait. Les mœurs s'altéraient dans l'empire. Luxe, indécences, débauches étaient dénoncés par les curés, comme une véritable décadence. La guerre leur apparaissait vengeresse des lois divines offensées.

La situation des curés alsaciens était encore plus délicate que celle des civils. Notre premier repli montrait que la ligne de feu était flottante. Certains prêtres ont carrément pris parti ; leur village reconquis par l'ennemi, il a fallu entrer en France, non sans avoir auparavant vidé leur cave en faveur de nos troupes.

Le curé de X., a donné discrètement des renseignements utiles qu'il a fait passer par les aumôniers français. D'autres prêtres conservaient une attitude prudente qui n'était pas toujours immédiatement comprise. J'ai pu entendre un excellent curé me dire : « Pour vous je puis passer pour tiède ; pour les Allemands hier, j'étais francophile ; mon église a été bombardée par les Prussiens, uniquement en haine de moi ; mon séminariste a été tué sur la place du village d'une balle qui m'était certainement destinée. »

J'étais en face d'un Français de cœur et d'esprit, en face d'un curé fidèle à son devoir ordinaire en des circonstances extraordinaires.

Burnhaupt-le-Bas fut le premier village bombardé que nous apercevions ; ce n'était encore qu'un mutilé, ce n'était pas un village mort, celui où l'église et la maison natale sont en ruines ; celui où les tombes sont ouvertes, où les cendres des morts sont emportées dans le tourbillon des éclatements.

Chaque pas en avant nous faisait aimer l'Alsace davantage.

Les ministres français, nos généraux sur le front reconnaîtront la fidélité active du clergé alsacien à la France, son influence décisive sur l'orientation permanente de la population vers nous. C'est un point d'histoire que les pouvoirs publics chez nous ne doivent jamais oublier (1).

5. L'expérience améliore les organisations hâtives

Dès ce premier mois nous faisions de sérieuses réflexions sur le rôle des aumôniers.

Aux ambulances ils sont nécessaires, mais les aumôniers de troupes combattantes ne le sont pas moins. Restreindre notre rôle aux blessés et aux morts, c'était trop peu. Les régiments demandaient des offices ; ces offices étaient admirablement fréquentés ; mais la parole des aumôniers exaltant le courage était autrement prenante, quand les soldats les avaient vus en ligne partageant leurs dangers.

Avec une bonne volonté réciproque on a obtenu à peu près partout les résultats désirés. Du reste, les prêtres attachés aux corps de brancardiers et aux

(1) 42 curés et vicaires déportés, 30 sous la menace d'expulsion.

Paroles de Mgr Ruch à M. Millerand à Sainte-Odile (mai 1923) :

« Que ne puis-je vous présenter plusieurs milliers de prêtres d'Alsace vivants et morts, qui depuis 1871, sentinelles vigilantes de la patrie absente, ont monté une garde fidèle devant les souvenirs, les traditions et la langue de la France ! Comme celui de leur illustre compatriote Mgr Freppel leur cœur n'a connu que deux amours : celui de l'Église et celui de la France ! »

ambulances allaient passer petit à petit dans les régiments et prendre le contact immédiat et permanent avec les troupes combattantes, heureuses de les posséder.

J'apprends d'un officier la mort du pape Pie X. Apparaissaient à ma mémoire les grands actes de ce pontife que la prophétie de Malachie désignait sous les mots de feu : *ignis ardens*, vigilant gardien de l'indépendance de l'Église ; il avait demandé au clergé de France de passer de la pauvreté à la misère ; il fut obéi.

A mesure que nous avancions les fosses se faisaient plus longues ; à Schweigausen, 120 Français reposaient ensemble. Nous avons prié le maire de faire ajouter des terres pour supprimer les exhalaisons. Hélas ! les forêts de croix de bois commençaient.

En ces journées, nous comprenons tout ce qu'à de fossile notre matériel de brancardiers. Les grandes voitures automobiles de Paris et des grandes villes font le service de transport des blessés et des vivres avec une célérité opportune. Nos soldats du train osent à peine montrer leur véhicule, et pour cause ! Une amélioration ne va pas sans tristesse, nous allions perdre des chevaux. J'ai appris à aimer ces admirables bêtes, qui, avec les chiens comprennent le mieux la guerre. Que de fois dans la nuit noire, ils ont trouvé la passerelle, étroite et sans berge, où il fallait passer, nous sauvant d'une noyade !

6. Silence mystérieux ; départ

Cependant le silence devenait profond sur le front ; ni fusil, ni canon ne se faisaient entendre. Que se passait-il ? pas de nouvelles ! Les visages devenaient soucieux chez les Alsaciens et parmi nos troupes.

Les nouvelles du Nord n'avaient pas transpiré ; aussi, quand au milieu du déjeuner du 22 août le cycliste nous apporta le pli : « Rétrograder sur Saint-Germain », ce fut de la stupeur.

Les Allemands pensaient immobiliser en Alsace nos meilleures troupes en tenant avec nous un contact sérieux. En vérité le gros des troupes allemandes avait quitté l'Alsace.

Pourquoi cette campagne ? cette double campagne ? Nous l'avons vu ; elle était préparée par l'opinion publique. Il tardait à la France de montrer à l'Alsace opprimée la force de son armée et la générosité de son sacrifice pour briser ses chaînes.

Pourquoi n'avons-nous pas organisé notre ligne de défense pour garder les terrains conquis ? La guerre de position n'était absolument pas entrée dans nos esprits ; on ne pouvait sagement fatiguer les hommes à la veille d'un effort gigantesque qu'on allait leur demander. Tous les plans étaient désorganisés. Le 22 août nous quittons Saint-Germain ; le mystère est éclairci ; la Belgique est violée ; l'armée française a subi un rude choc ; la grosse partie, dit-on, va se jouer dans les plaines des Flandres, ou de l'Artois ; toute l'armée converge vers Amiens. La guerre va recevoir là sa décision. Du moins, nous le pensions.

7. Le repos à Champagney ; souvenirs de 1871

Nous passons aux pieds des montagnes « Les trois belles filles » qui n'avaient plus leur robe de luxe faite de genêts d'or. Nous entrons à Champagney le 25 août.

Nous constations visiblement que l'âme des poilus se rapprochait de nous, les indifférents, les endormis, les assoupis se réveillaient, les tièdes s'échauffaient ; les fervents s'élevaient à la plus haute piété.

Partout où nous avions une église les offices étaient très bien suivis ; déjà des confessions et des communions venaient encourager les aumôniers.

Petit à petit leur rôle s'accentuait, l'importance de la fonction haussait les personnes. Tout le monde sentait que la présence du prêtre aux armées répondait à un véritable besoin ; les applaudissements des foules au passage des trains à l'adresse des aumôniers étaient significatifs, c'était la mobilisation des énergies et la foi n'était pas la moindre.

J'entendrai toujours un caporal du génie dire en arrivant au feu : « Camarades, je tiens à affirmer devant vous ma croyance ; marié, père de famille, je vais risquer ma peau ; ce qui me fait marcher, c'est ma foi ! »

Les calomnies se faisaient timides sur les lèvres des sceptiques et les paroles de foi devenaient courageuses sur les lèvres des convaincus.

Quand on joue sa vie tous les jours, les objections n'ont plus de sens et les rigolades détonnent. C'est le milieu qui fait les hommes, ont dit les positivistes, la mort met tellement de surnaturel sur les champs de bataille que les hommes en vivent presque à leur insu.

A Champagney, la prière à l'église fut une manifestation superbe d'entrain religieux. Nous étions aux pieds de Notre-Dame du Haut, protectrice séculaire de la Comté et de l'Alsace.

Il fut facile d'émouvoir mon auditoire ; le lieu, les circonstances parlaient pour moi.

Le Lion de Belfort est là au fond de la vallée du Rhin, dans la trouée des Vosges, dressant sa tête au-dessus de la ville invaincue, il nous disait : « Quand même ! »

Le souvenir du pèlerinage de 1873 me revenait à la mémoire. Je rappelai les magnifiques envolées de Mgr Besson aux 35.000 pèlerins venus d'Alsace et de Comté. Je rappelai l'émotion intense qui a saisi la foule quand passa la bannière endeuillée des Alsaciens. De milliers de poitrines s'envolaient les refrains de cantiques redevenus d'une actualité poignante et qui amenaient des larmes :

> *Vous n'aurez pas l'Alsace et la Lorraine,*
> *Et malgré vous nous resterons français;*
> *Vous aurez beau germaniser sa plaine;*
> *Mais notre cœur, vous ne l'aurez jamais.*

Après quarante-quatre ans, le cœur des fils était à l'unisson du cœur des pères pour chanter :

> *France, ma belle France*
> *Objets de mes amours*
> *Tu resteras toujours*
> *Mon espérance!*

Enfin cette invocation brûlante à la Vierge qui fit passer au cœur des 35.000 pèlerins le paroxysme de l'émotion :

> *Devant l'autel où notre douleur prie,*
> *Vois prosterné tout ce peuple qui crie*
> *Rends-nous Seigneur, rends-nous notre patrie,*
> *Notre patrie et notre liberté!*

Déjà des milliers de jeunes Français viennent de

donner leur sang pour ce rachat et dorment dans les champs d'Alsace frisonnant d'espérance.

Je rappelais en finissant les paroles prophétiques de l'illustre évêque de Nîmes : « L'Alsace sera rachetée à force de vertus. La délivrance sera le prix de notre sagesse. Pour arracher le crêpe de notre drapeau, il faudra une génération qui croie, qui se respecte, qui se régénère. »

Une superbe élite de jeunes français a réalisé le vœu du grand évêque ; elle a pénétré la masse de son courage et de sa foi.

Ces journées d'août étaient délicieuses. Accoudé à une fenêtre de la cure dominant un jardin, comme aux jours de paix, je respirais une agréable odeur de mirabelles mûres, tandis que sur la place de l'église pavoisée le va-et-vient des troupes joyeuses donnait l'impression d'une confiance qui saura dissiper les nuages de l'heure.

Il fallut décliner les invitations gracieuses de cette population sympathique et le bon doyen était si attaché à nos hommes qu'il me disait : « Si **vous avez** besoin d'un collègue, emmenez-moi. »

8. Départ du 7e corps vers le Nord

Dans la nuit du 29 au 30 août nous embarquons pour Belfort, Montbéliard, Baume. On « brûle » Besançon entre deux arrêts à Roche et à la Butte. Se priver vaut souvent mieux que mesurer. Nous offrons notre sacrifice à Dieu.

La médaille frappée après la conquête de l'Alsace par Turenne avait comme exergue ces mots : « Gallia claustra Germanis ». Puissions-nous voir frappé un pareil souvenir de notre campagne !

Les nouvelles du Nord s'accentuent : Notre offensive est brisée. Mais nous voyons déjà les Russes aux portes de Berlin. Les Allemands vont être obligés d'atténuer leur pression sur nos troupes pour arrêter le « rouleau compresseur »... Douces illusions !

CHAPITRE IV

Changement de front

---

1. Rencontre des grands trains sanitaires

En route pour Paris ! Aux Laumes, au milieu des champs, un petit gas, genre Poulbot, délaissant les pipeaux, est plongé dans la lecture d'un grand journal, où il lit les communiqués de la guerre ; à notre passage, il agite sa feuille et ses souhaits se perdent dans le tintamare des wagons roulants.

A Melun, nous rencontrons de longs trains de blessés de toutes couleurs ; les automobiles ne suffisent plus ; c'est la grande guerre ; nous avons l'impression d'une formidable rencontre, en voyant ces trains aux croix rouges, descendant sur le centre. Devant ces convois, presque funèbres, la foule s'attriste. Elle demande, anxieuse, les numéros des régiments qui ont donné. N'y a-t-il pas, dans ce sang qui coule sur la voie, échappé des blessures débridées, du sang de famille ?

Il nous semble que la sympathie pour l'armée s'est encore accrue, depuis que les canons tonnent. Nous regardons les victimes comme des êtres sacrés ; une véritable vénération, mêlée d'admiration, les enveloppe ; nous descendons du train, nous allons vers les blessés ; nous passons en revue tous ces wagons ouverts, où tous les uniformes sont mêlés ; nous distribuons toutes les brassées de fleurs reçues en route, vraies couronnes, bien méritées par ceux qui viennent de donner la mesure de leur amour pour la France, dont le calme extraordinaire dans la souffrance est pour nous une véritable leçon d'endurance.

2. La traversée de la banlieue parisienne

Mais où l'enthousiasme est indescriptible, c'est aux haltes, en pleine banlieue parisienne. Beaucoup d'entre nous sont debout, sur des wagons découverts. La soutane a sa bonne part des acclamations variées parties de la foule : « Un prêtre ! un aumônier ! C'est bien, cela, Monsieur l'abbé ! » et un aimable souhait, lancé avec une crânerie respectueuse, partait des lèvres d'un éphèbe, à la figure candide : « Le bon Dieu vous bénira, Monsieur l'aumônier ».

C'est avec une satisfaction émue que j'accueille ce souhait, qui eut paru invraisemblable un mois auparavant. Il est, en effet, gros d'espérance ; il semble dire : « Evanouies nos divisions ! nous n'avons tous qu'un nom : Français ! »

Quand le train s'ébranle, les bras s'élèvent ; les mouchoirs s'agitent ; les mamans portent aux lèvres roses de leurs bébés leurs petites menottes qui se tendent ensuite vers nous ; et tandis que le train se perd dans les jardins et les villas, les foules s'en vont en silence, les yeux humides.

3. Au galop vers le Nord

Nous descendons à Liancourt. Je dis ma messe à l'église de la petite ville ; l'autel tremble tellement sous les trépidations causées par les roues de gros camions sur les vieux pavés du bourg, que je crains pour mon calice lui-même.

Nous voyons des gens subitement dérangés dans leurs affaires et leurs plaisirs ; la population est fiévreuse. Faudrait-il partir ? Une sorte de panique circule dans les rues. Nous ne comprenons rien à cette attitude.

31 août. Mouy ; Bury. On ne voit que des enfants, des femmes, des vieillards aux champs, sur les routes, dans les rues, sur le seuil des maisons. On devine facilement pourquoi. Les vieilles églises sont superbes. Les fidèles, hélas ! y sont rares (1).

Si, jusqu'à présent, les portes des temples du Sei-

(1) C'est dans ce mois d'août que nous sont envoyés deux nouveaux aumôniers : le R. P. Delaplenche, prédicateur éloquent) qui va être attaché à la 63ᵉ division où il fut très aimé, et M. l'abbé Brochard du diocèse de Paris, qui sera attaché à la 27ᵉ brigade de la 14ᵉ division où il fera beaucoup de bien ; plus tard, M. l'abbé Doncœur aura la 28ᵉ brigade où il aura plein succès. L'excellent abbé Verchot, aumônier divisionnaire, tiendra le contact avec les deux brigades la 27ᵉ et la 28ᵉ. Il ne se passera pas de jour sans qu'il ait visité des groupes sur quelques coins du front, partout aimé.

Dans un corps d'armée, tel que le 7ᵉ, avec ses deux divisions organiques et les troupes non endivisionnées, il y avait de l'ouvrage pour tous.

Le 54ᵉ territorial du Doubs et le 67ᵉ des Deux-Sèvres, régiments de marche tous deux, rivaliseront de courage jusqu'à la fin de la guerre.

gneur pleuraient, dans ces villages, parce qu'il n'y
avait plus personne qui vienne aux solennités, aujour-
d'hui, elles tressaillent de joie ; les voûtes retentissent
des échos des cantiques et ce ne sont pas des femmes
qui chantent leur foi, mais des hommes, mais des
soldats « sans peur et sans reproche » ; et cette prédication excite chez les habitants un étonnement
sympathique de bon augure.

L'alerte est continuelle ; on n'a pas le temps de
mettre le pied dans une rivière pour se décrasser.
Il faut rejoindre, au pas accéléré, la colonne qui file
vers le Nord.

4. Les colonnes d'évacués

Notre entrain contraste, dans les villages, avec une
atmosphère de crainte chez les habitants. Il est facile
de se rendre compte de cet état d'âme, en voyant
le flot des populations du Nord qui émigrent lamentablement. On pourrait se croire revenu au temps
des migrations antiques ; la route de Calais à Paris
où nous faisons nos étapes, voit passer la caravane
indéfinie des évacués et des troupeaux de toute
sorte. C'est un interminable défilé de chars, de pata-
ches, de chariots, de voitures à échelles chargées de
butin hétéroclite, jeté pêle-mêle, les matelas sur les
tables, les chats, dans les paniers, voisinant avec les
canaris en cage.

Sur la route, la poussière soulevée tombe si dru
qu'elle camoufle les habits ; mêlée à la sueur elle
encrasse les figures.

Les pauvres chiens, la queue basse, le nez à terre
suivent les vieillards harassés; ceux-ci tiennent par la

main des enfants aux yeux rougis, la gorge assoiffée par une chaleur torride.

Beaucoup de ces évacués s'affalent sur les talus de la route, courbés, silencieux, avec le triste souvenir d'hier et la crainte de demain.

C'est à fendre le cœur ! Que se passe-t-il donc ?

La nuit est venue ; nous traversons des villages éclairés encore à l'électricité, lumière ridicule dans une nécropole ; on ne s'arrête pas ; nous marchons à l'ouest ; nous voici enfin à l'étape, Petit-Fercourt, quand les onze heures sonnent.

CHAPITRE V

La Retraite

***

1. Petit-Fercourt, point terminus ; les impressions de la retraite

Nous dormions comme des troncs d'arbres quand à 2 heures de la nuit on sonne le départ. Il faut « décaler ». Dans quelle direction ? Nous attendons l'ordre avec une anxiété extrême. Nous n'avons pas encore touché notre 14ᵉ division ; nous savons qu'elle se bat ; mais, hélas ! nous n'arriverons pas pour secourir ses blessés et enterrer ses morts à Proyart.

Quel mystère plane donc sur la marche de la guerre ?

Nous en comprenons l'importance quand nous voyons nos troupes elles-mêmes nous entraîner dans leur retraite, d'ailleurs admirablement ordonnée.

Nous savons que notre 7ᵉ corps a combattu contre des forces trois fois plus nombreuses et a arrêté l'ennemi pendant un jour.

Nous arrivons à Beaumont-sur-Oise ; après avoir traversé les terres grasses et riches de l'Ile-de-France. Des branches coupées déposées au milieu du pont, couvrent la mine. Des fils de fer placés à la hâte protègent la retraite.

L'excellent commandant H... toujours optimiste

parle d'un plan qui s'élabore et explique avantageusement les raisons de recul.

Je vois le colonel N..., commandant le 5e régiment d'artillerie ; planté sur le trottoir du pont de Beaumont, il garde son calme. A sa gravité habituelle s'ajoute la satisfaction de voir intact son beau régiment.

Je demande à un officier supérieur des nouvelles de nos troupes :

« Regardez notre 5e, est-il en assez bonne forme ?

— Quand va-t-on se retourner ?

— C'est le mystère de demain ; avec des troupes pareilles, il ne nous épouvante pas. »

Mêlé aux hommes pour entendre les détails du choc de Proyart, je pus me convaincre que nos amis tombés seront vengés. Le moral est excellent.

A peine arrivons-nous à Nerville qu'une formidable explosion retentissait. Le pont de Beaumont était coupé. Nous traversons Mafflier, Allainville, Puisieux.

Au bas de la colline du Tilhet, devant nous, un vieux chemin droit, raide, défoncé, envahi par des buissons fous ; à droite, une longue rectification. Fatigués, tous les groupes s'enfilent dans le chemin creux ; l'ascension prend l'importance d'un assaut : piétons, voitures, cavaliers, tout monte. La bave des chevaux hochant la tête, nous gicle au visage ; on ne respire plus, broyé entre les ventres et les croupes. Impossible de recevoir une ruade, on est trop serré.

2. Le Tilhet : après la vie joyeuse, l'exode

Au sommet, le village vide, mort, pas un habitant. Hier l'agitation, aujourd'hui la Thébaïde. Je visite les environs comme j'aurais visité un coin des Alpes.

Au clair de lune nous regardons ces villas, ces châteaux noyés dans la verdure des arbres séculaires ; nous traversons des cités ouvrières ; hier c'était la fièvre de la vie moderne ; travail acharné et plaisir acheté avec le salaire..

C'est la rouerie du diable ; il crée le besoin toujours plus âpre des jouissances pour maintenir l'homme dans la vie matérielle intense, dans un labeur acharné où l'âme n'a plus de place.

Chaque matin avec son journal, ce peuple se nourrissait de dithyrambes en l'honneur de la science, du progrès, de la solidarité, de la fraternité, des peuples. Aujourd'hui la terreur plane sur ces maisons vides, dont les habitants affolés s'éloignent en entendant le bruit du canon de la ruée allemande ; il faut laisser les allées fleuries, les tonnelles vertes, les villas parfumées ; et me revenait à l'esprit une page de François Coppée, qui trouve sa place ici.

3. Les deux communions

« Les guinguettes, les bals louches envoient leur haleine de folie. Les tramways déversent des foules d'ouvriers, en habit de travail, d'ouvrières aux chapeaux de paille, aux robes claires, contrastant avec l'élégance des bars. Cette foule ne communie plus à l'église où l'on chasse les essaims de mauvaises pensées; mais elles boivent au calice d'absynthe qui distille de la démence et de la phtisie.

« A l'église : le décalogue ; à ce bar : ni Dieu, ni Maître. Pauvre peuple ! va communier devant le comptoir

diabolique ; devant l'autel maudit, va boire la folie
et la mort !

« Et ceux que tu hais, avec le froment pur où palpite
la vie éternelle, avec le pain vivant de consolation
et de charité, entreront toujours à l'église et prieront
pour toi (1). »

4. Les effets d'un départ précipité

Quand le jour paraît nous pouvons constater les
effets de la fuite éperdue des habitants, ordonnée,
paraît-il, par les pouvoirs civils.

Sur les fenêtres ouvertes, de pauvres canaris,
mis en liberté, incapables de se nourrir, réclament leur
prison d'une voix plaintive. Un vieux perroquet
affamé, perché sur une enseigne d'épicier, s'efforce
de nous apitoyer en nous disant poliment : « Bonjour,
monsieur ».

Des chiens errants cherchent désespérément leurs
maîtres disparus. Des chats, mourants de faim,
déchirant les rideaux des fenêtres fermées, miaulent
avec angoisse, ayant du moins l'espérance d'attirer
la pitié des passants.

Des chevaux, des ânes abandonnés tondent tristement les maigres gazons des talus. Le soir venu, des cris
de poules qu'on étrangle, semblent indiquer qu'une
invasion de putois ravage les poulaillers. Nous avons
su que c'était l'œuvre de soldats qui, pris de pitié,
abrégeaient les souffrances des affamées.

(1) François Coppée : *Les deux communions.*

5. Le système D.

Ici se pose un problème qui devait pendant la guerre trouver des solutions bien différentes.

Pouvait-on bénéficier en conscience, des choses comestibles ou des boissons trouvées dans les maisons inhabitées ? Si l'ennemi, en avançant, devait en profiter, ou si elles devaient se gâter en attendant les maîtres, il n'y a pas de doute, c'est de bonne prise. En principe, le sol occupé doit nourrir le soldat. S'agit-il d'objets mobiliers, à l'arrière ? Assurément, il est défendu d'y toucher. S'agit-il d'objets mobiliers, au front, dans les villages évacués ?

Personne ne se faisait faute d'utiliser les objets usuels. Quand aux meubles et aux objets d'art, il est évident qu'il fallait les préserver dans la mesure du possible, mais ce possible avait des limites infiniment variées. Il importait, dans tous les cas, de sauvegarder les recours des propriétaires.

Le fameux système D a certainement à régler ses comptes avec le VIIe commandement, en bien des cas (1).

A ce propos, disons que, dans les villages évacués,

(1) Vraie ou fausse, l'histoire suivante est vraisemblable : Un officier demande à son ordonnance, un marocain :
« Combien as-tu de poules ?
— Dix, ma lieutenant.
— Mais il n'y en a que neuf ?
— Un déserteur, ma lieutenant.
— Gare ! si demain les neuf ne sont pas là ! »
Le lendemain, il y en avait douze.
« D'où viennent ces trois là ?
— Engagés volontaires, ma lieutenant. »

sans aucun représentant de la municipalité le danger est grand. Les hommes ont la tentation de forcer les portes des logis pour s'y abriter et s'approvisionner un peu largement.

6. La retraite continue. Les jours sont d'une exceptionnelle gravité. L'état d'âme des poilus.

Les jours sont graves, exceptionnellement graves. L'armée allemande s'avance vers Paris, « nach Paris » ! Va-t-il être encerclé ?

Les Chambres ont pris la route de Bordeaux. Le mot célèbre, attribué à un homme d'État, est-il authentique ? « Je leur avais conseillé de partir ; mais non pas de f... le camp. » Ce départ rappelait tristement, à beaucoup, 70 !

Le recul n'engendre cependant pas la peur de se battre ; il semble, au contraire, que le moral des troupes, loin de diminuer, devient plus impérieux, plus avide d'action. On entend partout la même idée, exprimée à la façon de chaque poilu, un de l'active : « On en a marre de toujours sentir le Boche derrière nous ! » Un réserviste : « On ne peut cependant pas laisser envahir toute la France ! » Un territorial : « Nos pieds ne nous portent plus ; nous pleurons de rage de reculer toujours ! Il vaut mieux employer les forces qui nous restent à combattre qu'à f... le camp. »

Les sages conseillent la patience : « Le dernier mot n'est pas dit, il ne faut pas s'en faire. »

Ce qui est sûr, c'est que, pour les poilus de France, dans cette retraite sans fin, l'incertitude pèse plus sur eux que leur sac, si lourd soit-il !

Chose extraordinaire, cependant, qui se renouvellera cinquante fois pendant la guerre, au milieu de nos déconvenues, nous n'avons jamais perdu l'espoir de vaincre.

7. Encore vers le sud ; apparition du Sacré-Cœur de Montmartre ; le cri du cœur

Le départ précipité des populations avait provoqué la mort de tant d'animaux enfermés dans les maisons, les écuries, les clapiers, que l'enfouissement des cadavres fut ordonné pour désinfecter l'air.

Nous quittons le Thillet. On s'aligne, on se questionne ; va-t-on encore descendre ? Va-t-on enfin se retourner ? Brûler des routes en tournant le dos à l'ennemi, c'est épuiser des forces que celui-ci ramasse; mieux vaut les épuiser dans une volte-face soudaine, que de les perdre en laissant toujours de merveilleux territoires à l'ennemi.

L'ordre est donné ; encore vers le sud ; toujours la retraite ; toujours des maisons vides à droite et à gauche, dans une atmosphère de panique populaire, de mélancolie générale que symbolisait une brume intense.

Cependant l'air s'emplit de lumière ; les nuages se clarifient ; un chaud coup de soleil les déchire ; ses rayons font surgir à l'horizon une immense coupole d'une blancheur de neige ; puis, d'autres coupoles apparaissent à l'entour, sur une assise monumentale. Cette vision émerge des nuages. Est-ce un mirage ? Est-ce une illusion de nos yeux ? Non ! C'est bien une réalité ; le même cri sort de toutes les poitrines : « C'est Paris ! C'est Montmartre ! C'est le Sacré-Cœur ! C'est la basilique du vœu national ! ! »

La France chrétienne, la fille aînée de l'Eglise, la
France des Croisades, la France de Jeanne d'Arc, la
France de l'apostolat, la France des apparitions, la
France qui pleure ses provinces perdues, la France
forte de son droit, attaquée, surprise, la France péni-
tente, arrive, émue du premier choc de Belgique, aux
pieds du Christ qui l'a toujours aimée.

Et nous, pauvre petit groupe, mêlé aux régiments
poussiéreux, exténués, obligés à la retraite, nous par-
tageons l'honneur de représenter la France sup-
pliante, sous le rayonnement de Montmartre! Nous
avons le bonheur d'être la voix des millions de pierres
sacrées de la basilique nationale, dons pieux de
toutes les paroisses de la patrie! Aussi, avec quelle
ferveur, montait de nos lèvres le cri de notre foi
populaire, confiante malgré l'angoisse :

> *Cœur de Jésus, doux espoir de la France !*
> *Entendez-vous sous les cieux retentir*
> *Son cri d'alarme et son chant d'espérance ?*
> *Voyez son cœur s'ouvrir au repentir !*

Au dernier vers, il fallait substituer celui-ci :

> *L'heure est venue ; il faut vaincre ou mourir !*

Catholiques et Français, nous sentons vibrer en
nous l'âme de la race, l'âme d'une race qui a vécu
dans l'héroïsme et dans le miracle, qui a l'invincible
instinct de son immortelle destinée. On ne vit pas
deux fois des heures pareilles et des siècles vont s'écou-
ler sans en trouver d'aussi chargées d'avenir.

8. La ruée allemande sur Paris

Jamais raz de marée humaine, même au temps d'Attila, n'avait déferlé pareillement sur le sol tremblant de la Gaule, avec un tel front, une telle profondeur, une telle fierté, une telle audace, un tel orgueil, un tel enivrement.

Jamais armée ne s'était avancée avec une telle allure, un tel lustre, une telle puissance, un tel bruit de tempête. Jamais le dieu Mars n'eût rêvé pareils armements ; jamais les plaines du Nord et les rives de l'Oise n'ont vu passer tant et de si monstrueux canons ; jamais les collines et les vallées de l'Ile-de-France n'ont entendu le pas cadencé de tant de bataillons, le galop de tant d'escadrons, les détonations formidables d'une artillerie qui révolutionne la guerre. Tout fuyait devant ces flots humains précédés de toutes les épouvantes, de tous les genres de mort. Tout fuyait, sauf l'armée française. Celle-ci, surprise du premier choc inattendu, ne croyant pas que les traités n'étaient que des chiffons de papier, celle-ci allait attendre son heure, sans doute avec plus de fatigue, mais peut-être avec plus d'assurance et plus d'élan.

L'infanterie allemande n'allait pas assez vite au gré du vainqueur ; elle suivait cependant de près les hulans passant au galop des chevaux, revolver au poing, à travers les villages terrifiés, tuant tout suspect, brûlant toute maison soupçonnée.

La vague ennemie s'avançait ; après le ,Nord, la Picardie, l'Artois, l'Ile-de-France, la Champagne. Les ponts de nos jolies rivières, habitués au passage des chars de foins coupés, de gerbes lourdes d'épis, gémissaient sous les canons monstres et semblaient honteux de faciliter la marche de l'ennemi.

Il faut avouer, tout de même, que le spectacle de ces flots humains devant lesquels s'avançaient d'autres flots humains sont, pour les populations françaises un sujet d'angoisse. Il faut avouer que le spectacle de ces armées adverses dans leur marche précipitée formaient un terrible contraste.

Nos régiments, contraints à la retraite, plus soucieux de leur matériel que d'eux-mêmes, plus attachés à leur avance qu'à leur santé, pensant plus à la tenue de leur moral qu'à celle de leurs corps fatigués par la marche et leur ravitaillement défectueux, nos régiments faisaient quelque quarante kilomètres par jour ; en les voyant passer, blêmes, fièvreux, silencieux, amaigris, les habitants des villages sont pris de pitié et d'effroi. Ils constatent l'apparente faiblesse de ceux qui incarnent la cause de la justice.

Et cette tristesse se développe encore lorsque arrive l'armée allemande, ivre de son succès, pimpante, joyeuse, aux uniformes étincelants, à la marche hardie, au ventre repu. On sent que von Kluck et son état-major et la plupart des officiers allemands dédaignent leurs adversaires et s'imaginent, après une pareille poursuite, que la guerre est à peu près terminée.

Le soldat lui-même, croit pour demain, à son entrée triomphale à Paris ; il croit à la paix prochaine. Chefs et soldats vident les caves des villas et des châteaux, mêlant gravement au bruit du canon et de la fusillade, les détonations joyeuses des bouteilles de champagne, de tout cru et de toute qualité.

9. Craintes humaines, espérances divines
en face du nouvel Attila

Les curés de l'Oise et de la Marne nous ont raconté plus tard leurs impressions à ce moment. Les craintes humaines étouffaient presque les espoirs humains ; mais Jeanne d'Arc venait de prendre place sur les autels de France ; elle apportait du ciel les lettres de créance de sa nouvelle mission.

Le monde entier attendait, haletant, l'issue du duel formidable qui allait se passer dans les champs déjà fameux de Champagne. Les heures étaient grosses d'événements, comme jamais l'histoire n'en avait enregistrés.

Suivant son armée enivrée d'un premier succès, voici l'Imperator teuton, entouré de son grand état-major ; le rêve se réalise : « L'Allemagne au-dessus de tout ». Le Hohenzollern, roi des rois du monde et le vieux dieu allemand se pliant à sa dévotion.

Déjà pour encourager l'armée, les inscriptions des poteaux indicateurs étaient faussées ; « Nach Paris » ; en avant sur Paris ! Paris 15 kilomètres au lieu de 100. Les renseignements sont également trompeurs, « ces fumées à l'horizon sont déjà les fumées de la Babylone moderne » ; courage ! fils des Germains, vous tenez la France à la gorge !

Demain le Louvre ouvrira ses portes à l'empereur et roi Guillaume II ; Versailles, la ville du grand roi va devenir la ville du petit roi de Prusse, maître du monde. Paris humilié, va devenir le satellite de Berlin, devenue la ville lumière de l'univers.

Une heure va sonner où la Providence au milieu

du branle-bas des nations fera sortir, du choc décisif, des conséquences plus profondes encore que celles prévues par les patriotes et les politiques : *Omnia propter electos*, « tout pour les élus, tout pour ceux qui cherchent dans l'honneur le bonheur éternel ». Dieu va confirmer le signe sacré de la France ; la France, fille aînée de l'Église, restera le peuple de Dieu !

Nous sommes dans l'enceinte de la capitale ; nous dépendons du général Gallieni. Partout des batteries de gros calibre s'installent au milieu des parcs splendides, dont les arbres séculaires tombent en gémissant sous la hache des soldats du génie. Des aéros allemands survolent ces travaux.

Le maire de Tilly, très courageux, reste à la mairie ; il a le pressentiment que la bataille va glisser vers l'est. Ce pronostic était vrai ; sans nous en douter encore, il annonçait le salut.

CHAPITRE VI
Face à l'ennemi : la bataille de la Marne

1. La matinée suprême

Un beau matin, grâce au Sacré-Cœur, qui a daigné entendre nos prières, le vœu des poilus, de tout poil, est exaucé ! L'ordre est donné : « Assez de recul, face à l'ennemi ! » Il faut avoir vécu cette minute pour en comprendre toute la grandeur, toute la joie, toute l'espérance.

Eh bien ! oui, malgré le tintamarre d'orgueil et de force, malgré toute la morgue des surhommes germains ; malgré leur marche déjà chantée dans les journaux du monde entier, nous allons relever le gant jeté à notre face, nous allons donner à l'Allemagne la vraie mesure de notre valeur.

Nous traversons Longperrier. Nous gravissons la verte colline de Dammartin ; la ville est dans une agitation indescriptible. L'imminence du danger précipite le départ des habitants qui coïncide avec l'occupation de la ville par les troupes. Les nouvelles accentuent les impressions favorables.

Nous passons la nuit dans les fossés de la route, au bois de la Folie. Au petit jour, nous traversons Marchemoret, Oissery.

C'est vrai, nous rencontrons encore les derniers flots d'évacués, s'en allant non moins tristes que les premiers ; ils passent accablés sous le poids des sacs bourrés autour du corps ; ils poussent essoufflés les bicyclettes, les voiturettes chargées de bagages fantastiques. Ce flot humain s'écoule dans la poussière, sous un soleil radieux, presque ironique, qui ne laisse ignorer dans sa clarté aucune trace des fatigues endurées, aucune goutte de sueur, aucune larme ! Long chemin de croix qui va bientôt apitoyer le ciel. Cependant, en voyant passer ces régiments qui vont se battre pour eux, les fugitifs sont émus.

Les soldats en passant les réconfortent : « Courage ! Ne pleurez pas ! Nous allons bouter les Boches hors de chez vous ! Nous allons vous rendre vos villages et vos maisons ! »

2. De garde au coin d'un bois

Tandis que mon groupe était occupé à désinfecter des villages, j'ai accepté, pour me rendre utile, une bien humble fonction ; j'ai gardé quelques habitants de basse-cour, attachés dans un fossé de route, au coin d'un bois, où nous avons passé la nuit. En ce temps de ravitaillement irrégulier, c'était la seule pitance sur laquelle on pouvait compter pour les derniers repas, avant la bataille de la Marne ; la lecture de mon bréviaire ne me rappellait-elle pas que le Christ s'est occupé cent fois de la nourriture et de la boisson de ses disciples et du peuple ? Hélas ! si je ne pouvais multiplier, je pouvais du moins conserver le maigre butin confié à mes soins !

Voyez pourtant ce que c'est que la guerre, j'avoue

ce tout petit fait avec une sorte de fierté. La gravité des instants ennoblissait les moindres services, qui font sourire aujourd'hui.

Après une journée caniculaire, nous avons passé une soirée à la riche ferme de Choisy-aux-Bœufs ; là, j'ai failli trépasser pour avoir absorbé une gorgée d'eau attiédie par le soleil, prise à la main dans l'empreinte d'un pas de bœuf. Deux heures sur un lit luxueux de ces fermes princières me remettaient sur pied ; à ce point qu'à 2 h. ½ du matin, j'étais gaiement au rang pour le départ, après avoir offert à Dieu mon regret de ne pouvoir célébrer ma messe ; c'était dimanche !

Le canon fait rage ; les heures deviennent de plus en plus graves. Que Dieu bénisse notre journée !

3. Préliminaires de la bataille de la Marne

En route pour Brégy ! Des régiments en colonnes serrées vont joyeux à la bataille ; je les ai accompagnés assez longtemps ; donnant l'absolution à ces soldats, qui faisaient trêve à leurs chants ou à leurs causeries, pour recueillir pieusement les grâces que réclamaient la gravité de l'heure. Le bruit du canon au matin d'une bataille exerce une extraordinaire emprise sur les âmes ; il n'y a rien qui égale la mitraille pour préparer à la contrition.

Ces régiments n'étaient pas du 7e corps, j'ai dû revenir à mon poste.

Il convient d'établir ici la marche des troupes et leur état d'esprit.

L'âme de la France avait pénétré les cœurs ; nos combattants vivaient des « jours époques » sans y penser ; tout l'être était sous l'emprise de ces mots : « Vaincre ou mourir ! »

Le mouvement isolé de notre extrême gauche qui protégeait Paris avait donné l'éveil à von Kluck, commandant l'extrême droite allemande. Il ramena ses troupes au nord, pour parer à un enveloppement. De notre côté, l'instruction générale du 4 septembre prescrivait que le 5, au soir, le général Maunoury serait au nord-est de Meaux. Celui-ci se bornait à condenser cet ordre dans le sien :

« Demain, c'est-à-dire le 5, la 6e armée se mettra en mouvement dans la direction de l'est, en se maintenant sur la rive droite de la Marne, de manière à amener son front à la hauteur de Meaux et à être prête à attaquer le 6 au matin en liaison avec l'armée anglaise (1). »

Nous trouvions les reliefs des repas des fils d'Albion qui faisaient contraste avec les nôtres. Malgré l'hésitation de leurs chefs à se mêler au grand coup, on ne pouvait douter de leur courage.

Dans la nuit du 5 septembre paraît un message du général en chef adressé à toutes les troupes des armées françaises. Encore qu'il soit dans toutes les mémoires, rapportons-en ici la fin, pour l'instruction des plus jeunes : « Tous les efforts doivent être employés à attaquer et à refouler l'ennemi. Une troupe qui ne peut plus avancer devra coûte que coûte garder le terrain conquis et se faire tuer sur place plutôt que de reculer. Dans les circonstances actuelles, aucune défaillance ne peut être tolérée. »

(1) Qui manifestait une hésitation extraordinaire à se mêler à l'action.

Le général Vauthier avait succédé au général Bonneau à la tête du 7e corps ; le général de Villaret commandait la 14e division.

Nous arrivions le 6 septembre à l'ambulance de Brégy, où affluaient déjà les blessés ; le soleil éclairait le premier jour de la fameuse bataille de la Marne,

Le rôle des aumôniers commençait, actif et fécond.

4. Nous couchons sur des javelles à la belle étoile. Le rêve de Detaille

Le 6 septembre, le soleil s'était couché radieux ; nous étions logés près de Brégy, en pleins champs, à la belle étoile. Les gerbes de blés étaient amoncelées ; les délier fut l'affaire d'un instant ; vers 9 heures, je prenais ma place au milieu de nos hommes, allongé côte à côte. Quelques coups de canon remplaçaient les tintements de l'angelus du soir, les versets de mon bréviaire s'adaptaient à merveille aux impressions de ces heures grosses d'imprévu dans l'horizon de feu de la grande bataille commencée : « Que de biens, Seigneur, nous avons reçus de votre main ! Pourquoi ne recevrions-nous pas les fatigues actuelles ? Laissez-nous souffrir, en attendant de nous en aller dans les ténèbres de la mort ! »

Au-dessus de nous brillent les astres dans l'azur infini. Nous nous sentons petits comme les brins de paille sur lesquels nous reposons.

Cependant, sous l'effet de la fatigue, les étincelles des lazzis, des plaisanteries, des bons mots s'éteignent.

Un sommeil profond règne sur toute la plaine, plus couverte d'hommes qu'elle n'était de javelles.

Il va donc se réaliser, le fameux rêve de Detaille !

L'ange de la victoire vole au-dessus des poilus endormis sur les blés mûrs. Non, ce n'est plus l'illusion des visiteurs du Louvre en admiration devant un chef-d'œuvre ; ce n'est plus le simple rêve d'un artiste exprimant la pensée du peuple ; ce n'est plus un génie imaginaire planant sur des soldats peints, si bien enveloppés soient-ils dans leur capote. C'est bien l'âme de la France, plus invisible et plus réelle, qui plane sur des poilus fatigués, mais bien vivants ; c'est l'âme de la France qui, sous les étoiles d'une admirable nuit, purifie le sang qui demain sera le prix de la rédemption de l'Europe.

Jamais nuit depuis des siècles n'engendra plus de gloire.

5. Un redressement encore inconnu dans l'histoire

L'impression de la première journée fut terrible pour l'ennemi. Ludendorf avouera plus tard que jamais dans l'histoire on n'a vu pareil redressement d'une armée battant en retraite sur toute la ligne.

Les étoiles s'éteignent, le canon annonce l'aube ; le froid d'un matin de septembre nous pénètre ; une rosée abondante nous ferait croire à une ondée si le ciel n'était si clair ! Je suis trempé ; à cela près, dans un pareil jour ! La tête et le cœur restent chauds.

J'ai, pour la première fois, l'occasion de dire ma messe en plein air, au pied d'un calvaire, au milieu du va-et-vient des troupes alertées, respectueuses. Là, en déjeunant, un de nos aides-majors a le bras traversé par une balle d'avion.

6. Un drapeau allemand passe devant nous

A ce moment arrivent les troupes de la 63ᵉ division. Des prisonniers la précèdent ; puis, en tête d'une compagnie, un drapeau allemand passe aux mains fiévreuses d'un officier du 298ᵉ. Nous acclamons les braves poilus, fatigués, noirs de poudre, aux pansements sanglants, par des bravos ininterrompus.

Nous croyons devoir donner ci-dessous la note rectificative (1).

(1) Dans la soirée, vers 22 heures se produisit un épisode curieux. La ferme de Nogeon, qui se trouve à l'intersection des routes de Puisieux et de Vincy, était occupée par des troupes appartenant à la 63ᵉ D. I. et au 60ᵉ. La ferme et la distillerie attenante étaient en flammes dans un clair de lune splendide. Les troupes qui devaient attaquer le lendemain vers 3 heures prenaient leurs dispositions et commençaient à se ranger. Les Boches faisaient un bruit infernal à l'aide de fifres et de clairons, peut-être pour faire croire à une attaque imminente de leur part. Le lieutenant Kah, commandant la 1ʳᵉ compagnie, envoie une section en reconnaissance sous le commandement du sous-lieutenant Colin. Cette troupe s'engage dans une avant-ligne allemande. Une voix s'élève dans la nuit, c'est celle d'un officier boche,

« Y a-t-il un officier français ?

— En voici un, répond le lieutenant Colin.

— Rendez-vous !

— Moi ! », s'écrie le lieutenant, et saisissant son revolver il s'élance.

Un corps à corps général s'engage. Au cours de la mêlée, le lieutenant, qui a abattu son adversaire, s'empare d'un drapeau, qu'il passe à un homme placé derrière lui, croyant le donner à un soldat de son régiment. Le drapeau était celui du régiment d'infanterie n° 38 des fusiliers de Magdebourg, décoré de la croix de fer en 1870. L'homme qui le reçoit était

Un frisson de joie nous électrise, les poitrines se gonflent d'émotion ; les larmes coulent sur les visages hâlés des hommes. Ce drapeau a pour nous une signification qui saisit chaque poilu. C'est l'aigle germanique capturé ; c'est l'invincibilité allemande démentie ; c'est l'augure joyeux, tangible de la grande revanche ! Je vois le général D., commandant les troupes qui ont pris, perdu et repris la ferme Nogeon que nous voyons devant nous. Il ne peut s'empêcher de mêler le souvenir de tant de héros tombés, à la joie du succès : « Ce sont les gars de notre Auvergne, me dit-il, quand on les aime comme je les aime, leur gloire ne peut empêcher mon cœur de se sentir serré. »

7. La ferme de Fosse-Martin, vrai poste de secours

Notre groupe se divisait ; une partie allait à Senevière-Bouillancy avec M. l'abbé Dubourg ; l'autre à Fosse-Martin, grande ferme qui devait être mon centre d'opération.

Le front de combat de la 14e division allait de Betz à la ferme Nogeon (1), où se faisait la liaison

le soldat Guillemard, du 298e R. I. Celui-ci emporte le drapeau et le présente à son colonel comme conquête personnelle. Il fut décoré de la médaille militaire par le général Gallieni et promu caporal, puis sergent. Il mourut frappé d'une balle le 28 septembre à Vingré (Aisne). Quant au sous-lieutenant Colin, dépossédé de son trophée, il fit son rapport à son chef, le commandant de Pirey, alors blessé, qui lui signa un papier que la famille du lieutenant, tué à Autrèches quelques jours après, doit posséder encore. Le caporal cycliste Boutrand, depuis passé dans l'aviation, reste encore témoin de ce fait d'armes.

(1) A 1.100 mètres de Fosse-Martin.

avec la 63e. L'activité de l'ennemi tendait visiblement à s'accroître sur nous.

Nous faisons notre entrée au petit village de Fosse-Martin, encadrés par les fumées de deux obus de gros calibres, ayant probablement comme objectif des batteries que nous laissons en arrière à notre gauche parmi les blés coupés, tirant sans aucun camouflage.

La ferme est pourvue de troupeaux de moutons. Les bâtiments, au carré, encadrent une large cour.

Nous désirions être près des lignes ; nous sommes servis à souhait (les balles à certains jours viennent frapper nos murailles), la Providence réforme ainsi les lacunes des règlements. Notre ambulance devient, par son rapprochement de la bataille, un vaste poste de secours.

La lutte est chaude à la ferme Nogeon, que nous apercevons à 1.100 mètres en avant. Les blessés vont converger sur nous de tous côtés pendant trois jours.

L'intendance a fait main basse sur le troupeau de moutons, oubliant de nous en laisser. La bergerie est devenue le bercail sanglant de nos blessés. Les bâtiments en regorgent, il faut utiliser la cour elle-même.

Le ravitaillement ne nous atteint presque plus. Placés entre les deux artilleries, les trajectoires hurlantes, les explosions voisines, les vibrations stridentes des vitres cassées font un vacarme endiablé et empêchent nos blessés de reposer. « Nous sommes en pleine bataille, me dit un commandant, de grâce, qu'on m'emmène à l'arrière. »

Nos communications sont très difficiles. L'évacuation elle-même n'est pas sûre. Un de nos conducteurs est tué au sortir de la ferme, sur son siège ; les chevaux s'emballent et se perdent pendant des heures à travers les champs, tandis que les pauvres blessés hurlent de douleur, balancés violemment dans la voiture qui saute plutôt qu'elle ne roule à travers les sillons.

Les obus tombant dans les jardins de l'ambulance, les balles frappant les murailles, nous avons placé au sommet des granges une immense croix rouge pour renseigner l'ennemi sur l'utilisation de la ferme où les blessés arrivaient de tous les régiments (surtout du 60e), et les Allemands blessés prisonniers.

8. L'offensive générale

L'ordre général pour la 6e armée prescrit pour le 6 une marche offensive générale. Partie de Silly-le-Long, elle s'avance vers Acy. A l'entrée de ce village, nos troupes subissent un feu de mousqueterie terrible ; nos hommes tombent sur le pont encombré de cadavres, et dans le lit même du ruisseau ; ils n'y seront pas seuls ; nous y retrouverons des Allemands et non des moindres.

Après de superbes faits d'armes, ordre est donné de coucher sur ses positions ; l'offensive doit être reprise à la pointe du jour.

7 septembre, l'ordre du 7e corps prescrit la continuation de la lutte sur tout le front ; l'ennemi veut nous encercler ; son feu progresse, l'intervention hardie de l'artillerie de corps arrête son élan. Le colonel Nivelle enraie son avance ; calme et froid comme au polygone de la Butte, il se porte, au crépuscule, en

avant de l'infanterie et disloque les masses allemandes.

On se rend utile comme on peut ; je suis fort ému d'une souffrance spéciale, énervante, qu'endurent nos soldats blessés à la figure et dont les bras sont aussi atteints. Les mouches, en essaims, s'acharnent sur les lèvres tuméfiées ; ce frétillement incessant de mille petites pattes d'insectes, pénétrant sans réserve dans la bouche, dans le nez, dans les yeux, est un vrai martyre. Je place entre les doigts de ces malheureux une petite branche d'arbuste bien feuillée qu'il suffit d'agiter entre deux doigts pour mettre en fuite ces insupportables bestioles (1).

9. Relève nocturne des blessés à Puisieux

Dans la nuit du 7 au 8 nous recevons mission d'aller chercher des blessés à Puisieux, village très disputé, pris et repris.

Nous fouillons la campagne à la lumière des étoiles ; je vais à chaque tache d'ombre sur les étroubles ; je m'approche ; c'est bien un soldat couché ; je m'agenouille ; je prends sa main, elle est glacée ; j'essaye de le tirer de son sommeil, hélas ! c'est le dernier sommeil, il est mort.

Un brancardier divisionnaire nous avertit que les blessés sont déposés dans les fossés de la route. Nous arrêtons nos recherches en face des multiples feux de bivouac de régiments qui campent dans une ondulation du terrain. Nous ne reverrons plus, avec les progrès de l'aviation, ces accumulations d'hommes

---

(1) Après la guerre j'ai trouvé de nombreux blessés **qui** me remerciaient encore de ce petit service.

qui décèlent ainsi leur présence. Il faudra craindre le moindre rayon de lumière glissant perfidement sans qu'on s'en doute à travers les fissures des cagnas, sous menace de mort.

Nous revenons sur la route ; c'est cruel de laisser là ces pauvres blessés qui comptent des heures avant de reposer, au moins sur la paille ; mais nous avions l'ordre d'aller chercher les malheureux soldats des premières lignes, plus en danger. Du moins les premiers ont une sécurité relative.

10. La reprise de l'offensive
A la recherche du capitaine Dubos ; baptême de feu

Le 8 septembre, à minuit, regroupement des unités ; reprise de l'offensive à trois heures. Notre 60ᵉ s'avance à l'est de la ferme Nogeon ; il est fauché par un feu de mitrailleuses et d'infanterie, doublé d'un tir nourri d artillerie (105 et 77), sur ordre, les hommes rentrent à la ferme Nogeon où ils se retranchent. Hommes et officiers ont fait des prodiges de valeur.

Cette action obstinée, incessante d'une armée, hier en retraite déconcertait absolument l'ennemi.

Dans la matinée du 8, un soldat vient m'avertir de la blessure grave du capitaine Dubos ; est-ce son ordonnance ? Il me montre une rangée de meules de paille, et me dit : « Le capitaine est derrière la seconde. »

C'est à quelque 500 mètres. Un flot de blessés arrive ; alors, seul aumônier à l'ambulance, j'envoie quatre brancardiers avec une voiturette. Ne les voyant pas revenir, je m'enquiers ; très occupés, ils me répondent : « L'artillerie n'a pas voulu nous laisser passer. »

Je vais moi-même ; le commandant S., aux batteries du Calvaire, me donne toute autorisation. Je quitte la route de Nogeon et je traverse les champs, absolument dépourvus de troupes ; ma soutane tranche violemment sur les emblavures ensoleillées, au milieu d'un calme absolu. Tout à coup un léger sifflement s'intensifie en s'approchant et s'achève en explosion. Je me retourne et regarde assez dédaigneusement la fumée qui s'élève en colonne à quelque deux cents mètres en arrière. Que cet obus me soit destiné, l'idée ne m'en vient même pas. Pensez donc, un obus de la bataille de la Marne pour moi tout seul ! C'est trop d'honneur. Un second projectile allonge son aboiement, dissipe mon illusion et d'instinct me voilà ventre à terre, quand l'explosion me talonne. Soutane relevée, je fais du quinze à l'heure dans le sens des meules ; nouveau sifflement, nouvelle étendue sur la terre brûlante. Pour le coup, je suis servi à souhait ; je reçois un paquet de terre sur le dos, qui heureusement n'est pas encore celle des obsèques. Je me relève dans la fumée noire sur ma soutane noire ; ne me voyant plus, je me tâte, je suis bien tout entier ; une émotion étrange me traverse le corps de la tête aux pieds.

Chacun des trois hurlements suivants soutient ma vitesse, mais les Boches voyant leur gibier filer toujours (hélas ! je ne suis que cela pour eux !) tirent dans la « nature » les trois derniers obus, en disant problement que j'aille me faire « pendre » ailleurs.

J'arrive en nage aux meules. Les soldats du génie de Besançon, groupés derrière, me félicitent d'avoir reçu mon baptême de feu et pressentant l'objet de ma visite, me conduisent auprès des gerbes où je vois le vaillant capitaine Dubos étendu sur la paille, semblant dormir dans un calme parfait, sans que je puisse saisir dans ses traits la moindre altération. Je fais les principales onctions liturgiques ; je le dégante d'une main, détail qui me permettra de le reconnaître dans quelques mois (1).

11. La visite des blessés

La visite de mes pauvres blessés est la plus poignante leçon de choses que des oreilles humaines puissent entendre. Les mots des mourants, de ces âmes entre deux mondes sont comme des éclairs dans la nuit. Ce sont les jeunes qui savent dire : « Quel honneur pour nous d'entrer dans la vie active en des heures aussi belles ! »

C'est un officier qui exprime ses dernières pensées : « Je meurs. Je laisse là-bas tout ce que j'aime. Il fallait se battre, il fallait des victimes ; Dieu a voulu que je sois parmi elles. Je reverrai là-haut mes petits, ma femme, mes vieux parents, pour toujours. Voilà ma foi, mon espérance, ma certitude, mes bien-aimés, au revoir ! La foi ! Ce que c'est bon d'avoir la foi ! »

J'ai le secret contentement de sanctifier les douleurs, de préparer au grand voyage les âmes qui se dégagent péniblement d'une vigoureuse enveloppe de chair qui eût pu durer un siècle.

(1) La blessure du genou n'explique pas la mort du capitaine Dubos ; il a dû recevoir une balle sur la voiture qui le ramenait à l'ambulance. Le soir, avec quatre Bisontins du génie, nous avons pu ramener son corps à la Ferme où avec six capitaines et deux colonels il a été inhumé. J'ai béni cette fosse que je devais revoir deux mois plus tard.

Et sur ces mêmes matelas, sur cette même paille
le sang de Comté se mêlait au sang de Bretagne, celui
de Béarn à celui de Lorraine ; le sang de France
n'avait qu'une voix : « A la patrie notre vaillance !
à Dieu notre âme ! »

12. L'inhumation quotidienne

Hélas ! les blessés nouveaux remplacent les morts ;
car tant de blessures sont si graves que la mort s'en
suit malgré les soins. Les victimes sont alignées le
long d'un mur extérieur ; ces nobles camarades sont
plus vivants pour nous que ceux qui marchent. C'est
vraiment le bataillon sacré, c'est l'holocauste.

Nous ne pouvons nous décider à inhumer les corps
qui manifestent la plus légère flexibilité.

Ce voyage répété des porteurs dans le silence de la
nuit, sous les étoiles, nos seuls flambeaux, est vraiment
d'une gravité incomparable ; cette scène funèbre est
si simple et ceux que nous enterrons sont si grands !
Enroulés dans leur capote, ils tombent doucement
plus unis que jamais et nos prières montent au ciel
pour eux tandis que le buis passant de main en main
mêle l'eau bénite à leur sang.

13. Deuxième nuit à Puisieux ; calomnie allemande

A peine les enterrements finis, en route pour Puisieux, deuxième voyage toujours dans la nuit. Brancardiers, voitures, voiturettes, en avant sur la route
plus défoncée que la veille.

Arrivés au village, nous frappons aux portes, aux
volets : « Les brancardiers ! y a-t-il des blessés ? »

Les cris fixent nos recherches. J'administre les plus malades. Nous ne voyons personne dans les rues obscures ; un officier supérieur nous a avertis : « Allez doucement, le village a été disputé. » Sans armes, on n'aimerait pas entendre : « Werda ! »

A ma gauche, en avant dans le village, j'aperçois une ouverture béante, une sorte de grotte qu'éclaire péniblement une vague lumière ; des cris partent de là. J'entre ; c'est l'église ; un gros cierge fume plutôt qu'il ne brûle sur l'autel.

Quand mes yeux se sont un peu accoutumés à cette fumée mêlée probablement à celle de quelques pipes, je m'aperçois que tous les hommes couchés sur la paille sont des Allemands.

Voici pourtant un uniforme français ; je vais à ce blessé ; nous allons l'enlever quand je m'aperçois à ses bottes qu'il est Boche. Je fais venir un brancardier connaissant l'allemand. Il lui demande pourquoi il s'est ainsi déguisé ? « Parce qu'on nous a dit que les Français tuaient les prisonniers, même blessés ; j'ai cru ainsi pouvoir échapper à la mort. » Pauvres soldats ! quelles calomnies ne leur a-t-on pas fait croire pour accentuer leur hostilité !

Le retour est impressionnant ; l'horizon, à notre droite, est éclairé par d'immenses incendies de fermes ou de villages ; ce sont les points de repère de l'ennemi. Le canon, généralement, se tait à la nuit tombante ; la méthode devait bientôt changer.

Nous ramenons à l'ambulance nos blessés ; un incendie semble la dévorer ; heureusement, c'est la maison voisine qui brûle. La ferme regorge ; il faut continuer notre route vers Brégy, où nous arrivons vers 2 heures du matin. Endormi avec mon confrère, le R. P. Delaplanche, sur un seuil de porte, nous devons nous réfugier, saisis par le froid, dans une meule d'avoine.

Au matin, de vieux amis bisontins nous offrent à la bonne franquette une soupe délicieusement chaude servie sur le rebord d'un mur ; c'est la fête !

14. L'emploi du temps en ces rudes journées

Ainsi nos nuits se passent à la recherche des blessés, nos journées aux visites des interminables rangées de soldats couchés sur la paille, en fièvre, agonisants; et si on nous demande : « Quand dormez vous ? — Nous dormons quand le corps chancelle et quand nos paupières se ferment d'elles-mêmes. Alors nous réunissons nos dernières forces, nous faisons l'ascension du grenier à foin et on dort à poings fermés. »

Le ravitaillement est maigre et rare ; beaucoup de nos blessés manifestent le besoin de se soutenir. Nous devons nous rabattre sur les légumes du vaste jardin pour le menu et sur la pompe pour la boisson.

« Si encore on avait du sel, disent les cuistots ! » « Si encore on avait du pinard, disent les poilus, les blessures ont soif ! »

Nous revenons aux repas des solitaires du désert. Nous avons tous, à la ferme, le même régime.

15. Sur nos gardes : Serions-nous tournés ?

Le 9 septembre on croyait encore à une offensive allemande ; nous avions l'impression que l'artillerie ennemie nous tournait, tant le cercle des explosions se resserrait à notre gauche avec tendance à se fermer. Nous avons attribué ce tir à une batterie allemande qui voulait hardiment donner le change et dissimuler la retraite boche. D'autres ont pensé que c'était déjà l'artillerie de Gallieni, encore incertaine des positions des deux armées, qui tirait un peu court.

Quoi qu'il en soit nous avons achevé les pansements des blessés français et allemands ; la crainte de nous voir entourés et capturés ne nous paraissait pas chimérique. Nous avions tort, mais notre besogne était faite.

16. Relève des blessés toujours plus avant

L'ordre nous arrive d'aller relever les blessés de Rosoy et d'Acy ; nous trouvons dans les décombres de la ferme Nogeon des blessés allemands, très déprimés mourants de faim ; les réconforter était humain, nous l'avons fait. Un vrai chaos régnait là, effrayant témoignage d'une lutte acharnée de quatre jours dans des corps à corps continuels. Parmi des dépouilles de toutes sortes, des képis d'officiers mêlés aux képis de soldats prouvaient que les chefs ne se contentaient pas de demander l'héroïsme aux hommes.

En descendant sur Acy, je visite des rangées de cadavres du 215ᵉ et du 60ᵉ alignés comme à la parade, tombés face à l'ennemi. Certains avaient la figure tuméfiée et d'un noir tel que sans les numéros des capotes on les aurait pris pour des nègres.

En voyant ces javelles humaines à la place même où quelques semaines auparavant les javelles de blé tombaient sous la faux, je me disais : Toutes les deux donnent la vie, le blé, la vie du corps ; le sang, la vie de l'âme, c'est-à-dire le devoir et l'honneur.

Les Allemands avaient certainement enlevé leurs

morts ; cependant nous trouvons les premiers cadavres ennemis au-dessous de Nogeon. Nous allions sur la route de Rosoy avec une certaine hésitation ; nos troupes se reformaient à l'arrière et nous ne voyons devant nous que des patrouilles de chasseurs à cheval fouillant les buissons, les boqueteaux ; l'un d'eux, piquant des deux, nous atteint et nous crie : « Où allez-vous ? — A Rosoy. — A Rosoy ? les Prussiens y sont encore ! » A des brancardiers sans armes, il était permis de battre en retraite, nous l'avons fait.

17. Les reliefs des festins boches

Acy devient notre premier champ d'action ; nous allions y entrer quand un spectacle peu banal s'offre à nos regards : de longues tables, avec nappes blanches, sont dressées sous les pommiers des vergers, elles sont couvertes de véritables compagnies de bouteilles de champagne, à effectif renforcé. Les bouteilles sont côte à côte et dressent leur goulot sans bouchon. D'aucuns ont trouvé là une des clefs du grand mystère de la Marne. Nul doute que les explosions des bouteilles de champagne n'aient rendu moins précises les explosions des obus sur nos positions ; nul doute qu'il soit moins agréable de sortir d'une cave pour se battre que pour se mettre à table ; nul doute que l'usage des vins capiteux ne doive être mesuré pour les chefs comme pour les hommes s'ils veulent, aux heures graves, conserver leur sang-froid.

CHAPITRE VII

La certitude de la victoire

1. Heure inoubliable

Les dernières explosions se sont depuis longtemps
eteintes ; dans la nuit du 9 au 10 seuls quelques
départs de nos lignes retentissaient, sans réponse.
Le bruit de l'arrivée de l'armée de Paris devenait de
plus en plus certain, réconfortant. Le jour gran-
dissait sans autre bruit ; nous avions l'impression de
devenir une sorte de marée montante qui fait refluer
devant elle les rivières.

Tout à coup on apprend que les avions français
voient des flots noirs reculer vers le nord.

Joie ! bonheur ! délire ! miracle ! la bataille est
gagnée, les Boches reculent, les Boches battent en
retraite.

Ce n'est pas une feinte, c'est la réalité. Victoire !
les visages fatigués s'empourprent, les yeux ternis
par les veilles s'illuminent, les jambes qui fléchissent
deviennent d'acier. En avant les régiments ! En avant
les divisions ! de Paris à Verdun tout est vôtre !

Et nous n'avions encore que la joie d'une aurore,
la joie du plein soleil devait nous arriver avec les
heures du jour. Depuis des siècles, le soleil n'avait

pas éclairé un pareil contraste : d'un côté la panique, de l'autre l'enthousiasme ; d'un côté la stupeur, de l'autre un joyeux délire. La victoire de la Marne allait prendre pour nous la formidable ampleur non seulement d'une revanche, mais d'une ère nouvelle !

« En cette journée, dira le colonel Bauer, un des plus vieux aides de camp de Ludendorff, toute l'armée allemande fut prise de panique, ou plutôt tous les généraux le furent, surtout au quartier général. Moltke s'évanouit. Assis devant sa carte, sa figure était d'un homme anéanti. Comme le général Stein lui déclarait que nous ne devions pas perdre la tête, il ne bougea pas, mais déclara faiblement : « Per-« sonne ne sait comment tout cela va finir. » Voilà où en étaient, en septembre 1914, les gens de Sedan.

2. Entrée dans Acy ; effet de la victoire sur les blessés

A Acy, les Boches ont laissé du monde et non du moindre ; nous y trouvons sur un cadavre d'officier supérieur une épée avec devise princière. Au pont du ruisseau, la concentration du tir allemand a été intense. Les soldats du 60e sont entassés au point que le dernier tué est resté debout simplement appuyé sur les cadavres de ses camarades. Je suis d'autant plus ému que je puis désigner par leur nom ces jeunes héros.

Voici le village ; les rues sont barricadées ; c'est une accumulation informe de pavés, de tonneaux, de voitures, de meubles de toutes sortes ; escalader cet obstacle est l'affaire d'un instant ; les fusils sont silencieux.

Nous arpentons les rues désertes où gisent quelques

cadavres. Je vois à ma droite, à quelque distance, un volet qui s'ouvre et se referme aussitôt. J'arrive, je frappe. « Y a-t-il des blessés ? » Silence. « Ouvrez sans crainte, ce sont les Français. » Un volet s'ouvre, une bonne vieille apparaît. « Vous êtes Français ? — Mais oui, madame, aumônier français. — Vous êtes donc prisonnier ? — Moi ? pas du tout. Vous avez des blessés ? — Oui, un lieutenant du 60e. — Du 60e ? c'est notre régiment ! » Je pénètre à l'intérieur, je suis en face du lieutenant F... reposant sur un matelas, grièvement blessé à l'épaule. « Vous ici, monsieur l'aumônier, quelle visite inattendue ! mais... vous êtes prisonnier ? — Prisonnier ? pas le moins du monde ! nous sommes vainqueurs ! — Nous sommes vainqueurs ? dit l'officier. — Nous sommes vainqueurs ? », dit la bonne vieille. Il pleure ; elle pleure ; je sens mes paupières se mouiller et personne ne peut prononcer une seule parole. Une joie étrange nous suffoque tous les trois, une joie jusqu'alors inconnue, faite de nuances infinies, forte à secouer l'être humain tout entier.

3. La profondeur de notre joie après le miracle

Après Charleroi, après cinq jours de bataille formidable, d'une bataille pressentie depuis quarante-quatre ans, posséder un terrain où les fusils brisés de l'ennemi attestent la défaite, dont le matériel, les munitions sont entre nos mains, dont les instruments de musique sont jetés pêle-mêle, devenus inutiles pour rentrer en Allemagne en vaincus.

Posséder en vainqueurs ces vallées, ces coteaux, ces villages, si disputés pendant cinq journées d'héroïsme, cause une exultation inconnue en temps de paix ; joie mêlée d'honneur et de gloire qui pénètre le corps et l'âme des poilus, et permet à l'homme d'atteindre un des rares sommets de la vie.

Nous jouissons de la victoire avec tous les sens, tous les instincts, toutes les puissances spirituelles de l'être humain ; nous sentons notre race remontée à l'apogée de la gloire ; chaque soldat est comme enivré de cette gloire nationale.

Bien plus, il nous semble que tous nos aïeux se réjouissent en nous, non seulement par une fiction atavique, mais par une réelle communion d'âmes, car pour nous, chrétiens, nous croyons à leur survie et à leur protection en ces heures graves que traverse la patrie.

Cette nouvelle, en effet, paraissait invraisemblable à ceux qui suivaient la bataille ; cela tenait du prodige ; c'était la victoire de la Marne, n'hésitons pas à dire « le miracle de la Marne » ; c'est ainsi que l'appelait un de nos meilleurs généraux, un des meilleurs héros de ces journées sublimes : « On nous appelle des hommes incomparables ! Allons donc ! nous sommes simplement de bons ouvriers, de bons Français qui aiment passionnément leur patrie et derrière lesquels il y a... Dieu (1) ! »

Nous arrivons à l'église, comme à Puisieux elle est pleine de blessés allemands. Je passe à travers les rangs. « Catholiques ? — Nein, evangelisches. — Catholiques ? — Ia ! » Rapidement je remplis mes fonctions auprès des plus malades. Devant l'église un amoncellement informe de fusils brisés, d'instruments de musique, de vaisselle, de quarts, de bidons, etc.

(1) Général De Maistre.

4. Un tableau de guerre

J'arrive au cimetière d'Acy ; un tableau funèbre, j'allais dire vivant, était sous mes yeux ; aux pieds de la grande croix, un petit soldat du 60e était étendu, lui aussi, les bras en croix, les yeux tournés vers le ciel, le petit soldat représentant tous les morts au champ d'honneur, tous les humbles rédempteurs de la France, unissant son sacrifice au sacrifice du Rédempteur du monde.

J'ai lu des livres où les émotions humaines étaient exprimées en termes qui en ont fait des chefs-d'œuvre, ils n'approchent pas de ce livre imprimé avec du sang pur et frais sur la terre de France délivrée par des milliers de héros.

5. Les blessés sortent des bois ; l'angoisse suprême de l'un d'eux

Traversant le village nous arrivons dans l'enclave de terre entre les bois. A peine avons-nous paru, que de tous côtés les blessés sortent des taillis. Quelques-uns s'avancent courbés sur leurs genoux.

Ils ont l'apparence de vrais cadavres, traînant leurs pauvres membres déchirés, brisés, vraies loques de chair. Leurs appels, leurs gémissements nous fendent le cœur. On ne sait auxquels aller, dans ce concours spontané de douleurs. Je résume dans ces lignes les mots entendus : « Que les heures ont été longues entre le dernier Boche ce matin et le premier Français ! Dieu soit béni ! vous voilà ! sans la prière je serais mort désespéré ! Voilà deux jours d'agonie. »

J'entends encore un petit soldat, qui traînait en rampant ses membres saignants, me dire : « Voilà la médaille que m'a donnée ma mère, je la baise sans cesse depuis que je suis blessé, je retrouve la foi de ma première communion. »

Une anecdote mérite d'être citée. Je vois, au milieu de la prairie, un soldat couché qui lève le bras pour attirer notre attention. J'allais à lui quand un troupeau de vaches affolées par quatre jours de canonnade infernale s'avance comme une trombe, venant on ne sait d'où ; un taureau les précède, se montrant particulièrement furieux ; des barrières de pâtures me préservent de ces dangereux vagabonds. J'arrive à mon pauvre blessé, il a les deux jambes fracturées : « Je suis là, me dit-il, depuis deux jours mortels ; je n'ai pu gagner le bois ; mes blessures me font horriblement souffrir, mais mes souffrances les plus terribles, je les dois à ce taureau qui s'éloigne ; il était sans cesse dans ces parages ; cette nuit je l'entendais venir ; il faisait trembler la terre sous ses bonds ; il remplissait le bois de ses mugissements ; horreur ! il venait sur moi ; je faisais le mort ; je sentais son souffle passer humide sur ma figure ; je croyais venu le moment où ses cornes frôlant mon corps brisé allaient me projeter en l'air ! »

Nous sommes tous pris de pitié pour ce brave homme échappé à la bête furieuse et brutale que la souffrance amuse. Comme bien on pense, il est des premiers hissés sur nos voitures, avec d'infinies précautions, par les brancardiers.

8. Les brancardiers

Ces hommes d'apparence quelquefois un peu rude dorlotent leurs malades comme une mère son gros bébé. Ils ont des mots doux, presque tendres, qui pansent les âmes après que les corps sont pansés. Décidément l'âme populaire est plus près de la « bonne nature » que l'âme trop compliquée des gens du monde, ou bien tout simplement elle est moins égoïste, elle est aimante.

Nous avons pu constater la différence de guerroyer entre l'Allemand et nous : l'Allemand avait pour principe de se servir de tout obstacle pour s'abriter, un fossé, un arbre, un tertre, un mur. Le Français s'en va face à l'ennemi sans souci du danger. Les résultats sont douloureux.

Le lendemain nous revenions à Acy pour achever nos recherches, en parcourant les bois ; les hommes avaient été munis de sifflets ; un blessé pouvait s'en servir ; on était aux écoutes, même le bruit d'un bois sec qui se brise peut être l'appel d'un soldat rendu aphone. Mourir pour tous et mourir seul supposerait une double agonie.

7. Un incident après la bataille

Dans une visite à Acy, un officier d'état-major m'avait invité à prendre place dans une auto à son côté.

A peine étions-nous arrivés au petit pont que nous entendons des coups de feu ; les infirmiers, sans armes, refluent vers nous en criant : « Les Boches ! » L'auto s'arrête, le capitaine demande des explications ; nos hommes ne savent que répondre : « Mon capitaine, les Boches ! — Allons donc ! ils fuient depuis deux jours ; il sont loin d'ici. » Les coups de feu continuent, confirmant le dire des hommes. Les artilleurs voisins, seuls armés de mousquetons, envahissent le village. Il est trop tard. Qu'était-il donc arrivé ?

Un officier prussien sortait d'un long sommeil d'orgie ; se voyant parmi les Français, il s'était emparé d'un fusil et d'une bande de cartouches ; ayant épuisé sa provision en tirant dans toutes les directions, il avait gagné le bois voisin, où, du reste, il ne tarda pas à tomber entre nos mains.

8. Une fable au pays du bon La Fontaine

Dans le pays du bon La Fontaine (et nous sommes non loin de la Ferté-Milon, sa patrie), tout le monde sait que les animaux échangent leurs idées en des termes qui ont fait à leur célèbre confident une réputation universelle.

Or, pendant la bataille de la Marne, on pouvait remarquer trois animaux d'espèces bien diverses, un cheval, une chèvre et un âne, entre les deux fermes de Nogeon et de Fosse-Martin ; il étaient en quelque sorte figés sur place, ils vivaient sous le tintamarre des obus sans songer à manger. Çà et là autour d'eux des chevaux, jambes en l'air, gonflés comme des ballons, exhalaient une odeur nauséabonde. Un malheur commun semblait effacer toutes les différences de race.

Sans avoir la prétention de comprendre comme le grand fabuliste l'idiome intime de ces animaux, je crois avoir saisi le fond de leurs pensées. La chèvre disait : « Que manquait-il aux hommes ? ils vivaient dans l'abondance. La Providence, qui nous a créés pour les pauvres gens, a fait pousser les broussailles sur les landes qui ne sont à personne, cela nous suffit. Si dures soient les feuilles des haies, chaque jour pour nous est un jour de fête. » L'âne disait : « Notre nom pour les hommes est synonyme d'ignorance ; c'est vrai, nous n'avons pas inventé la poudre, mais s'en servir pour s'entre-tuer comme ils font ne nous rend pas jaloux de leur trouvaille. La nature, sans culture, nous donne le chardon, que faut-il de plus ? »

Le cheval alors, qui jusque-là baissait la tête jusqu'aux étroubles, la releva fièrement : « Eh bien ! moi, ajoutait-il, si je n'avais pas été si vieux, j'aurais voulu être à la guerre, eussé-je dû tomber comme ceux de ma race qui sont là frappés par la mitraille. Vous ne parlez que de bien vivre, ce n'est pas le but de la vie. Vous ne savez pas ce que c'est que l'honneur ! Oui, à bas la guerre ! mais avant tout à bas la honte ! »

Ah ! quelles fables seraient tombées de la plume de l'incomparable fabuliste s'il avait été témoin des journées terribles pour les hommes et les animaux, passées autour de son joli bourg natal !

9. Les ordres du jour

Nous avions été réellement menacés d'encerclement.

L'ordre du jour suivant fut lancé : « Après quatre journées de bataille pendant lesquelles elle a contenu trois corps d'armée ennemis, la 6e armée a été obligée d'infléchir sa gauche en arrière devant la menace d'un débordement. »

Mais à cet ordre trop discret dans l'éloge, le général Joffre faisait connaître qu'« il appréciait à leur valeur les efforts surhumains imposés à la 6e armée, qui a atteint le but qui lui était fixé ».

Dans la journée du 10, le général Maunoury adressait à ses troupes un ordre du jour dont nous détachons ces lignes :

« La lutte a dépassé tout ce que l'on pouvait imaginer. Camarades, grâce à vous, la victoire est venue couronner nos drapeaux ; le but de nos efforts depuis quarante-quatre ans est atteint : la revanche de 70. Honneur aux combattants de la 6e armée ! »

Que nous voilà loin des prétentions orgueilleuses de l'Allemagne ! « Il s'agit de frapper le grand coup, disait la *Gazette de Francfort ;* il touchera, en premier lieu, l'armée française. Il s'agit d'une suite de batailles frappant coup sur coup, qui doit mettre en ruine le système de défense franco-britannique et consommer les forces matérielles qui s'y trouvent enfermées. »

10. Les principales raisons de la défaite allemande

On a condensé dans les lignes suivantes les principales raisons de l'échec retentissant de l'Allemagne.

1° Le grand quartier général boche a eu l'idée saugrenue de refouler toutes nos armées vers la Suisse, pensant les encercler ;

2° Il eut la persuasion que la 6e armée, et notamment le 7e corps refoulés à Proyart, n'offraient plus de résistance ;

3° L'autorité de de Molke était ébranlée, l'inférieur passait outre ;

4° Les Allemands allaient de plus en plus s'éloigner

de leur base, s'épuiser en marches, consommant vivres et munitions avec une rapidité effrayante ; alors le moindre trouble dans le ravitaillement put devenir terrible ;

5° Von Kluck, comme son état-major et la plupart des officiers allemands, dédaigne ses adversaires et croit, après une pareille poursuite, la guerre à peu près terminée. Le soldat, lui, croit pour demain à son entrée triomphale dans Paris ; il croit à la paix prochaine ; chefs et soldats vont vider les caves des villas et des châteaux, mêlant gaiement au bruit du canon et de la fusillade les détonations joyeuses des bouteilles de champagne de tout cru et de toutes qualités ; une brise de Capoue passait sur l'armée de Von Kluck.

11. Les poilus ont su mourir puissamment

A la veille de la guerre, de Castelnau, après les manœuvres de Champagne, disait aux officiers :

« Il est un endroit où un chef doit se faire tuer ; reculer d'un pas, c'est entraîner son pays dans l'abîme.

« Il ne suffit pas de se faire tuer ; mais il faut mourir puissamment ; il faut faire vomir tous les engins de guerre, il faut faire éclater toutes ses poudres. »

Les morts de la Marne ont su se faire tuer, ont su mourir si puissamment qu'ils ont obligé les Allemands à entrer sous terre.

CHAPITRE VIII
Les obsèques dans la nuit

---

1. Les fosses silencieuses parmi les ruines

La bataille de la Marne est finie ! Le monde en est dans la stupeur, la gloire militaire repasse le Rhin pour auréoler nos drapeaux, faisant de l'armée française la première armée du monde.

Et pour nous, dans ce coin de terre malaxée de Fosse-Martin, parmi ces ruines fumantes et cette forêt de petites croix de bois surmontées d'un képi, croix d'espérance et d'amitié mises là par nos mains, nous n'entendions rien des clameurs de joie qui se répercutaient de la Manche à la Méditerranée, des Vosges à l'Océan.

Au soir de la dernière journée, le soleil se couchait comme les autres jours ; les étoiles germaient dans le ciel comme les autres jours ; la fatigue pesait sur nous comme les autres jours.

Cependant combien de camarades ne se sont pas endormis comme les autres jours ! Combien, au matin, n'ouvrent plus les yeux comme les autres jours ! Combien ne voient pas le soleil se lever comme les autres jours !

2. Hymne aux héros

Chair héroïque ! chair sacrée de nos camarades ! la terre te réclame ! C'est son droit depuis l'origine. Vainqueurs, deux fois vainqueurs de l'ennemi et de l'égoïsme, il faut subir la loi commune, il faut retourner en poussière ; c'est le mystère des premiers jours du monde.

O frères sacrifiés ! vous méritez des obsèques au grand jour ; contraints, nous vous inhumons dans les ténèbres ; vous méritez un caveau d'honneur, vous n'avez pas même un linceul ; vous aviez un nom qui sonnait bien à chaque appel, vous devenez des anonymes dans un entassement de fortune ; vos pauvres corps raidis tombent lugubrement côte à côte en rendant un son étouffé comme un soupir, comme le baiser de paix de vos blessures qui s'ouvrent, d'où le sang coule encore, se mêlant au sang des camarades pour ne plus faire qu'un holocauste !

O sacrifiés ! vous venez d'écrire une des plus belles pages de l'histoire humaine ; vous venez de sauver la liberté du monde ; vous méritez que la foule, que le peuple entier entoure votre fosse, seuls quelques brancardiers sont là, accablés de fatigue, figés d'émotion.

O sacrifiés ! Là-bas, au village, au foyer, autour de vos traits, de votre image exposée en bonne place, au milieu des petites fleurs de chaque saison, couverte tous les soirs de chauds baisers, père, mère, épouse, enfants, prient pour vous.

Ici, votre front sanglant, meurtri ne reçoit que le contact d'autres fronts glacés comme le vôtre !

O familles de nos morts sacrés ! Sachez que l âme de celui que vous pleurez a emporté dans son envolée le dernier battement du cœur qui vous a tant aimées et qu'elle l'a offert à Dieu pour votre bonheur !

3. Les obsèques. La voix de l'Église

Il faudrait la voix d'un Chrysostome ou d'un Bossuet pour faire votre éloge, ô sacrifiés !

Ne les regrettons pas, ils seraient au-dessous de leur tâche. L'Église va prendre la parole et seule, seule, elle a les accents qui éclairent la nuit et calment l'infinie tristesse qui plane sur vos corps que la mort a touchés.

Elle seule a les rayons qui éclairent le mystère des agonies humaines ; elle seule peut accompagner les âmes, remontant vers l'infini d'où elles sont venues.

Sa première parole aux obsèques est un défi à la mort :

« Cette fosse est un berceau.

« Regardez bien ces corps sanglants, inertes, glacés, humiliés, joyeux ils bondiront un jour par la vertu du Seigneur : *exultabunt Domino ossa humiliata.*

« Leurs âmes sont dans le sein de Dieu. Ces tués paraissent morts aux yeux des insensés. Leur sortie du monde paraît comme un comble d'affliction, leur séparation d'avec nous comme un anéantissement et cependant moi, dit le Seigneur, je les ai reçus comme une hostie d'holocauste, ils sont en paix. »

Et le Seigneur ajoute :

« Si ma miséricorde s'exerce envers les pécheurs, *Quia caro sunt,* parce qu'ils sont chair, combien plus ma justice se réjouit de récompenser d'une incomparable gloire ceux qui ont traversé l'épreuve du sang !

« La poussière des lâches ne saurait me louer ; mais la poussière des héros sera brillante à mes yeux comme un ciel étoilé.

« Moi seul, je sais peser les cendres des hommes et pas un atome n'échappe à mon amour.

« Je tiens les océans dans le creux de ma main et je perce les abîmes de mes regards.

« O morts ! je changerai vos vêtements de boue en rayons de gloire.

« Que ceux qui vous pleurent essuient leurs larmes !

« Un jour, si jour il y avait, passé dans le ciel, vaut mieux que mille jours passés dans les palais des rois. Mes anges ! conduisez mes élus dans la voie éternelle !

« Ouvrez les portes des cieux ! que tous les chœurs angéliques, que tous les saints de tous les siècles accueillent les phalanges qui s'élèvent aujourd'hui, subitement, de la terre ! Laissez-les monter, monter encore, dans l'extase de ma vie. Il faut qu'elles voient les richesses du Seigneur dans sa demeure éternelle ! Je ne suis pas le Dieu des morts, mais des vivants ! Que ceux qui dorment sous la croix soient en paix ! » (1).

Aussi bien les torches funèbres sont là, immenses, lugubres, éclairant la nuit : ce sont les incendies des fermes et des villages qui projettent aux longues murailles de notre ambulance les teintes d'un rouge éclatant : mystérieuses tentures bien choisies pour des obsèques de martyrs sur le champ de bataille rouge de leur sang !

____

(1) *Passim* à travers l'office des morts et les psaumes.

Et maintenant la route est libre ; il faut dire adieu à la grande ferme, aux chemins troués, aux ruines, aux horizons apaisés ; il faut dire un dernier *De profundis* aux tombes, il faut dire adieu aux villages devenus célèbres qui portent fièrement leurs blessures.

____

CHAPITRE IX

Après la victoire de la Marne : En avant!

1. Impressions de poursuite

On va de l'avant. Nous voyons les talus circulaires aujourd'hui gazonnés qui abritaient les artilleurs boches, le nid est vide. Délicieuse marche que celle des vainqueurs ! Il semble que de toutes choses, du brin d'herbe au grand arbre, de la masure au château délivrés de la présence de l'ennemi s'échappe un vivat aux troupes victorieuses.

Partout des traces de résistance vaincue, partout des dépouilles, des monceaux d'obus près des canons brisés. Ici, des poteaux portant l'inscription aujourd'hui amusante : « Nach Paris. »

Des ambulances allemandes achèvent sous nos ordres les soins à donner aux blessés.

Nous arrivons à Vauciennes. Il pleut. Qu'importe ! Les renseignements sur notre victoire arrivent ; c'est un régal.

Un relent d'ennemis empeste les maisons où sont les reliefs des festins inachevés, où les matelas nous paraissent inquiétants.

Nous traversons Villers-Cotterets, où les boulangeries sont assiégées ; voici la belle forêt ; sur la route, des camions allemands brûlés montrent leur ferraille.

2. Arrivée à Cœuvres

Enfin nous descendons sur Cœuvres ; c'est l'Ile-de-France, dans sa fécondité, sa beauté gracieuse, avec ses fermes massives, vrais bastions sans fenêtres à l'extérieur, avec ses châteaux antiques ou modernes encadrés d'arbres séculaires.

Les troupes s'accumulent dans le bourg. Je verrai toujours dans la nuit, à la lumière des phares d'une auto, un régiment de spahis aux burnous écarlates, stoïque sous la pluie, observant un silence de couvent ; au matin, il gravissait les lacets d'une route sous les rayons d'un soleil ardent ; sa trop visible beauté devait faire sa perte. La guerre actuelle va donner aux hommes la couleur des champs.

Notre bon commandant du train de combat calme notre enthousiasme. « Ne vous attendez pas à une poursuite sans résistance ; les Allemands vont se retourner et nous serons obligés de prendre l'offensive. » Nous allions connaître le secret des sièges de tous les temps.

Le château du comte de B. venait d'être évacué par un état-major d'armée allemande, composé de princes d'empire et de hauts personnages militaires. Ces chefs s'entouraient des précautions les plus minutieuses. Deux soldats étaient chargés de frapper sur toutes les boiseries à coups de crosse, brisant le panneau qui ne pouvait s'ouvrir, si le son rendu paraissait suspect. Les chambres étaient occupées par deux officiers ; des ordonnances couchaient dans les couloirs, en travers des portes. Cet état-major fut plutôt discret et un prince catholique s'employa pour délivrer un civil dont la vie était menacée.

La résistance s'accentue. C'est le « qui vive », c'est l'alerte, la ligne de feu est flottante, voici des prisonniers, voici des canons, donc on avance.

Couchés à Saint-Bandry, la fusillade semble si proche que nous nous rassemblons dans la nuit pour attendre les ordres. Au matin du 13 septembre nous arrivons au « Chat embarrassé ». Une bordée de shrapnels nous barre la route de Vic.

On s'en console en avançant le repas ; chacun épluche les patates, les officiers, les aumôniers comme les hommes ; le ragoût n'en est que meilleur ; enfin le soir, nous traversons la chaussée Brunehaut ; voici les lacets dans la forêt et à l'orée apparaît la magnifique vallée de l'Aisne dont la splendeur contraste avec les fumées des combats qui font rage, sur la rive droite de l'Aisne. Une arche du pont est coupée ; nous utilisons un pont de planches ; nous avons hâte de joindre nos troupes combattantes.

Nous arrivons aux chasseurs en position d'attente ; ils sont couchés sur le sol, abrités par des talus, à Chevillecourt.

Nous administrons les blessés au poste de secours du village, dans une cave ; une pauvre femme malade me présente son enfant à bénir avant qu'elle puisse être évacuée. Nous revenons avec nos voitures sous des aéros boches qui dirigent l'artillerie allemande, ce qui nous vaut une grêle de shrapnels ; nos voitures sont pleines de blessés, les chevaux donnent leur maximum de vitesse ; voici Berri, voici Saint-Christophe, voici Vic, nous respirons.

3. Vic-sur-Aisne, centre d'action des aumôniers

Vic-sur-Aisne est un délicieux petit bourg aux maisons coquettes dont les murailles surmontant les toits se terminent en escaliers. Nous trouvons au château de Rézet une accumulation de blessés allemands. Un certain nombre d'habitants n'ont pas voulu fuir, cependant Vic est à une faible portée du canon.

Le vaillant doyen n'a pas quitté son poste ; beau vieillard de soixante-seize ans qui avait refusé la dignité d'archiprêtre de la cathédrale de Soissons, fidèle à sa belle église restaurée par lui, déjà à notre arrivée légèrement blessée ; elle est impressionnante au milieu des tombes ouvertes par les obus.

Les aumôniers logeaient à la cure, presque sans mobilier ; le vieux plancher, avec ses nœuds saillants, nous faisait envier les bat-flanc des corps de garde. Notre corps d'armée occupait le secteur de la ferme de Moufflay à Fontenoy.

Toutes les journées des aumôniers allaient se passer en visites des blessés, aussi proches que possible, des troupes engagées (1), nous pouvions donner des renseignements précis au service de santé sur les postes de secours et leur ravitaillement. J'ai visité la ferme Julien, Vaux, Port-Fontenoy, Fontenoy, etc.

(1) Notre ministère y était fécond, nous passions à travers un chassé-croisé d'obus, de shrapnels ; en prenant des chemins détournés on était aussi heureux que les lièvres quand ils ont faussé la piste.... Je lie cette impression à la croix de Berny-Rivière, qui m'a protégé dans une surprise.

En cette dernière visite, je suis arrivé au moment précis d'un bombardement. Nos blessés gisaient sur la paille d'une grange largement ouverte, les éclats d'obus y pénétraient, les malheureux soldats étaient incapables de se sauver. J'ai pu, à leur grande joie, fermer les lourdes portes qui devenaient ainsi de solides « pare-éclats ». Notre ministère était fécond et nous trouvions un réconfort au milieu des fatigues.

M. l'abbé Dubourg ne peut entendre le canon sans aller voir ce qui se passe ; je partage cette utile curiosité.

Le 18 septembre, nous apprenons que Chevillecourt et Autrèches sont remplis de blessés ; nous partons sous une forte pluie. Nous sommes arrêtés près de Cagny par un officier du génie qui nous dissuade en vain d'aller de l'avant. La route était rouge ; nous passions entre des quartiers de chevaux coupés en deux ; d'autres chevaux mouraient lamentablement ; des cadavres baignaient dans l'eau des fossés ; les obus des deux artilleries passaient sur nos têtes ; devant nous la fusillade était intense, nous marchions sous la pluie et les obus ; arrivés à Chevillecourt nous administrons les blessés, mais force nous est de retourner en vitesse ; Autrèches est pris ; les Boches arrivent sur Chevillecourt, distant d'un kilomètre.

Vic-sur-Aisne allait être pendant des mois sous un arrosage varié, suivant les événements. La cure où nous logions a reçu un obus qui est venu, sans éclater, soulever les dalles du vestibule. Il est demeuré notre hôte.

4. Relève des blessés du 5ᵉ d'artillerie à Montaigu

Le dimanche 20 septembre, à peine avions-nous commencé notre repas du midi, à Ressons-le-Long, qu'un ordre arrive signé Nivelle. Les brancardiers de corps doivent aller à Montaigu pour l'évacuation de nombreux blessés du 5ᵉ d'artillerie.

En face de Fontenoy, qu'on dit repris par les Boches, nous espaçons nos voitures sur la route « découverte ». Pour éviter un angle bombardé, notre voiture s'engage dans les champs ; par malheur le sol est humide, les roues s'enfoncent, nous restons en plan, tandis que les obus tombent à notre gauche. Le danger décuple les forces, les hommes sont à chaque roue, les chevaux tirent en écumant, on décale.

A Montaigu, trente blessés, cinq tués net, dix-sept chevaux gisent en demi-cercle, devenus des sources sanglantes qui s'écoulent dans les ornières de la route.

Dans la cour de la ferme, la vraie scène de guerre ; des blessés gisent sur le sol boueux, les traits altérés par la morsure du fer ; l'un deux me reconnaît : « C'est vous, monsieur l'aumônier, je vous en prie, embrassez-moi ! » Une vie extraordinaire commence ; c'est poignant, ce besoin d'amitié ! Le vœu du petit soldat fut vite satisfait.

J'apprends par un Bisontin, M. Louvot, que Lionel Maire est gravement atteint. Lionel Maire ? mon paroissien ? un grand enfant courageux que sa mère m'a chaudement recommandé ! Je le vois sur un lit, plusieurs éclats roulent dans sa poitrine haletante et l'étouffent ; il comprend le danger ; l'huile sainte mouille son front de catholique convaincu, dans une piété tranquille. Puis, après un silence recueilli, j'entends ces mots : « Comment... va ?... Comment va ? — Qui, cher Lionel ? — La bataille ? »

En pensant qu'une âme oubliait ainsi ses vingt ans au moment de sortir des lèvres, poursuivant son noble but : vaincre, je n'ai pu cacher mon émotion. Nous avons évacué nos blessés sous une nouvelle chute d'obus. J'ai pu apprendre, debout sur une porte, à une centaine de mètres du point de chute, qu'un éclat peut encore casser de la vaisselle dans une cuisine.

Nos voitures ont dû passer par Montigny, et deux de nos chevaux morts en route nous ont montré une fois de plus l'avantage des autos pour abréger les souffrances des blessés.

La batterie du 5e a payé cher son action qui durait depuis des semaines, mais le mal fait aux Boches par elle est incomparable.

CHAPITRE X
Les petits repos à Valsery

1. La ferme

Le premier retour à l'arrière nous donne l'impression d'un monde oublié depuis dix ans et il y a deux mois que nous en sommes sortis. Nous arrivons à la ferme de Valsery, bien plantée sur l'angle verdoyant d'un plateau d'où elle émerge.

Comme toutes les fermes de l'Ile-de-France, celle-ci a une apparence de forteresse ; des meurtrières parallèles apparaissent seules sur la muraille. Sur le passage des troupes d'invasion, on pouvait y soutenir un siège.

C'est la ferme de la grande culture. A l'intérieur des grangeages immenses ; au milieu de la grande cour un fumier montant tous les jours et où de jolies couvées picorent avec plaisir. En face de la ferme des arbres chargés de fruits qui tombent d'eux-mêmes et qu'on invite à tomber, plutôt ce soir que demain, noix, prunes, poires, etc...

A Montgobert (un kilomètre), le château du duc d'Albufera, où l'on arrive par une splendide allée d'où l'on découvre un merveilleux paysage qui se mire dans l'onde rayonnante d'un lac.

2. La forêt de Villers-Cotterêts, les cerfs

Voici la grande forêt de Villers-Cotterêts, aux allées ombreuses sous les hêtres gigantesques, aux ronds-points multiples, d'où s'en vont, infinies, des avenues que traversent, à chaque instant, les hardes de cerfs.

Ceux-ci sont confinés dans leur domaine immense par de simples fils de fer sur lesquels frissonnent, sous les moindres brises, des morceaux d'étoffe blanche qui suffisent pour arrêter les élans fantastiques de ces jolies et timides bêtes, aux jarrets d'acier.

La forêt est pour la harde ce que le désert est au lion ; c'est son royaume. Ces bêtes si sveltes, si gracieuses, si bondissantes sont tout étonnées des révolutions survenues dans leurs contacts avec les humains. Ce n'était plus, dans cette allée du Grand-Veneur, les belles chevauchées des gens chic de la capitale, ce n'étaient plus les cavaliers pimpants, les cavalières stupéfiantes aiguillonnant les pur sang, c'étaient de pauvres gens, piétons boueux, cavaliers montés sur des canassons à faire rire un garde-chasse. Les cerfs timides entendaient bien des aboiements comme jamais ils n'en avaient entendu, ceux du canon, mais ils ne voyaient plus les meutes criardes et féroces à leurs trousses. Il y avait bien encore chez eux quelques victimes mais elles ne mouraient plus forcées, écumantes, mouillées d'une sueur sanglante, allant jusqu'au dernier souffle à travers les combes, les fourrés, les étangs, alors que des larmes chaudes, douloureuses, suppliantes, tombent des grands yeux de la pauvre bête vaincue, et semblent dire aux chasseurs :

« Ayez pitié ! l'homme ne saurait être aussi cruel que les chiens. »

LA FORÊT

Les splendeurs de la forêt de Villers-Cotterêts sont à nos portes. Au lendemain de nos courses au front, il fait bon s'y reposer en méditant.

Arrachés pour une heure aux humaines misères,
Cherchez, vous, les lassés des peines journalières,
Le bois sauveur !
Salut ! sentier profond, pelouse aux fleurs discrètes,
Voûtes aux reflets d'or, engageantes retraites,
Sentier rêveur !

Venez, les attristés, les ombres sont plaintives ;
Venez, les combattants, lancer vos invectives
Avant l'effort.
L'air âcre et pur des bois, plein de douce magie,
Caresse le grand hêtre où pousse l'énergie ;
Il fait les forts.

Mais vous surtout, venez, les pieux, les mystiques,
Vous qui, pour trouver Dieu sous formes éclectiques,
Partout cherchez.
De la terre et du ciel, les voûtes lumineuses
Célèbrent l'union ; forêts harmonieuses,
Vous nous prêchez.

Vous nous prêchez le Dieu qui couvre de mystère
Son essence et pourtant élabore un critère
Plein de clarté.
Les nids chantent, ici, ses bontés idéales ;
Les chênes vous diront, vivantes cathédrales,
Sa Majesté !

3. Les vieux arbres mobilisés tombent pour la France

De temps en temps des craquements formidables se mêlent au son du canon lointain. Ce sont les arbres séculaires des vergers villageois, des parcs seigneuriaux que le génie a voulu mobiliser comme de simples poilus. « Arbres amis, la terre dont vous avez vécu, qui vous a faits si grands, n'est point simple matière ; vous y avez trouvé la cendre des générations françaises ; elles survivaient en vous dans une parenté de sève et de sang qui soutient les traditions ; vous avez abrité les gens des fenaisons, des moissons et des noces ; vous avez été les témoins de nos gloires et de nos deuils ; tombez arbres géants, contemporains des Condé, des Turenne, des d'Assas. Tombez, vieillards, vous mourrez vous aussi pour la France immortelle ; dans ces craquements terribles de votre agonie, il nous semble entendre un cri qui se mêle à celui de l'armée entière qui retentit partout sur la ligne de feu : « Vive la « France ! »

De magnifiques meules de gerbes non battues émergeaient des emblavures ; le pur froment tombait des épis et germait inutilement alors qu'il aurait pu nourrir tant d'affamés ! Oh ! la guerre !

Que de grâces, hélas ! Seigneur, tombent dans nos cœurs au milieu des batailles continuelles de la vie et sont comme ces grains de blé mûr, inutilisés, alors qu'elles auraient pu nourrir tant d'âmes !

Si beaux ces lieux, si jolis ces coteaux couverts de noisetiers, d'yeuses, de genévriers, de troènes, si doux le soleil, si joyeuses les chansons des merles, si vivante l'herbe enivrée de lumière, le canon qui tonne nous rappelle qu'il y a là-bas des camarades en danger. Quand on a goûté le charme de l'amitié aux tranchées ; quand on se rappelle l'accueil chaleureux des poilus aux créneaux, aux cagnas, le charme même de Valsery doit céder devant cet attrait. La récitation de notre bréviaire excitait notre charité et nous pressait de retourner au front :

Tandis que la terre est troublée, tandis que les montagnes s'agitent, Dieu, au milieu de cette nature, est immuable. Tandis que les royaumes tombent parmi l'agitation des peuples, Vous brisez les arcs et vous anéantissez les boucliers. Vous êtes, Seigneur! notre refuge et notre force, notre aide dans les tribulations qui nous accablent. Nous reconnaissons que votre gloire doit être exaltée parmi les peuples.

Nous avons entendu l'appel secret du devoir ; nous avons continué nos visites au front, distant de 14 kilomètres, que nous faisons à pied, en y ajoutant les visites des groupes et de la ligne de feu. Revenus à la ferme, nous tombons de fatigue sur nos grabats, en redisant cette invocation des complies : *Custodi nos dormientes* : Gardez, Seigneur, les endormis.

4. Les fils de la Vierge

Nous revenons des tranchées de Saint-Victor. C'est l'automne. Les fils de la Vierge descendent de la sérénité des cieux. Ils vont tomber lentement, détachés du fuseau céleste parmi les rayons de soleil qui accentuent leur blancheur de neige. Sur les prés et les champs d'où les gerbes et les herbes sont emportées par les laboureurs, sur les dernières fleurs qui meurent, fidèles aux ordres de la Vierge, les longs fils blancs vont tisser le voile qui convient, chaque automne, aux funérailles de l'été.

Voici que cette année des ailes d'oiseaux gigantesques plus rapides que les aigles les entraînent dans leur course ; voici que les fils blancs échappés à ces monstres nouveaux traversent des fumées épaisses qui s'élèvent noires des sillons et des bois, envahissant coteaux et plaines.

Hélas ! ce n'est plus un voile blanc que forment ces fils aériens ; ils descendent assombris sur une terre sans poésie ; ils ne trouvent pour s'y poser que des ronces de fer et des croix de bois parmi des sillons devenus des cimetières ; tristes, ils ont épandu un long tissu de deuil sur la terre de France qui a perdu ses fils.

5. Quelques offices. Le pain sans levain

De Valsery, de Montigny ou de Vic-sur-Aisne, je vais presque tous les dimanches dire une première messe à Cœuvres, en cette charmante église moyenageuse. Ces messes sont très aimées ; ces messes sont très suivies, le prédicateur sent que la semaille est bonne.

Cœuvres est le centre du corps d'armée ; tous les services sont rassemblés dans ce joli village ; composés surtout d'éléments bisontins, à la sortie de l'office, j'ai l'impression de me trouver sur la place Saint-Maurice, après la messe de 11 heures, quand le flot des fidèles sortant se mêle au flot des militaires qui viennent à la messe de midi.

N'ayant pas ma résidence à Cœuvres, je suis gracieusement invité, tour à tour, par les divers services.

J'ai ainsi l'occasion de rapporter les bons « tuyaux » si aimés du soldat, pour soutenir le moral.

Valsery avait toujours sa messe du dimanche.

Les hosties manquaient ; nous avons pris le parti de nous approvisionner nous-mêmes. Nous avions trouvé le fer à gaufre de la ferme de Valsery. Un peu de farine, de l'eau ; pas besoin de levain ; quoi de plus simple ? Nous voilà en effet, munis d'hosties, un peu épaisses, il est vrai. Je célèbre la messe sous le hangar de la ferme, véritable hôtel des quatre courants d'air.

La voiture des bergers peinte en vert sert de retable.

Après l'action de grâces, je vois un officier qui, sous un vent glacial, reste toujours debout, plongé dans le recueillement ; comme je lui conseille de ne pas s'exposer à un refroidissement : « Vous ferez bien, me dit-il, de donner des ablutions à vos fidèles, si vous continuez à faire vous-même le pain d'autel. »

Nous étions fixés sur notre incompétence. Nous avons fait depuis nos provisions à l'arrière.

6. Les marraines

Nous devions, dans cette même ferme, administrer le baptême à deux enfants. Une bonne femme fut marraine et deux brancardiers parrains. Le soir, au repas, il a fallu expliquer les cérémonies du baptême. L'institution des parrains et des marraines met en lumière la sollicitude de l'Église envers l'enfance. Celle-ci a tant besoin de soutien, et la mort ou l'indignité crée tant d'orphelins !

Cette conversation nous amèna tout naturellement à parler des marraines de guerre. Beaucoup ont compris leur rôle au profit des soldats sans famille, ou abandonnés par elle. Les lettres de marraines ont calmé l'envie des malheureux parmi les heureux qui entouraient chaque jour le vaguemestre. Quel est le soldat qui restait insensible à l'appel de son nom ? Ah ! comme les mains se tendaient vers la chère missive ! comme, à l'écart, le poilu en dévorait les pages ! Et puis, il y a le mandat ; tous les jours, le poilu « sans braise » entend ces mots : « Viens-tu à la copé ? » Ça l'agace. Il va pouvoir faire comme les autres : ajouter une sardine à l'ordinaire et payer à son tour un verre de pinard ; on a son petit amour-propre ; on n'aime pas toujours être l' « obligé » ; sous la capote, le poilu a un cœur d'or, il est heureux de déposer son petit billet sur le comptoir au profit des camarades.

Sans aucun doute, il y avait de vaillantes femmes qui voulaient leur part d'activité dans la lutte ; bonnes Françaises, elles faisaient passer dans l'âme des poilus les élans magnifiques de leur patriotisme ; mais il y avait aussi à l'arrière des âmes isolées, des âmes heureuses de trouver au front un écho qui réponde à leurs aspirations. Pour n'être pas sanglantes, certaines luttes morales sont dures à soutenir. Combien de lettres sont allées de l'idylle au roman !

Les graves marraines d'église, au nom de leurs filleuls renoncent à Satan, à ses pompes et à ses œuvres ; combien de marraines de guerre ont oublié les exorcismes !

———————

CHAPITRE XI

La vallée de l'Aisne. — Montigny-Lengrain

---

1. La vallée, une section d'Anglais

La vallée de l'Aisne ouvre ses profondeurs dans un plateau de terre extrêmement féconde sans découvrir de rocher. Les ruisseaux à droite et à gauche ont creusé leur lit plus capricieux que la rivière. Plateau, colline, vallée sont couverts de bois, de blés, de prairies d'une végétation luxuriante. Castels, châteaux, villas, villages émergent des frondaisons. Montigny-l'Engrain, planté sur le bord du plateau, détache sur le ciel ses maisons et son vieux clocher aux fenêtres géminées. Il domine le « ru » de Banru avec son ambulance, Courtieux et le Châtelet.

Le plateau est parsemé de petits boqueteaux épineux parmi la riche culture des betteraves et des blés. C'est là que se réfugie le gibier ; c'est là pareillement que s'est réfugiée une poignée d'Anglais attardés, surpris par l'arrivée des Boches, arpentant les routes voisines. Les habitants de Montigny s'étant aperçus de leur présence, le maire et le curé sont allés les pressentir et les ont pressés d'accepter des habits civils pour échapper à l'ennemi. Comprenant aux gestes du maire qu'il fallait se débarrasser de leur uniforme,

un sergent exprima leur volonté en anglo-français :
« No ! No ! nous mourir dedans ! » Ils disparurent
dans la nuit.

Des champs de Montigny, on voyait Saint-Victor (1) ;
il arrivait que, disant mon bréviaire, mes psaumes
étaient interrompus par l'arrivée d'un indésirable
obus qui déracinait quelques betteraves et m'obligeait
à faire, non pas seulement une génuflexion à deux
genoux, mais le « plat-ventre ».

2. L'attaque de Vaubéron

Je logeais à la cure où le bon abbé Saint-Cyr était
encore avec sa famille. On y restait ému de l'arrivée
des rescapés du 16e dragons après leur tout récent
exploit de Vaubéron, lequel faisait le sujet de toutes
les conversations. Le fait est connu. Pendant la
bataille de la Marne, un escadron égaré dans la forêt
de Villers-Cotterets débouchait à la nuit tombante aux
abords de la ferme de Mouy, à l'arrière de l'armée
allemande. Apprenant qu'un camp d'aviation ennemie est à proximité, les dragons s'organisent pour le
détruire. La surprise fut intense ; six avions furent
brûlés ; mais l'alerte est donnée, un combat s'engage,
nos cavaliers perdent du monde, une partie se retire
dans une grotte et en sort avec les honneurs, obligeant
un officier allemand à dire : « Nous admirons le courage, ce que vous avez fait est au-dessus de tout
éloge. »

(1) Nous avions, dans notre secteur, les fameuses fermes
de Moufflay et de Confrécourt et, dans la vallée, les villages
d'Attichy, Sacy, Berri, Berny-Rivière, Vingré, Fontenoy.

Une douzaine de cavaliers plus ou moins blessés parvinrent dans la nuit à Montigny où un régiment prussien allait arriver au matin.

Le curé, le maire, la population furent assez habiles pour déguiser les dragons, leur donner des passeports, laisser libres les chevaux dans les bois après avoir enterré les harnais. Les femmes jetèrent des cendres sur les traces de sang laissées par les chevaux pour dépister les Boches.

Un lieutenant français avec une figure de déterré ne craignit pas de servir l'état-major ennemi à table ; comprenant très bien l'allemand, il entendait des choses fort utiles, au point de vue militaire. Deux maréchaux des logis avec le rapport du fait d'armes, intercalé dans la semelle de leurs souliers, rejoignirent le régiment qui comptait ainsi une des plus belles pages de la guerre.

Voici du reste ce qu'en dit Von Kluck dans son volume *La Marche sur Paris* dépeignant un épisode de la Marne : « Au crépuscule, de hardis détachements de cavalerie française avaient attaqué un parc d'avions au sud de la Ferté-Millon. Les autos du commandant en chef de la 1ʳᵉ armée arrivèrent justement près de cet endroit. Tout l'état-major s'arma de fusils, de carabines, de revolvers, pour se défendre contre une attaque éventuelle des cavaliers ennemis et prit la formation en ligne de tirailleurs couchés, à grands intervalles, comme le réclamaient les circonstances, mais sur ces entrefaites, les escadrons français furent décimés, capturés ou dispersés par les troupes du IXᵉ corps ou autres. »

On ignore ainsi qui a sauvé les grands chefs d'un corps d'armée ennemi. Nos héros du 16ᵉ dragons savent par ces lignes quelle panique ils ont jetée dans les états-majors allemands, et quels résultats plus particulièrement graves ils étaient prêts d'obtenir.

J'ai pu consoler les parents des morts venus pour prier sur les tombes.

3. L'équitation

Montigny me rappelle la faveur qui venait d'être accordée aux aumôniers ; ils allaient être montés. Mes premières leçons d'équitation dataient de bien longtemps, de mes fantaisies d'enfant, quand, tenu bien en selle par une main amie, j'avais le bonheur d'être « à dada ».

C'est assez dire que je désirais un cheval de tout repos. Il fut choisi ; son nom de guerre était « Fatigue ». Les officiers l'appelaient : la « Mule du pape ». Il m'aimait ; je l'aimais.

Je cherchais toujours une borne, ou un tas de pierres pour me mettre en selle, ce qui faisait bien un peu sourire les hommes.

Arrivé aux étapes, mon cheval frappait du pied ; je comprenais ; il voulait un peu d'herbe fraîche, de ma main, en attendant l'avoine. Il dormait en marchant, butait, me faisait piquer du nez sur sa tête, mais il ne se couronnait pas. Un jour aux « échelons » pendant notre repas, il prenait le sien au milieu des avoines mûres, fripées par la cavalerie. Il se régala, au point de se griser comme un poivrot. A peine étais-je en selle qu'il m'emporta en un galop fantastique. J'ai cru avoir, par erreur, enfourché un pur-sang. En entendant mes appels désespérés, nos hommes ont coupé les devants à ma bête ; il était temps, ma selle tournait.

C'est alors que l'on apprécie la sécurité du plancher des vaches et que l'on comprend qu'un cavalier sur son cheval : « ça se démonte ». Non, je ne fréquenterai jamais les champs de courses et cependant, voyez où la vanité va se nicher : j'avoue la satisfaction intime que je ressentais quand, couverts de poussière ou de neige, bien plantés sur nos chevaux, nous faisions, à l'arrière, dans les villages ou dans les villes, des entrées sensationnelles.

4. Une marche de nuit

Pour la visite des troupes disséminées, je vais à pied plutôt qu'à cheval ; c'est une vraie récréation ; qu'il pleuve, qu'il vente, c'est indifférent. Pouvoir patauger dans l'eau, dans la boue, la faire jaillir sous ses pieds, comme un simple caniche, est une délectation qui rappelle l'enfance.

Mais si ces ballades sauvages sont amusantes pendant le jour, la nuit, ça l'est moins. Il y a tant d'amis à voir qu'on s'attarde.

Et surtout, malheur aux piétons qui rencontrent les C. V. A. D. sur des chemins défoncés ! Deux cents voitures réformées, de toutes les formes, de toutes les provinces, de tous les siècles, depuis le char mérovingien au char à bancs, voitures réquisitionnées pour le service actif. Ce n'était pas la première fois que j'étais en face de « majuscules » incomprises, et ce n'est pas la réponse d'un brave poilu à ma question qui m'a renseigné. « Vous ne devinez pas, monsieur l'aumônier, C. V. A. D. ? — Pas du tout. — Ça... Va... Assez... Doucement. » Ce bon mot aidait à continuer sa route en toute patience.

J'aurai longtemps dans la mémoire mon retour de Cœuvres à Montigny. J'étais en pays encore nouveau pour moi, seul, dans une nuit d'ébène, sur un sol inconnu, sous des rafales de pluie qui achèvent ma cécité, luttant contre un vent à écorner les cerfs, sur une chaussée où on n'a pas marché depuis Brunehaut, pataugeant dans de petits lacs, dégringolant sur les flancs du talus, tête la première à travers les betteraves, remontant péniblement sur les ornières des chars gaulois, j'ai trouvé que les kilomètres de nuit ne ressemblaient pas à ceux du jour. La chaussée s'achève en sentier serpentant dans les betteraves. Nouvel exercice. Combien en ai-je déraciné ?

Enfin voici ma route; je respire, quand une voix formidable accompagnée d'un cliquetis d'arme me cloue sur place : « Halte-là ! Qui vive ? — France, aumônier ! — Ah ! c'est vous, monsieur l'aumônier ? Je ne vous demande pas le mot. Par un temps pareil vous avez dû le laisser en route. »

5. Le jour des morts

Les états-majors étaient venus en arrière, de Vic à Montigny. Conclusions : nous allions stationner sur l'Aisne.

Le 2 novembre, la messe des morts fut dite à l'église du village, où l'art gothique a accroché de délicieux festons.

La poésie mélancolique de l'automne, dans le cadre des choses qui meurent, donne à cette fête un caractère spécial. Où s'en vont ces feuilles qui tombent ? Où sont-elles allées, les âmes des morts ?

Cette messe offre, cette année, un caractère de

nouveauté extraordinaire. Les nobles victimes de la guerre vont renouer les vieilles traditions de l'Église et de l'État. L'aumônier, le prêtre est là, à titre officiel, au milieu des armées ; le patriotisme s'unit à la religion pour l'adieu traditionnel aux morts ; et quels morts ! les morts de la Marne, les libérateurs du monde !

Mais les barbares sont encore terrés chez nous, très près de nous, sur cette crête de Saint-Victor, que nous voyons de nos yeux. Le canon du front mêle son tonnerre au glas du vieux clocher qui sonne sa propre agonie ; et les obus continuent à peupler nos cimetières !

C'est la première fois que les survivants des batailles vont entendre l'Église chanter l'espérance de la résurrection de ses enfants.

Officiers et soldats sont là, en rangs pressés. Il m'était demandé, non de diminuer les vérités chrétiennes, mais de les adapter à un auditoire encore assez hétérogène. La tâche était facile.

Jamais la parole humaine n'est plus embarrassée que devant une tombe ; déjà, elle balbutie devant un seul cercueil ; quel vide, devant les effroyables hécatombes de la grande guerre, devant l'élite fauchée d'une nation !

La parole de la foi fut accueillie avec un acquiescement visible !

L'homme est poussière en son berceau ;
L'homme est poussière en son tombeau.
    Mais l'âme est   fille
    De l'Éternel
    Et sa famille
    C'est le peuple du ciel.

L'office terminé, le cortège s'est dirigé vers les tombes creusées en face de la chaussée Brunehaut, près de la Croix-Rouge, parmi les récoltes en souffrance.

Un avion apparut à l'horizon ; il est venu survoler la foule d'officiers et de soldats enveloppant la fosse principale. L'avion, dans ses évolutions, semblait former des couronnes, en l'honneur de ceux que les chefs honoraient de leur parole d'admiration et de reconnaissance. La bénédiction d'une monumentale Croix de bois termina cette cérémonie qui devait, hélas ! se renouveler tant de fois !

6. Retour à Fosse-Martin

Le 9 novembre 1914, je suis allé avec quelques officiers pour indiquer le lieu exact de certaines inhumations auxquelles j'avais assisté aux heures de nuit sur le champ de bataille de la Marne. Nous passions à travers toutes les troupes d'arrière ; les parcs, le service routier, les postes contre avions, etc. Au fur et à mesure que nous nous éloignions du front, les consignes devenaient de plus en plus sévères ; nous ne songions pas à nous plaindre ; rien n'est plus rassurant qu'un service d'ordre pris au sérieux par les vieilles barbes comme par les jeunes.

Arrivé à Acy-en-Multien, mon impression fut étrange. J'avais vu ce village tel que les Allemands, en fuite, l'avaient laissé, figé dans la superbe horreur de notre victoire, alors que les bois frémissaient encore des bruits du canon, alors que les champs dégageaient encore une odeur de salpêtre. En ces journées de septembre, de chaque barricade, de chaque mur

écroulé, de chaque trace d'obus, de chaque arbre
brisé, de chaque front de blessé, de chaque front de
cadavre s'échappait le rayon d'une gloire infinie,
d'une gloire enivrante comme un nectar qui pénètre
le sang, l'esprit, le cœur avec la saveur incomparable
des prémices.

Aujourd'hui mon impression est étrange ; l'horizon
est terne, silencieux, vulgarisé, rapetissé. L'emprise
grandiose des jours de bataille s'est évanouie. Seuls
les arbres morts sont beaux, seules les ruines sont
belles, seuls les sillons tourmentés sont émouvants,
seuls les cimetières me rappellent les assauts à travers les fureurs enragées de la mort, parmi les traî-
trises des balles, dans les fumées traînantes et parmi
les tonnerres des artilleries ; seules les petites croix
de bois surmontées d'un képi sanglant me font revivre
nos journées de septembre, où de Meaux à Nancy,
en traversant les marais de Saint-Gond, s'est joué le
sort du monde.

J'ai compris alors que la moindre motte de terre
rougie du sang encore chaud d'une simple poilu est
plus rayonnante que de froides pyramides, même
quand quarante siècles les contemplent !

Nous avons pu identifier les précieux restes **qui**
étaient le but de notre voyage. Enterrés sans cercueil, sur eux, hélas ! la mort avait fait son œuvre.
Nous avons pu reformer avec le filigrane d'or **déjà**
détendu le fameux chiffre 60, et la main **dégantée**
par moi en septembre confirmait notre certitude.
Il est impossible, en face de ce spectacle, de ne **pas**
faire sur la vanité de la vie, selon la chair, les **plus**
poignantes réflexions. Seul Job sait exprimer ce **que**
nos yeux ont vu : « Ma demeure est dans les ténèbres

du sein de la terre, où il n'y a plus que désagrégation, désordre, sempiternelle horreur. J'ai dit à l'infiniment petit destructeur de ce qui fut mon corps : Tu es mon père ; j'ai dit aux races de vers : Vous êtes ma mère et mes sœurs. C'est la peine du péché. Mais je sais aussi que mes restes humiliés sont remplis d'espérance ; je sais que mon Rédempteur vit et que mes cendres purifiées sortiront de terre, pétries de nouveau par la main qui les a créées ; je sais que je verrai Dieu de mes yeux bien ouverts : Dieu, la beauté infinie, la beauté vivante, la beauté éternelle. »

La ferme de Fosse-Martin était redevenue une ferme ordinaire, où l'on séparait l'ivraie du bon grain. Dans ces mêmes murs blessés par les obus, Dieu avait fait sa moisson. Je ne sais si le diable a trouvé là une seule âme bien à lui ; ce que je sais c'est que sur ces pavés d'étable, des vaillants ont souffert pour la justice et que les anges ont pu y trouver pour les conduire au ciel de longues phalanges d'élus.

CHAPITRE XII

La création des tranchées

1. La vie sous terre

La fameuse période des tranchées est arrivée ; nous avons forcé l'ennemi à entrer sous terre, nous devons nous garantir en y entrant nous-mêmes. Nous allons vivre en contact permanent, intime avec la vieille terre, la nourrice de l'humanité, cette terre rouge que Dieu a pétrie de ses mains divines pour en former notre corps, dont il se sert encore pour le nourrir, pour composer notre sang, notre chair ; nous allons vivre de la vie primitive. Que dis-je ? Nous allons connaître une existence plus dure ; l'homme sera plus redoutable que la bête.

Tandis qu'Adam s'avançait debout parmi les merveilles de la création, comme un roi, nous allons vivre cachés, dans les flancs de la terre, humiliés parmi toutes les familles des plantes, des insectes, des oiseaux, des bêtes de toutes espèces, petites et grandes, apprivoisées ou sauvages, sans voir se développer sur notre chair les belles fourrures des fauves.

Nous allons analyser les nuances des ombres et des lumières, les splendeurs des aurores et des crépuscules, les effets de neige ou de soleil, la violence des ouragans et la douceur des brises, la délicatesse des parfums champêtres et l'âcre odeur du salpêtre ; nous allons ressentir la morsure du froid, l'étouffement des canicules ; nous allons être réjouis par les mélodies des bocages et assourdis par les vacarmes des orages et des canons. Nous allons oublier cinquante siècles de civilisation, prendre dans les grottes la place des animaux sauvages, voisiner sous terre avec les racines des chênes et avec les morts.

Les vieux instincts endormis allaient se réveiller. L'âcre senteur de l'humus est faite de la fermentation des plantes, de la dépouille des haies, des forêts mortes ; elle est faite des restes vermoulus de genévrier, d'églantiers, de sapins, des essences variées des bois que chaque automne rend à la terre. Aussi l'air qu'on respire aux champs est composé d'arômes sauvages qui trouvent en nous l'antique parenté de l'homme avec le sol ; c'est ainsi que les santés chétives s'accommodent parfaitement de cette cure d'air, tandis qu'elles s'anémient dans les salons les plus embaumés des parfums à la mode. Nous allons nous abandonner à la nature que Dieu a laissée merveilleusement bonne encore, malgré la malédiction ; nous allons constater qu'elle est plus soucieuse de notre santé que la médecine la plus savante, que les académies elles-mêmes.

Nous ne devions pas tarder à être émerveillés des secrètes beautés des champs, à comprendre les intimités affectueuses de saint François d'Assise avec les créatures du bon Dieu, les tendres appellations qu'il adressait aux fleurs, ses cousines, aux poissons, aux oiseaux, ses petits frères. Cependant... cependant... passe encore d'adjoindre à ceux-ci les frétillantes souris ; mais je dois avouer que j'ai toujours eu une

répugnance invincible à appeler les rats : mes petits
frères. En vérité, ils en prenaient trop à leur aise avec
nous !

2. Le secteur

Le secteur est le champ d'action du corps d'armée.
Il s'en va du P. C. comme centre, en éventail avec
des routes, puis des sentiers, puis des boyaux quand
les périls augmentent et enfin la tranchée de première
ligne. Celle-ci diffère des boyaux par sa ligne brisée,
ses gabions, ses meurtrières, ses sacs à terre et ses
sentinelles.

Le téléphone relie tout au P. C.

Boyaux et tranchées n'ont pas gardé longtemps
leur teinte terreuse ; la vie s'élève entre deux pierres,
les luzernes ont envahi les talus, véritable manteau
fleuri. La nature a vite refait sa toilette.

Souvent les claies de soutènement coupées en
pleine sève se couvrent de jeunes feuilles, enrichissant
ainsi de tentures vivantes les chemins de la mort, j'ai
vu ces verdoyantes tapisseries au bois de Chevillecourt.

Les alouettes, au matin sont tout étonnées de
voir des hommes circuler, plus cachés qu'elles-mêmes,
et sont toutes troublées d'être surprises en pleine
toilette du matin. Quelle folie s'empare des hommes ?
Ils volent plus haut que les aigles, et s'en vont plus
cachés que les taupes ; on ne voit plus un passant à
l'horizon ; le sol n'est-il plus fait pour marcher ?

Quand on se décide à visiter le lendemain un coin
du secteur, on ne met jamais la condition « s'il fait
beau » ; un poilu a-t-il une seule fois pensé à un para-
pluie pendant toute la guerre ?

On connaît vite le secteur ; des pancartes à chaque instant nous renseignent : vers Berri, vers Vingré, vers Sainte-Léocade, vers Saint-Victor, etc.

Je me rappelerai toute ma vie les impressions de mes premières visites à la ligne de feu. Sur de longs espaces, la tranchée se creusait dans la rocaille, quand elle était inachevée ; j'y marchais « à quatre pattes », les balles passaient perpétuellement au-dessus de nous, effritant le talus encore très meuble. C'était la coutume à cette époque de faire jour et nuit une effrayante consommation de projectiles. On voulait affirmer sa présence et sa force.

3. L'apprentissage des visites aux tranchées

L'apprentissage de la visite aux tranchées ne se fit pas sans quelque hésitation. Le 60ᵉ et le 35ᵉ sont en ligne sur le premier plateau de la route de Noyon. Leur proximité m'attire. Un beau soir de dimanche j'arrive au P. C. du 35ᵉ. Je visite les groupes dans les premières cagnas d'une pauvreté rudimentaire ; elles s'échelonnent sur une chaussée Brunehaut jusqu'à la petite gare du Tram, où loge un colonel très aimé, à l'enseigne « Ours Palace » (enseigne qui ne lui déplaît pas du tout). Une barre traverse la route indiquant que plus avant on est à portée des balles. J'entends un certain nombre de confessions et je reviens content, tandis que la nature ajoute à mes impressions une poésie intense. La vallée de l'Aisne se déroule devant moi dans la splendeur d'un soir charmant ; et je pense que les grâces distribuées ont créé des résolutions opportunes. Pour combien de ces jeunes gens l'éternité est proche ! Quelques shrapnels inopportuns me font prendre le chemin du retour.

Oui, ces heures étaient belles ! Et cependant il y avait au tréfond de ma conscience une tristesse. J'entendais au-dedans de moi-même une voix qui me disait : « Tandis que le soleil n'a pas achevé sa course, pourquoi as-tu achevé la tienne ? des compagnies ne t'ont pas vu. Ces hommes plus avant, plus près du péril, dormiraient plus contents et auraient joui d'un rayon spirituel du dimanche. »

Il me semblait, le soir, que chaque verset de mon bréviaire me faisait un reproche. J'ai prié saint Maurice dont on célébrait la fête en ce jour, en ma paroisse, de me donner les grâces d'état plus nécessaires que jamais.

Le lendemain, je dompte cette « carcasse » qui la veille avait caché son hésitation, sous le manteau troué de la prudence. Je reprends le chemin du 60°. J'arrive à la « bascule, » (1) quand le diable conseilla aux artilleurs boches d'arroser ma route. Dans un fossé herbeux, où le plat-ventre est une délectation, le nez sur les fleurs, j'en respire mieux le délicieux parfum non sans distraction ; mon geste se renouvelle et je peux faire la différence entre les scabieuses et les plantins. Cependant, entre chaque explosion j'avance.

J'arrive enfin au but. Au P. C. les officiers me reçoivent aimablement dans un salon de verdure. On cause de la bataille de la Marne ; une nouvelle rafale fait pleuvoir des feuilles sur nos têtes, sans troubler la conversation des colonels du 60e et du 35e ; ce calme impertubable achève mon apprentissage.

(1) Endroit dangereux.

Cette fois, je vais aux tranchées, où je serre la main des occupants, dont l'accueil est extrêmement affectueux ; et voyez quel est le genre de pensée de ces petits gas : « Mon camarade, me dit l'un d'eux, m'a demandé ce matin quelle est la meilleure prière ; celle du catéchisme ou le chapelet ? j'ai répondu le chapelet ; ne contient-il pas tout ce qu'on doit à la Vierge et à Dieu ? » J'applaudis au bon choix du jeune poilu, sans blâmer son camarade ; remerciant Dieu de l'état d'âme de nos combattants ; je sens que ce souffle de foi purifie, non pas une tranchée, mais tous les secteurs.

4. Réhabilitation du plat-ventre

Il est bon ici de réhabiliter un geste imposé aux poilus ; je l'avoue, il ne saurait être appelé : « un beau geste », mais il demeure un bon geste : c'est le plat-ventre ; la prostration, l'allongement sur le terrain, quand on entend le sifflement avertisseur de l'arrivée d'un obus.

La ligne d'angle des éclats, au point de chute, garantit généralement le poilu couché ; il n'y a à craindre que l'obus fatal ; mais, disent nos hommes, « il y a tant de place dans la nature, autour d'un homme rampant » !

Cette prostration subite demande un certain effort pour un fashionable. Habituellement il ne faut pas songer à choisir son lit, ni arranger les plis de son manteau, surtout avec les 130 autrichiens, qui viennent comme la foudre. Tant mieux si le sol est un tapis verdoyant et fleuri, tant pis s'il faut s'abattre comme un croque-bouse sur un sol vaseux, boueux, malododorant !

Ce geste de préservation ne s'accompagne pas de lâcheté. Qui douterait du courage des chevaliers bardés de fer des pieds à la tête ?

Ce geste était prévu dans le service en campagne ; nous avons vu à Chevillecourt nos soldats couchés devant les talus sur lesquels étaient appuyés leurs fusils.

Du reste, ce geste ne se faisait pas pour reculer, mais pour aller de l'avant. Sans lui des milliers de poilus seraient morts inutilement, privant l'armée d'un héroïsme nécessaire pour les futurs assauts.

5. Visite d'hiver à Vingré

On peut y aboutir par la route de Berri-Saint-Christophe, par Confrécourt ou Fontenoy.

Par Berri il faut suivre au fond du petit val d'une monotonie désolante une route perpétuellement couverte d'un lac de boue.

Passant par Fontenoy, visite d'une ambulance au château Ferrino. Nous trouvons là un aumônier désolé, le R. P. D... il tempête contre une balle assez roublarde pour avoir cassé sa belle pipe en merisier à son chevet pendant la nuit.

Les murs de Fontenoy présentent une mosaïque de ces noyaux de cartouches qui restent encastrés. Leur trajectoire est pleine de traîtrise. Au fond d'une combe où l'hiver n'a pas laissé une feuille aux buissons, le brancardier qui m'accompagne me demande naïvement : « Où diable est perché cet oiseau qui siffle ? » Il connaîtra plus tard le chant des balles.

Ici, c'est une chicane, sentier tortueux, parmi des barbelés ; ici, c'est un écriteau : « Ne pas stationner, passage dangereux ». Fréquemment sur le parcours quelques échantillons d'obus de tout calibre non éclatés.

Voici les boyaux dans la terre, laquelle, rejetée de côté et d'autre, forme talus qui préservent les passants.

Les détonations se rapprochent, les balles sont plus actives et effritent les talus sous nos yeux ; ceux-ci ont reçu d'effroyables blessures. Les éclats d'obus émaillent le fond et les parois du boyau. Voici la seconde ligne, les corvées de soupe passent en pataugeant, insouciantes et amènes ; leur tâche est rude, souvent les shrapnels les saluent à leur passage. Échange de mots aimables, de mots de circonstance. Réfléchissant à ces corvées de soupe je me dis : « Tu remplis la même fonction ; toi aussi, tu portes un cordial, un aliment spirituel. Hélas ! Combien moins souvent ! mais que ce soit une corvée ? Non ! La lumière n'est pas lourde à porter et la fatigue aimée n'est plus une fatigue (1). »

Tout à coup apparaissent les sacs à terre, les gabions, les meurtrières, les soldats debout, silencieux, veilleurs, attentifs au moindre bruit de l'ennemi. C'est la ligne de feu.

Les figures s'épanouissent ; ce sont des poilus de chez nous, mon sac se vide. Il en sort tout un bazar : cigarettes, papier, crayons, chaussettes, savons, etc., je suis mille fois payé par les bons sourires des poilus et par les chaudes poignées de main que je reçois en passant.

(1) Je suis revenu de Vingré à la ferme de Confrécourt (1.800 mètres), en suivant un boyau inondé (de 30 à 50 centimètres d'eau, toujours boueuse en raison du nombre des passants), mes bandes molletières bien mises m'ont absolument préservé de toute infiltration.

Ce n'est pas tout, mon sac vide s'emplit de lettres que je porterai ce soir au service postal. « Ça gagne un jour, la bourgeoise attendra moins. » Tant que la tranchée se déroule, je reçois un vrai chapelet d'amabilités qui sentent le cru : d'un du 60e : « Ça ne vaut pas la place Granvelle ; c'est gentil de venir nous voir ». D'un du génie : « Nous allions au cercle à Besançon ; vous venez nous voir aujourd'hui ; nous y gagnons toujours ». D'un du 42e : « J'avais le cafard ; avec votre cigarette, j'vais l'enfumer ». D'un pépère du 54e : « On sera des vôtres à la messe dimanche ; le *Credo* va barder ! »

Aussi les hommes se mettent en quatre pour m'être agréables : « Voulez-vous voir la tranchée boche, monsieur l'aumônier ! prenez ce périscope. » Je regarde et je vois, sans que ma tête dépasse les sacs à terre, ici à soixante pas, là à quarante pas, là à vingt pas, le repaire de l'ennemi. Le Boche est là ; le Boche regarde ; le Boche tire ; sous cette apparence de désert chaotique c'est la vie, c'est la force, c'est la lutte acharnée. Ah ! je comprends, pour un vrai poilu, la fascination de la tranchée ! Sur nos champs, sur cette frontière mouvante et saignante de la patrie, en face de ce sol ancestral souillé par l'ennemi, chargé de crimes, chaque motte de notre terre sacrée semble crier : « Délivrez-moi ! »

Ah ! je comprends cette exclamation d'un brave Comtois : « Etre sur le front ? Vous ne saurez jamais combien ces mots m'électrisent. » Je comprends ces lignes tombées de la plume d'un sergent : « Je garde jour et nuit cinquante mètres de la frontière de mon pays ; je ne savais pas que j'aimais autant la France ! »

6. Visite de printemps à Saint-Victor

Au printemps ce petit coin de Bonval ne manquera pas de poésie. J'ai encore en mémoire une descente de Saint-Victor parmi les vergers du coteau presque à pic ; on aboutit au « sentier du général » qui dans la prairie humide est fait de portes, de volets placés bout à bout en attendant les caillebotis.

J'ai quitté la boue, les sacs à terre, les meurtrières, les barbelés ; je prends un sentier abrupt au bord duquel est bâtie la villa de l'abbé capitaine R... Elle émerge d'un massif de fleurs, dominant un rocher légèrement vêtu de lierre.

Une « sente » descend rapide parmi des végétations vagabondes, fières de leur toilette d'avril. Songeant à ma tenue boueuse, parmi ces blancheurs d'aubépine et de cerisiers nains, parmi les pêchers roses et ces buissons couverts d'une neige odorante, en écartant les branches de ma main terreuse, des excuses à ces jeunes floraisons me paraissent nécessaires ; mais les pétales en tombant par milliers semblent me dire : « Trop heureux, monsieur l'aumônier, de fleurir les pas des poilus. » Quelques obus boches passent et éclatent sur Moufflay, tandis que les balles en traversant la petite vallée reproduisent, en l'accentuant, la détonation du départ ; ce que nous appelons : « le coup de fouet » sans pouvoir l'expliquer. J'arrive à Bonval, où les officiers du 54e régiment m'offrent un bol d'un liquide rare. N'ont-ils pas la bonne fortune de protéger une superbe vache qui n'a pas voulu quitter son étable, voisine du poste de secours, où tant de blessés ont profité de son lait !

7. Les cagnas

Les premières cagnas ou guitounes étaient faites de paille et de branchages enveloppant une frêle charpente dressée dans les fossés ou contre les talus des routes. Elles servaient à peine de pare-éclats ; elles étaient cependant utiles contre la pluie et le froid des nuits. Je les ai vues pleines de sang. La vraie cagna est venue de la nécessité de se garantir contre les percutants.

La toiture dut être renforcée ; elle fut faite de rondins, d'une couche de terre, de fortes pierres, quelquefois de tous ces matériaux en double ; au-dessus un carton bitumé ; comme porte, une vieille toile ou quelques planches prises aux maisons démolies ; comme fenêtre une toile huilée ou des fonds de bouteilles encastrés dans la glaise séchée.

Nos cagnas émergeaient à peine de terre ; elles étaient indépendantes ; celles des Allemands étaient très profondes, donnant sur un long couloir ; on y était pris comme dans une souricière ; nous abandonnons ce système. Mais avec les obus à retard, les groupes habitant sous terre, avec des massifs de 7 à 8 mètres d'épaisseur, pourront encore être massacrés et mourir sous un chaos de débris mêlés aux membres arrachés.

Quelquefois, hélas ! il n'était besoin que de l'ébranlement produit par une chute d'obus pour être pris sous un éboulement. J'apprends que dix-huit artilleurs sont ensevelis sous une masse de terre ; treize sont retirés vivants, cinq sont morts ; je vais à « Ours Palace » pour les obsèques. En m'approchant de la colline dans la nuit noire, je suis témoin d'un spectacle peu banal ; j'entends un bruit étrange et je vois une traînée lumineuse qui fait de la route un long serpent de feu, ce sont les chevaux de l'artillerie qui vont s'abreuver au ruisseau de Vic, leurs sabots, sur une route de silex cassés, font jaillir des gerbes d'étincelles. Cette lumière inespérée ayant cessé, je dégringole avec un officier de l'état-major dans un fossé plein de boue et j'ai dû réciter les prières de l'enterrement dans ce costume ; il ne pouvait choquer que les anges, seuls capables de distinguer les nuances dans ces ténèbres, où les camarades se meuvent comme des ombres, où l'on n'entend que les prières de l'absoute, mes adieux aux morts, des sanglots étouffés et les sifflements de quelques balles, abattant les branches des arbres voisins.

Les villas du centre B. rivalisent avec les villas bisontines ou les sanatoria pour cure d'air ; les abris sont riants, les façades sont peintes ; dans les sentiers, la végétation a été instantanée ; elle est faite de petites branches de pins piquées en terre, la mitraille en a tant abattu ! C'est le demi-repos avec les vivres réguliers, du tabac, du pinard, le facteur, c'est presque le village ; mais le climat est très orageux, un beau soir le tonnerre des 105 est tombé là quelques centaines de fois !

C'est dans la construction de ce système de défense, boyaux, tranchées, fortins, que se comprend le mieux la valeur des aptitudes différentes et la nécessité de la collaboration. L'ouvrier sent très bien que les batailles exigent, pour l'élaboration d'un plan, des études spéciales et l'intellectuel, le commerçant, le bourgeois comprennent la supériorité de l'ouvrier pour le côté matériel des entreprises, quelles qu'elles soient. Il faut de tout pour faire un monde et pour gagner les batailles,

8. Les semis

En allant à Vingré par le sentier du bois, je rencontre des artilleurs qui sèment des haricots dans un coin de terre. Passe encore de bâtir, mais semer en pleine guerre ! telle est la pensée des lignards qui haranguent ainsi les artilleurs : « Ah ! ça ! les canonniers, vous nous la fichez bonne ! Vous imaginez-vous qu'on va poirotter ici jusqu'à ce que vos fayots aient des cosses ? Y aura belles lurettes que la guerre sera finie ! »

Et la guerre ne finissait pas ; et les groupes succédaient aux groupes. Le sentiment d'une propriété discutable poussait les semeurs à emporter les jeunes tiges ; mais quelles bénédictions leur envoyaient les nouveaux venus !

9. Le poilu paie le tribut

Non ! Tout n'est pas rose à la guerre ! Il est pénible d'avouer que le poilu de France, le héros qui pourrait dire comme ses aïeux : « Débarrassez-moi de mes alliés, je me charge de mes ennemis », le poilu est tributaire !

Pauvre chair de soldat ! Le froid la mord ; le soleil la brûle ; la boue l'encrasse ; c'est le métier qui veut cela ; voici pire, ayons le courage de l'avouer : le poilu est tributaire d'un insecte ! Appelons-le par son nom : d'un pou, qui prélève l'impôt du sang !

Aussi que de fois en arrivant dans un boyau bien

abrité du vent, bien ensoleillé, que de fois j'ai été témoin de la chasse attentive que fait le poilu sur le buste nu du « copain » ! Le gibier abonde ; le chasseur parcourt attentivement tous les centimètres carrés du terrain vivant pour y tuer sur place l'insecte que, chez les bamboulas, on appelle le « toto » !

Ces deux syllabes font un tel effet à l'arrière que le pauvre poilu permissionnaire à peine arrivé au logis va entendre sa femme lui dire, avant le mot d'accueil, le mot d'épouvante : « Aurais-tu des totos ? »

Le poilu inculpé éprouve une sorte d'humiliation ; dire qu'il n'est plus qu'un terrain conquis, où son vainqueur a fait des tranchées dans sa chair vive ; c'est bien lui pourtant le vainqueur de la Marne ! !

Oui, c'est vraiment pénible de découvrir ce secret, surtout à ses hôtes. Je dois à la vérité de dire que j'ai partagé le sort commun des camarades, et que je n'ai pas toujours osé l'avouer.

Que de fois il m'est arrivé, à l'arrière, d'avoir, dans les cures, la plus belle chambre, appelée ordinairement la chambre de « monseigneur » !

Rien ne m'était plus pénible que d'être obligé, malgré mes excuses, d'accepter cet honneur immérité. Aussi quel soin je prenais à mon lever pour faire disparaître les irrécusables, les vivants témoins de mon indignité ! Ah ! que j'aurais mieux aimé une mansarde sous les tuiles !

10. La paille des cagnas

Je suis la paille du poilu,
J'arrive des lointains villages,

Le destin qui m'est dévolu
Est le plus beau des apanages.

En mai, poilu, de ton sarcloir,
Tu coupas les chardons profanes,
Qui, m'étouffant, voulaient avoir
Tout le champ pour nourrir les ânes.

Je suis la paille des poilus ;
Chacun me préfère à la plume ;
Je guéris le membre perclus,
Même le poumon qui s'enrhume,

En ton champ, ta femme et ton gas
Ont bien peiné pour la semaille ;
Ils m'ont dit de suivre tes pas,
Poilu, je suis trois fois ta paille.

J'aime ton rêve paternel,
Quand au berceau vont tes tendresses ;
Ta lèvre tremble ! Est-ce réel?
C'est moi qui te fais ces caresses.

Oui, je suis ta paille, ô poilu!
Je viens pour toi de ton village,
Bientôt suivront mon grain moulu,
Et le bon pain de ton ménage.

S'il arrivait, hélas! qu'un jour,
Je ne puisse aboutir aux lignes,
Que le pinard vienne à son tour,
Chauffer ton sang, sang de tes vignes!

J. P.

CHAPITRE XIII

Le courage sous toutes ses formes

---

1. Le contraste

Civilisés du XXe siècle ! Snobs affinés, qui avez demandé à nos découvertes merveilleuses des nuances de plaisir encore inconnues, des lumières nouvelles, des routes nouvelles, des villas nouvelles, des liqueurs nouvelles, des danses nouvelles, vous allez revenir à l'âge de pierre ; vous n'aurez pas même les pistes des déserts, les paillotes tranquilles des négres ; vous aurez la boue comme vêtement ; vous aurez les grottes humides comme demeures, les cavernes moussues pour villas, les labyrinthes souterrains pour cités.

Disons de suite, à l'honneur de notre race : la rude leçon de souffrance a été acceptée spontanément par des milliers d'hommes, venus de tous les coins de France, de tous les climats où flottent les trois couleurs.

L'âme de la race s'est réveillée, s'est élevée dans un sublime élan jusqu'à l'héroïsme et elle s'y est maintenue dans une si douloureuse patience, accompagnée de gestes si beaux que le monde entier en fut dans l'admiration.

2. La France à défendre

Nous arrivons à une phase de la guerre qui devait prouver au monde que nous n'avions pas qu'une forme de courage : celle de l'élan, celle de l'attaque, celle de l'assaut, mais celle de la patience, qui attend l'heure de la victoire, dût-elle se faire attendre des ans !

Il nous a paru nécessaire de développer cet état d'âme du poilu qui est le principal but de ce journal de route.

Nous lisions au *Bulletin des Armées* cette belle sentence : « Toute vie que n'anime pas une noble idée est un moulin qui tourne à vide. »

Pendant la guerre, la noble idée était de vaincre l'ennemi héréditaire pour sauver la France.

Dépeindre la France paraît superflu : Qui ne connaît ce jardin du monde, le cerveau et le cœur de l'univers, le pays des grands gestes ?

C'est la France qui garde au monde une civilisation supérieure, où l'unité de races a des nuances charmantes, où les âmes sont éprises de liberté, où l'esprit pétille dans le peuple, où la clarté de la langue chasse les hypocrisies et les doutes, où les cœurs sont épanouis, où les opprimés sont reçus à bras ouverts, où les étrangers trouvent une seconde patrie ; c'est la France, où les citoyens ont le mieux incarné l'Evangile, où ils ont le mieux compris cette entité chrétienne : le prochain, l'homme frère. « Vraiment, le pays de France vaut qu'on se batte pour lui. » Le mot a été dit cent fois. Trois cent mille indigènes, des milliers d'étrangers ont versé leur sang pour la France, au grand étonnement de l'Allemagne.

Aussi bien, quand la Prusse a poussé le cri de guerre : « Nach Paris ! » la France n'a eu qu'à crier : « Aux armes ! » pour que six millions d'hommes d'active, de réserve, de territoriale répondent : « Présents ! ». Les affiches de mobilisation ont couvert les affiches électorales. Jamais mobilisation n'a été plus spontanée, plus rapide, plus créatrice de la volonté de vaincre.

3. Le poilu

Il y eut les Francs qui accomplissaient les grands gestes ; il y eut les soldats « en dentelles » du XVIIIe siècle ; il y eut les soldats en sabots de 92 ; il y eut les grognards des épopées napoléoniennes ; il y a le « poilu » de 1914.

Est-ce un terme nouveau ? Il ne paraît pas. Bien que rare chez nos auteurs, il était déjà employé pour signifier un homme énergique. L'armée, composée de plus de vingt classes, voyait arriver dans ses rangs des hommes à barbe déjà grisonnante ; les « bleus » devenaient des exceptions. Le poilu était l'homme mûr, dans sa force musculaire et morale.

Malgré la parenté de ce mot avec la langue « verte », malgré le piment qui se dégage de ses deux syllabes, il peignait trop bien le mobilisé de la grande guerre pour qu'il ne trouve pas sa place sur les lèvres les plus délicates, surtout après les héroïsmes de la Marne et de Verdun. Le « poilu » avait gagné ses galons. Il a eu les honneurs des ordres du jour et l'Académie se fait une gloire de l'admettre dans son fameux dictionnaire.

Il y a, sur le front du poilu, le signe du baptême

miraculeux de Reims ; il y a, dans ses veines, le sang
des croisés ; il y a, dans son langage, la clarté du
grand siècle ; il y a, sur ses lèvres, la facile ironie
du xviiie siècle ; il y a, dans ses décisions, les audaces des volontaires ou des grognards ; il y a, dans son
cœur, l'évangélique bonté de Jeanne d'Arc ; il y a,
dans sa fière conscience, la droiture de Bayard ;
toutes ces nuances de l'âme française se sont fondues
dans le simple poilu de la grande guerre avec un
relief encore inconnu. Les fils ont élevé leurs pères.
Nos jeunes gens ont compris qu'ils avaient mieux
à faire que de passer leur vie dans la frivolité d'un
papillon, dans la paresse d'une cigale, dans la luxure
d'un singe, dans la vanité d'un paon ; ils ont pensé
que la vie n'est belle qu'en en faisant une moisson
de vertus, une consolation pour ceux qui souffrent,
une gloire pour ceux qu'on aime.

Quand nos Saint-Cyriens s'en sont allés à l'assaut
en gants blancs et casoar sur la tête, si d'aucuns ont
appelé ce geste : imprudence, nous protestons contre
cette étroitesse de pensée, et nous disons : « Non,
mille fois non, ils ont réveillé des énergies en sommeil ;
ils ont incarné à son apogée l'âme française, ils ont
créé l'esprit de guerre, l'esprit qui devait animer pendant cinquante-deux mois, des millions de soldats ! »

Coup d'œil, initiative, décision, élan, voilà les qualités du poilu de France. Les orages ne lui déplaisent
pas.

Mazarin disait au maréchal de Grammont, en
parlant de Louis XIV : « Il y a en lui de quoi faire
quatre rois et un honnête homme. » On peut dire de
chaque poilu de la grande guerre : « Il y a en lui de
quoi faire quatre héros et plus d'un honnête homme. »

4. Le courage

Le courage est une force d'âme, une énergie morale qui fait braver le danger ou supporter la douleur avec constance.

Le courage est une force libre ; il faut créer l'acquiescement à l'emploi de la force par la discipline et l'obéissance.

La peur est un sentiment commun à tous les hommes ; elle honore celui qui sait la vaincre ; elle écrase celui qui la subit.

Il faut que le bon soldat soit comme le saint, qu'il ait son but, toujours présent, toujours voulu, toujours cherché.

La force physique crée la souplesse, l'agilité, l'élan, le geste voulu ; les forces morales vont créer la discipline, l'obéissance, le respect des règlements, la subordination au chef, n'eût-il que deux galons de laine sur la manche ; une mission centuple les forces.

J'arrivais un jour entre Saint-Christophe et Berri ; une escouade du 54, occupée à des travaux dans les champs, venait de recevoir une volée d'obus ; le lieutenant qui les commandait m'arrête et me dit : « J'admire ces hommes ; après l'explosion, pas un n'a jeté son outil ; ils se sont redressés, ils ont jeté un coup d'œil sur moi et ce n'est que sur mon geste qu'ils ont quitté la place ! » Noble victoire de la discipline sur l'instinct le plus ancré dans l'homme, celui de la vie.

Le soldat doit avoir un courage qui ne vienne pas seulement de l'instinct comme celui du fauve, mais de toutes ses facultés ; de l'esprit qui contemple un idéal, du cœur qui aime cet idéal, de la volonté qui poursuit cet idéal malgré les aventures sanglantes des batailles.

Non, dans les épopées légendaires, l'endurance n'est pas seulement le fait de soldats naturellement impulsifs.

> *Qu'est-ce, dans le temps et l'espace,*
> *Qu'un conquérant ?*
> *C'est un éclair de Dieu qui passe ;*
> *Dieu seul est grand !*

Mens agitat molem : chaque soldat des grandes guerres a la prétention d'être guidé par un rayonnement plus ou moins confus de cet éclair divin.

Il faut, au courage du guerrier, un idéal ; ce serait offenser l'humanité que de comparer le courage de l'ouvrier, du villageois, de l'indigène lui-même, au courage du fauve.

Sans doute, il se trouve dans la pensée du primitif une exaltation de la force brutale, une audace d'aventurier, un âpre désir de dominer, cependant, l'âme humaine, si peu développée qu'elle soit, sait faire une place à la joie de combattre pour une juste cause, au noble désir d'illustrer sa caste et d'attirer sur elle les faveurs des races supérieures.

J'ai entendu un Marocain me dire : « Je suis marié depuis un an ; quand même, j'ai voulu faire la guerre contre l'Allemagne méchante ; si Dieu le veut, je rentrerai content au pays chaud, vainqueur des « Bosses ».

Les progrès de la science peuvent créer les 420 et les Bertha. Cependant, il faut en venir aux mains, à l'arme blanche pour posséder les entonnoirs et les maisons en ruines. L'artilleur vante son canon, le cavalier sa lance, le fantassin son fusil ; mais, « ce qui gagne les batailles, disait un vieux général, c'est ça ! » et il posait la main sur son cœur. Le cœur, lui-même, pour battre comme il convient, a besoin d'idéal, un idéal fait de toutes les traditions, de toutes les croyances du pays.

Le courage vient d'un sentiment de justice, du besoin de donner une correction à un malotru, du besoin de punir un coupable, de donner une leçon à un goujat qui a insulté notre sol, nos traditions, notre histoire.

Ce qui excite le courage, c'est le sentiment de notre droit ; c'est l'honneur d'une race froissée par une série de provocations précédées d'une sourde campagne de lâches calomnies. Avons-nous été assez salis par la propagande germanique !

Dans l'âme des poilus venaient s'ajouter le souvenir atavique des invasions séculaires, surtout dans l'Est, une série d'affronts à laver, des injustices à réparer, des frontières à reprendre, deux provinces sœurs à rendre à leur mère.

Des officiers qui ont dû remettre l'épée au fourreau avant d'arracher le crêpe qui pendait à notre drapeau en mouraient de chagrin. Aussi, avec quelle joie les survivants sont-ils rentrés dans le rang !

5. Faut pas s'en faire

Ce mot est né dans les tranchées, et là, il n'avait pas un sens de paresse et d'insouciance ; c'était plutôt l'expression du thermomètre moral au beau sec.

C'était le mot simple et sublime du courage patient.

Combien de fois ne l'a-t-on pas entendu tomber des lèvres d'un « pauvre bougre » de poilu, remontant un camarade :

« Y a plus de tabac !

— Faut pas t'en faire ! Ça reposera ta pipe.

— Y a point de pinard aujourd'hui !

— Faut pas t'en faire ; tu le trouveras meilleur demain.

— Mon rhumatisme me dévore le bras !

— Faut pas t'en faire ; tu en as encore un de bon.

— On nous a pris une tranchée !

— On la reprendra demain !

— On va encore passer l'hiver ici !

— Nous sommes logés et nourris gratis !

— Ma permission est encore reculée !

— Plus on l'attend, meilleure elle est ! Faut pas s'en faire ! »

Quand on voit les kilomètres de boyaux et de tranchées qui ont été creusés, quand on imagine les montagnes de terre remuée par nos hommes, quand on voit les mutilés, quand on compte les victimes, certes non, le fameux mot n'a pas une signifiaction d'insouciance ! mais bien de ténacité : « Ne te fais pas de bile ; on les aura ! », voilà le vrai sens.

Les poilus ont dit : « Pourvu que l'arrière tienne ! » Combien ils avaient raison ! Faut pas s'en faire ! Hélas ! souvent chez les civils, ce mot a perdu sa sève montante. C'est l'ouvrier qui sabote le travail ; c'est la jeunesse qui rit parmi les pleurs ; c'est la femme qui trahit, quand son mari agonise !

Le mot des poilus ! c'est le défi à la fatalité, ils ont pensé qu'on peut, avec de la volonté, tirer le bien du mal lui-même.

6. Courage éclairé, courage de race, courage conscient

Ne croyons pas à la « veine », ni au hasard ; tôt ou tard le travail est récompensé. Les grands hommes, dont la vie a été féconde, ont obtenu des résultats superbes, en se conformant aux règles de l'art, aux traditions éprouvées, en appropriant les efforts aux forces adverses qui les menaçaient. Il n'y a pas eu de saison, pendant la guerre, où l'ennemi ne nous ait frappé d'un nouvel engin. Nous lui avons riposté avec usure. Le poilu de France a de qui tenir : les Gaulois ne disaient-ils pas : « Nous ne craignons qu'une chose ; c'est que le ciel tombe sur nos têtes ! »

Le petit « bleu » de la grande guerre a des mots qui n'ont pas moins de mordant ; écoutez le : « Je suis soldat, c'est bien ; mais cela, ne me suffit pas. Je sens une émotion qui fait bouillonner le sang français dans mes veines. Tout bondit en moi en ce moment. Je veux être combattant ! »

L'agent de liaison qui reçoit l'ordre de porter un pli au front, de jour, de nuit, sous les explosions qui seules éclairent son sentier, sent l'avenir de son régiment incarné en lui. Il a une mission, il ne s'appartient plus. Il faut traverser l'enfer ; il faut passer ; il passera. Le fer seul qui l'atteint peut lui barrer le passage ; la peur ne l'arrêtera pas.

CHAPITRE XIV

Les sources du courage du soldat en campagne

1. L'esprit de corps

Ce qui crée le courage, c'est l'esprit de corps, c'est la cohésion, dans l'estime et l'affection réciproques.

« J'aime mieux, disait un chef à son régiment, être votre colonel que d'être roi. » Voilà l'âme d'un chef.

« Le « colon » peut nous mener où il voudra ; on le suivra. » Voilà l'âme d'un soldat.

Il faut que les soldats connaissent leurs officiers et que les officiers connaissent leurs soldats. Il faut que les chefs souffrent avec leurs hommes pour les posséder ; un chef peut être sévère, s'il est juste et bon il peut les mener à tous les assauts.

« Il faut remonter et consoler ses hommes ; cela s'acquiert et se mérite. » Ce mot d'un excellent officier peut être médité.

Voici dans les notes d'un vrai chef un portrait superbe : « Il possédait au plus haut degré ce fluide tout-puissant qui conférait aux moindres paroles, aux gestes, aux écrits, cette force magique : l'autorité. Quiconque approchait de lui en ressentait l'effluve. »

J'ai eu l'occasion de soutenir la puissance de l'esprit de corps, dans un entretien avec un officier d'un superbe régiment. Il se lamentait sur la décadence probable de sa magnifique unité : « Ecoutez ma comparaison, me disait-il. Figurez-vous qu'on enlève d'un tonneau de bon vin la moitié du contenu et qu'on la remplace par de l'eau ; le vin peut-il être aussi bon ? Or, nous avons perdu la moitié du régiment ; on nous envoie des gens quelconques pris au dépôt ; comment voulez-vous maintenir notre valeur ? — Vous oubliez, lui dis-je, que vos recrues sont des hommes libres capables de s'élever au plus haut sommet ; l'âme de votre régiment est plus vivante que jamais ; laissez-la pénétrer dans l'âme des nouveaux venus et vous verrez le résultat. » Il fut superbe ; l'esprit des morts passa dans l'esprit des vivants et en fit des héros.

Nous aurons l'occasion de citer des exemples.

2. Les sanctions

Les sanctions mêmes, si dures soient-elles, créent dans l'armée une recrudescence de confiance ; les hommes sentent alors que les opérations sont entre bonnes mains, et que l'intérêt particulier doit être sacrifié à l'intérêt général.

Le chef peut être sévère, lorsque les hommes savent qu'il est juste. La discipline de guerre ne saurait être limitée par la discipline de paix. Il faut, quand il s'agit du salut de la patrie, que les volontés soient tendues vers la victoire ; il vaut mieux affronter la mort en brave que de la subir pour avoir lâchement abandonné son poste.

Je me rappellerai toujours l'effet produit sur les troupes par l'ordre du jour de la Marne : « Une troupe qui ne peut plus avancer devra se faire tuer sur place, plutôt que de reculer ; aucune défaillance ne peut être tolérée. »

Ces derniers mots élevaient les résolutions des poilus à l'apogée du sacrifice.

Les ordres nets et précis produisent le même effet, même lorsqu'ils sont opposés aux jugements de ceux qui les reçoivent. J'entends encore cet entretien à Saint-Pierre-Aigle :

Un officier de liaison présente un pli à un commandant : « Votre bataillon est relevé. — Relevé ? Mais nous faisons de la bonne besogne ici ! — Vous en ferez de la meilleure où vous êtes appelé ! » Et le commandant apaisé : « Nous partons ! je sens que ce n'est pas comme en 70 ! »

3. Le cran

Dans la guerre de stationnement, le souci de sa responsabilité donne à un chef, à un simple sous-officier, une âme supérieure. L'un d'eux écrivait : « Quand je songe, dans un bombardement, que cinquante hommes ont les yeux sur moi, ça vous donne un sang-froid inébranlable. »

Dans la guerre d'action, au courage stoïque, il faut ajouter l'effort héroïque et lucide. L'entraîneur est le chef qui a du cran, qui est capable de marcher sur du feu s'il le faut ; sa témérité devient contagieuse ; si la panique vient d'un seul, la victoire aussi peut venir d'un seul. L'officier qui, aimé des hommes, affronte la mort en beauté peut les mener où il voudra.

Assurément, quand ce chef a de la méthode, il aura la victoire au meilleur prix, et quand un régiment compte un certain nombre de ces hommes d'élite, serait-il composé d'une majorité moyenne, il fera de grandes choses.

4. Le courage du soldat vient du sentiment de sa force

En créant son artillerie lourde, l'Allemagne avait plus en vue l'effet moral que les résultats matériels. Les nouveaux engins qu'elle faisait sans cesse sortir de ses arsenaux avaient également pour effet d'intimider l'adversaire, de frapper l'imagination. Nous nous sentions ainsi en état d'infériorité. Il a fallu créer des canons aussi nombreux, aussi puissants ; il a fallu aux engins nouveaux opposer des ripostes sensationnelles, nous en avons saturé l'ennemi. Nous lui avons rendu la monnaie de ses pièces.

Malheureusement, nous n'avions, au début, qu'une proportion de six mitrailleuses contre vingt, et nous n'avions que notre 75 contre l'artillerie lourde de l'ennemi.

Il a fallu la sécurité du côté italien pour utiliser notre grosse artillerie de forteresse des Alpes. D'autre part, nous avons fait nôtres les commandes de canons de 155, destinées à la Roumanie et à la Russie, pour parer à notre infériorité.

Je me rappellerai toujours l'heureuse impression, le sentiment de confiance, éprouvés, quand nous arrivèrent les premiers canons lourds sur la place de Cœuvres.

On entendait partout les réflexions naïves des hommes: «Ce qu'ils en vont prendre avec ces cheminées-là !»

Et les vieux discours des classiques revenaient à notre mémoire : *An vos, an hostes ignoratis?* « Oubliez-vous qui vous êtes et quels ennemis vous avez devant vous ? Vous êtes les vainqueurs de la Marne après quatre jours de bataille ; ceux qui sont là devant vous sont les vaincus ; ceux que vous avez délogés d'Acy, de Bouillancy, de Rosoy, de Puisieux et de cent autres villages ; ce sont ceux qui nous ont laissé des canons, des munitions, des blessés, des prisonniers, ce sont ceux à qui nous avons pris un drapeau de la Garde ! Après la victoire de la Marne doit venir celle de l'Aisne ! »

Il semble que l'influence de la force que crée le nombre se fasse sentir chez les animaux et les volatiles. Je revenais de Cœuvres ; je pris au « Chat embarrassé » le sentier qui conduisait en droite ligne à la Croix-Rouge, vers Montigny,

Je déambulais lentement sous un chaud soleil d'automne, quand devant moi se développa une longue nappe noire, nappe mouvante d'où s'échappaient des reflets de soleil.

J'avance ; je me trouve en face d'une immense nuée de corbeaux, se chamaillant pour profiter des grains perdus, ou déjà levés, le système D étant en usage depuis longtemps chez eux.

Ainsi qu'il arrive quand on est en face d'un groupe ordinaire, je m'imagine que ces oiseaux défiants vont poliment me laisser le sentier libre ; point ! Peu s'en faut que je sois obligé de les éloigner du bout du pied ; ils prennent difficilement leur vol en maugréant et ces noires guenilles vivantes me lancent en passant devant moi des croassements presque aussi insolents que ceux des pâles voyous de faubourg. Que n'ai-je un vulgaire bâton ! Plus j'avance, plus le cercle des envolés se resserre. Marcher en fermant les yeux n'est pas pratique, je mets mon camail sur ma tête par prudence contre les formidables becs des plus enragés ; mais voici deux cavaliers qui arrivent au galop de leurs chevaux, provoquant un envolement général, au milieu d'une immense rumeur croassante qui s'étend dans le ciel bleu, en s'éloignant vers les bois.

Nota : Les armes d'antan

Ce n'était pas une moindre curiosité et un moindre enseignement de voir, côte à côte, dans les tranchées, les armes les plus disparates. Les arsenaux avaient mis à la disposition du front les musées d'armes antiques. La vieille France venait au secours de la France nouvelle ; les vieux noms redevenaient actuels : sapeurs et grenadiers, gabions, fascines, etc... L'union sacrée ne se réalisait plus seulement entre contemporains, mais entre les générations séculaires. Le crapouillot pouvait dire à la mitrailleuse : « On les a eus », et la mitrailleuse pouvait répondre : « On les aura ! »

5. La tranchée réhabilite les trois vœux

La tranchée du début a été une véritable Thébaïde : lignards dans les sapes, artilleurs dans les bois étaient vraiment reclus ; ce n'étaient pas des vieillards ; c'étaient des hommes dans le printemps, dans l'été de la vie, en pleine sève, venus du village, de la ville, des usines, des villas, des châteaux, des chaumières. Ils ont vécu la première année de la guerre sans revoir leur clocher, leur foyer, leur nid familial.

O ironie des événements ! Au nom de la nature offensée, les dirigeants avaient condamné les cloîtres ; ils avaient condamné les trois vœux de chasteté, de pauvreté, d'obéissance, comme une diminution de l'humanité ; ils avaient regardé les conseils évangéliques comme une atteinte portée au libre épanouissement des facultés humaines. Et voilà que le devoir civique en impose les rigueurs, en augmente la mesure, avec des sanctions toujours graves, quelquefois terribles. Que sont beaucoup de soldats ? des gens qui, avant la guerre, descendaient à minuit d'un train de luxe, frappaient à la porte du « Terminus Hôtel », demandaient un lit propre et moelleux, l'électricité, le bain matinal, etc., et qui, aujourd'hui, acceptent sans sourciller un morceau de singe, une écurie, un peu de paille, des courants d'air, une rincée diluvienne, sans songer à mettre leurs chaussures à la porte du logis.

Ce n'est pas tout : la discipline impose aux soldats le jeûne, le maigre, les capotes de boue, le travail manuel, les nocturnes, toutes les séparations, tous les sacrifices, les abandons volontaires des plus impérieuses habitudes de la vie de famille.

L'obéissance est telle qu'elle laisse entrevoir comme sanction le poteau sanglant. Agenouillés, les condamnés ont su tirer de leurs consciences des actes de repentir si beaux qu'ils dépassent la rédemption personnelle, s'élèvent à la création de la discipline de guerre et servent encore au salut de la patrie.

Dans un soir brumeux d'hiver, parmi des ruines presque encore fumantes et les fleurs fanées d'un jardin, devant des compagnies figées dans un silence ému, avant que la sentence soit lue, avant que les yeux des condamnés soient bandés, que leurs genoux soient pliés, avant que les douze balles aient frappé en pleine poitrine, je les ai entendus, ces mots, tombés de jeunes lèvres qui allaient se fermer : « J'offre à Dieu mon sang pour le salut de la France ! »

Les nouveaux cloîtres, les nouvelles Thébaïdes que des millions d'hommes ont dû habiter ne ressemblaient pas aux splendides monastères du moyen âge, parmi les jolis coins de nature, parmi les étangs, les moissons et les bois. Les habitations des poilus ne se distinguaient point parmi les friches et les terres malaxées, les ronces de fer et les ribards ; leur nom même est grotesque, des cagnas !

Aussi bien, certaines sentences se ressemblent ; tandis que, dans les monastères, on lit : « Frères, il faut mourir ! » des inscriptions, ici, sont encore plus pressantes : « Passage dangereux », « en vue d'une mitrailleuse ennemie. »

Les leçons de choses accompagnent les sentences ; partout, des arbres foudroyés ; partout des ossements émergeant des talus, et des petites croix de bois répétant l'inscription des cimetières : « Aujourd'hui à moi ; demain à toi ! »

Aussi bien, l'un de ces nouveaux cloîtrés a pu dire : « Mourir n'est rien, bien mourir est tout ! »

Quelle leçon donnée à une société orgueilleuse, railleuse, sceptique, épicurienne, offensée de tout ce qui contrarie la nature maudite qu'elle adore ! C'est cette même société qui, à la veille de renier le passé et la destinée de la France, a été obligée de commander les obligations qu'elle avait condamnées !

Et voilà que, de la pratique de ces trois vœux tant redoutés, est sortie une humanité héroïque, qui a sauvé le monde de la servitude que les adorateurs de la nature préparaient.

C'est entendu, cette vie supérieure ne s'est soutenue d'une façon générale que pendant la première année, et pour les troupes du front ; mais ce sont ces hommes-là qui ont créé l'esprit de guerre, et cela suffit à notre thèse. Les vertus chrétiennes, loin d'amoindrir l'homme, lui permettent d'atteindre les sommets de la vie morale. D'ailleurs, jusqu'à la fin de la guerre, nous verrons une magnifique élite se maintenir à la même hauteur, et nous serons témoins de cérémonies religieuses, toujours aimées des poilus. Nous citerons des faits.

6. La plus profonde source : le devoir consciencieux du croyant

Dans la nature humaine, après la chute, Dieu a laissé des germes encore puissants de sagesse et de conscience qui se développent en ce qui reste d'immortel dans l'homme mortel, dans l'âme.

Le devoir est une question de conscience ; le devoir est un mot ancien né dans les âges de foi ; dans un monde sceptique il ne trouve plus sa base ; c'est un fardeau que l'homme doit porter sans compensation réelle, immédiate.

En démocratie, où précisément l'individu a usurpé les droits de la famille et de la société, le danger de l'insubordination contre le devoir est encore plus grand qu'ailleurs. L'homme veut faire « sa vie » ; car il ne reconnaît pas à un autre homme, quelque nom que la société ait mis sur son front officiellement, le droit de lui imposer une vie différente de sa vie ; pour lui, sa vie personnelle prend le caractère de l'absolu. Il y a, alors, autant d'absolus que de personnes ; et ne lui dites pas que c'est au nom de cent, de mille personnes qu'on lui impose un devoir ; pour lui un absolu, le sien, en vaut cent mille.

On ne s'oppose ou, si l'on veut, on ne s'impose au naturel qu'en croyant au surnaturel. Vouloir demander à la science, à une philosophie qui n'atteint pas l'absolu réel, cause des causes, de produire le devoir, c'est demander à un animal d'écrire un poème, c'est demander à un cheval de préférer une corbeille de sable à un picotin.

Le christianisme seul a fait connaître le mystère des deux hommes qui sont en nous ; et seul il donne le moyen de porter le poids de toute la loi, de mettre la conscience au-dessus des passions. Et quand la société va jusqu'à demander le sacrifice de la vie à une jeunesse en pleine sève, en plein espoir, en pleine joie printanière, en plein épanouissement du cœur, au milieu des sourires et des premiers succès, ah ! quel idéal est nécessaire pour tenir sous son emprise les volontés d'efforts ! Quel idéal auréolé d'éternité !

Quand sur les trottoirs des villes la foule voit passer les cortèges brillants des citoyens parvenus au sommet de la gloire, vous trouverez des ambitieux qui consentiront à changer l'honneur contre les honneurs. Mais demandez à un éphèbe s'il consentirait à échanger ses vingt ans contre la vieillesse de l'homme le plus décoré, le plus célèbre, il vous répondra : « Non, j'aime mieux ma jeunesse, je préfère vivre ma vie, et courir les chances de l'avenir. »

Eh bien ! la patrie impose à vingt jeunes générations dans le bonheur, de se sacrifier pour elle quand son honneur le demande ; et cela parmi toutes les souffrances, tous les périls, tous les massacres. Tout est orienté vers la guerre, la vie héroïque est de rigueur ; elle doit dépasser l'ordinaire, non pas un mois, un an, mais des ans, tant qu'il faudra.

Et si les forces humaines s'épuisent, est-ce fini ? Non, il faut jeter sur la volonté un peu de divin ; il faut rallumer les énergies qui s'éteignent avec ces mots : *Pro Deo et patria!* « Pour Dieu, pour la patrie ! » Le ciel est là !

Voilà pourquoi les églises sont pleines de soldats : « Pauvre petite église, écrit un officier, tu es ma grande source de force pour me faire accepter le devoir, quand on me parle de civilisation, de morale, d'espérance, de sacrifices sans Dieu, il me semble assister à une séance de société d'agriculture, où on parle de tout, pour l'accroissement des récoltes, sans jamais dire un mot du soleil. »

Aussi, où les églises sont en ruines, les cavernes sont devenues des arsenaux spirituels ; la messe est devenue le ravitaillement idéal ; un officier l'affirmait en ces termes : « Je sors de la messe sous les voûtes d'une carrière, je viens de puiser la force d'affronter l'irréparable ; demain nous devons faire l'assaut du fortin qui est devant nous ; je vois la place sublime où l'on se fait tuer (1). »

(1) Voir le chapitre : la foi du poilu.

§ 2. LES SOURCES SECONDAIRES

1. L'uniforme ; les récompenses

Il s'est trouvé au début de la guerre un certain nombre de mobilisés sans uniforme ; du moins un ceinturon sur la blouse les rattachait visiblement à l'armée. L'uniforme la livrée, c'est l'insigne collectif du soldat, c'est le gardien de l'honneur, de la liberté du pays. Le peuple ne s'y trompe pas ; il lui donne la première place dans ses acclamations ; il le met au-dessus des savants eux-mêmes.

La fourragère est venue distinguer des régiments d'élite, et les étoiles de bronze, d'argent ou d'or brillent sur la capote des plus braves, de ceux qui ont fait quelque action d'éclat.

« Hochets ! gloriole ! », diront les blasés, les incompris, les mécontents ; non, non, reconnaissance du vrai mérite, récompense d'une dépense d'efforts souvent superbes.

La nature n'a pas changé ; partout et toujours les couronnes ont été décernées aux vainqueurs.

La Providence n'a pas donné dix talents à tous les hommes ; mais qui a reçu doit produire en proportion. Appréciez ici la sagesse chrétienne : le mieux partagé ne doit pas mépriser celui qui l'est moins ; si celui-ci avait reçu les dix talents, ils les aurait peut-être mieux fait fructifier. A Dieu remonte toute gloire !

Il ne faut pas laisser la vague d'impossible égalité atteindre les masses, ce serait l'égalité dans les bas-fonds et non dans les hauteurs. N'entend-on pas des instituteurs prôner la suppression des distributions

de prix ? N'est-ce pas une sorte de prime à la paresse ?
Pourquoi ne pas demander la suppression des tribu-
naux pour ne pas contrister les scélérats ? On irait
ainsi jusqu'à la condamnation à l'exil des honnêtes
gens, parce que leur vertu finit par être un reproche
aux gens vicieux ? N'a-t-on pas trouvé dans l'âme d'un
électeur d'Athènes assez de bassesse pour condamner
le juste Aristide à l'exil, expliquant sa pensée par cette
phrase qui traverse les siècles : « Je suis las de l'entendre toujours nommer le juste ! » Ces électeurs-là
se retrouvent dans tous les pays et dans tous les temps.

Cependant, c'est mésestimer l'âme humaine de
la croire incapable de reconnaître le mérite, incapable
de s'améliorer par l'émulation, par l'entraînement
de l'exemple, par les impulsions intérieures d'une
conscience droite.

Nota : les réhabilités

J'ai rencontré, nombre de fois, aux tranchées, des
soldats qui m'arrêtaient pour rappeler quelques
instants des rencontres d'antan. « Mais, ami, où
donc vous ai-je vu ? — A la Citadelle de Besançon. »
Un contraste me frappait : cet homme, en effet, pur-
geait une peine à la prison de corps et en ce moment
j'avais sous les yeux un poilu superbe de beau courage
qui savait répondre à un camarade lui donnant un
conseil de prudence : « Il n'importe pas que je vive,
il importe que je rachète mon passé ! »

Ah ! que bien vraie reste la belle devise des réha-
bilitations : « La boue des tranchées efface toutes les
boues ! »

2. Les adjuvants de fortune

Il n'est personne qui ne sache que, pour traverser dans la nuit une forêt peu sûre, la seule présence d'un enfant suffit pour apaiser la peur. Au front il se passe quelque chose de semblable.

Lorsqu'un soldat s'avance sur un terrain « marmité » surtout la nuit, toutes les possibilités de malheur se concentrent en son imagination. La moindre distraction chasse tous les fantômes : une fauvette qui chante, des perdreaux qui trottinent, une aubépine fleurie absorbent l'attention pour un instant.

Evidemment le meilleur, c'est la présence d'un compagnon de route ; la conversation de deux poilus est toujours prenante ; et le calme va *crescendo* avec une escouade, avec une compagnie, un bataillon, un régiment, si bien que le poilu arrive à une véritable impression de sécurité, l'accompagnant, jusqu'à un certain point, au milieu du marmitage lui-même, car le poilu croit, d'instinct, que ça tombera plutôt sur le voisin.

Nous ne parlons pas de cordial qui à l'heure suprême de l'assaut fait vibrer les nerfs, engendre les espoirs et soutient les audaces jusqu'à la volonté de vaincre.

3. La peur vaincue

Mais la bravoure subit des épreuves ; la peur vaincue revient subitement, l'imagination est pour elle un bon terrain. L'absence de peur n'est pas le courage ; le courage passif est celui du martyr, non celui du soldat.

Cette différence, loin d'amoindrir le courage du martyr, l'augmente au contraire, car il le prive de la satisfaction de se défendre ; plus il aime son Dieu, plus il veut souffrir.

Le courage du soldat à l'état d'habitude ne vient pas d'une illusion de sécurité ; le vrai courage du soldat le met en face du danger et l'affronte.

Quand la racine du courage a traversé l'émotivité et est arrivée à la volonté réfléchie, elle a trouvé son vrai terrain ; elle ne connaît plus guère les fluctuations.

Un capitaine allait de l'avant, sous la mitraille, sans profiter des trous d'obus ; comme on lui reprochait de n'en pas profiter à chacun de ses bonds, il répondit : « Parce que j'avais peur. — Peur ? Un homme qui reste debout sous les balles ! — Oui ; le chef doit l'exemple ; s'il a une seconde de défaillance, tout flanche ; alors, pour être sûr de moi, je préfère rester debout ; couché, il me faudrait un effort pour me relever et enlever les hommes ; oui, j'avais peur d'hésiter ; j'avais peur d'avoir peur ! » Sublime !

4. Partie nulle

Il y avait fatalement des jours de marasme ; il suffit de trois jours de pluie, pour que le brouillard pénètre les cerveaux. Il n'y avait pas que les nuages pour jeter du noir dans les âmes, il y avait les souvenirs, les soucis du présent, les craintes du lendemain ; les poilus vivaient deux vies, l'une au front, l'autre à l'arrière. Quand le noir venait des deux côtés, il engendrait le « cafard ».

Ajoutez un estomac grincheux luttant contre le

« singe, qui ne passe pas », et vous aurez la mesure d'un cafard qui se porte bien.

Alors les plus atteints finissent par avoir des prévisions funestes ; à table des mots tombent de lèvres pessimistes : « Le Rouleau compresseur ne va pas vite ». D'autres disent : « Dieu prolonge la lutte en proportion de nos fautes ; nos fautes ont écarté de nous les sympathies. » D'autres disent : « Les Boches ont repris leur souffle, enterrés comme ils sont, nous les « grignotons » ; mais il faudra des siècles pour avaler le morceau : « partie nulle ! »

J'avoue que ce dernier mot m'a toujours fait bondir. Je me vois encore à la fenêtre du château Ferrino ; je soutiens mordicus la thèse de la victoire et j'emporte ravi l'assentiment des blessés de l'ambulance.

C'est vrai, il y a Charleroi, dont nous apprenons les navrants détails ; mais il y a la Marne ; mais les Italiens entrent dans la danse, mais... et c'était mon gros argument ; mais il y a la classe 15 qui tient le front avec la ténacité des vieilles troupes ; il y a dix hommes par compagnie de la classe 16 qui ne demandent pas comment on se sauve de la tranchée, mais où sont les escaliers d'assaut ; il y a de petits sous-officiers qui savent écrire à leur famille ces superbes lignes :

« Je garde de jour et de nuit 50 mètres de tranchées ; 50 mètres de notre frontière ; c'est là qu'on mesure son patriotisme. Plus on est près de l'ennemi, plus on aime la France ».

Oui, ces jeunes, à peine sortis de l'adolescence, plus près de leurs tombeaux que de leurs berceaux, tiennent comme les anciens aux meurtrières et sous les minnens ; on ne voit pas une ombre sur leur front candide ; allez donc parler de partie nulle à cette jeunesse qui va au feu comme à une fête !

A côté de ces convaincus, nous avions les « bourreurs de crâne » : « Je reviens de permission ; on annonce la fin de la guerre en juillet ; un de mes amis le tient d'un grand chef. » Oh ! le bon billet ! Là n'était pas le salut.

5. Le théâtre aux armées

On a dit : « La bonne plaisanterie, c'est de la santé » ; on peut ajouter : la pornographie, c'est de l'animalité sous un vernis coloré et transparent, qui salit les âmes.

> *« Si l'animal pouvait jaser,*
> *En un pornographique idiome*
> *Il est sûr que le chimpanzé*
> *Serait encor battu par l'homme. »*

Triste victoire ; celle du vice sur l'instinct :

Le rire est une faculté accessoire, produite par un contraste ou un désordre inattendu, apparemment sans conséquence grave.

Le poilu ne rit pas quand il sent son honnêteté directement atteinte.

Les soldats du front disaient, en sortant de certaines séances de théâtre aux armées : « Mais, ils ne nous comprennent donc pas ! »

Ce qu'il fallait comprendre, c'est que l'âme française est plus haute que cela.

L'armée, c'est la famille française, ce sont les hommes de toutes conditions, j'allais dire de tout âge, père et enfant ! On servait à la jeunesse des labours, aux classes saines de nos provinces, les séances faisandées des faubourgs, séances qui n'ont pas d'autre but que d'éveiller l'animal chez l'homme.

Si de vrais Français ont pu croire qu'ils gagneraient la guerre avec le « moral » de l'immoralité, ils se sont bien trompés ! Heureusement, le moral avait d'autres sources !

CHAPITRE XV

Vic-sur-Aisne

---

1. La cité

Vic-sur-Aisne est une riante petite cité bâtie sur la rive droite de la rivière ; elle est à l'entrée de charmants vallons qui conduisent à de jolis villages perdus dans les coteaux boisés et féconds : Sacy, Saint-Pierre-de-Bitry, Chevillecourt, Autresches, etc.

Sur les quais de l'Aisne se sont accumulés les blocs superbes de pierre blanche et tendre, extraits des célèbres carrières de la région. Ces carrières, très connues de l'ennemi, ont abrité de nombreux régiments qui ont, hélas ! trop longtemps arrêté notre marche en avant.

Le château de Rézet rappelle le XVIIIe siècle et sa vieille tour le moyen âge ; nous y avons trouvé des ambulances allemandes et de nombreux blessés.

La rue de Fontenoy possède de fort jolies villas ; et dans l'une d'elles un fils de Guillaume avait établi son P. C.

Si la culture de la betterave et du blé est florissante dans cette région, la vigne n'y est pas connue. Cependant le vin y est très abondant, et nulle part nous n'avons trouvé caves de marchands de vin mieux fournies. Ce souvenir me rappelle un amusant épisode :

2. Entrée interdite

On ne pouvait entrer à Vic, dans les premiers jours qui ont suivi notre arrivée, sans un laisser-passer. Les troupes savaient que le pinard y était abondant et les artilleurs de la rive gauche de l'Aisne surtout se trouvaient gênés dans leur ravitaillement individuel.

La maréchaussée gardait le pont avec rigueur. Tout à coup un cavalier sans autorisation arrive, bride abattue ; il est entouré d'une vingtaine de bidons, tantôt battant ses flancs, tantôt s'écartant en couronne au gré du galop du cheval. « Halte-là ! », crie le planton. Le cavalier plus rapide qu'un express, sans tourner la tête, jette ces mots d'une voix de stentor : « Service de santé ! » Le brave gendarme reste « sidéré ». La profondeur de ces mots lui coupe la parole ; rattraper l'audacieux délinquant dans les rues de la ville ? Impossible. Le gendarme finit par sourire ; tandis que, nous, les témoins du méfait, nous allons jusqu'à l'éclat de rire.

Nous avons fait remarquer au brave planton que, si, en temps de paix, il vaut mieux aller au boulanger qu'au pharmacien, en temps de guerre il vaut mieux aller au pinard qu'aux ambulances ; n'entend-on pas partout répéter le vers du monologue : « A vaincre sans bidon, on triomphe sans boire » ?

3. La faction dans la nuit

Lorsque j'habitais la villa « des Lilas » un petit nid blanchi à la chaux qui apparaissait comme une cible entre les grands peupliers, sur la route barrée se trouvait un poste ; un planton de nuit veillait. Combien il y en avait sur le front de ces poilus qui, sans chanter les nocturnes, mais non sans prier, passaient les nuits l'arme au bras !

Combien ont élevé leur âme en contemplant les astres qui racontent la gloire de Dieu !

Heureux ceux qui savent que le Créateur appelle les étoiles par leur nom ! Heureux ceux qui savent qu'à cet appel, elles bondissent et vont se fixer à leur place, avec ordre de se succéder au firmament ! Heureux ceux qui savent que les étoiles sont aussi de faction et qu'elles se relèvent tour à tour, afin que le ciel ne soit jamais vide !

Dans les premiers mois de guerre, les lumières vives pouvaient encore être utilisées ; j'étais réveillé à chaque instant par le cri du veilleur ; c'était plutôt un peu gênant en un premier sommeil. Pour compensation j'étais souvent égayé par les altercations naïves des poilus : « Halte au falot ! Qui vive ? — France ! — Avance au ralliement. Le mot. — Attends un peu, il est dans mon calot ; tiens ! mais... il n'y est plus ! — Il est resté sur ta tête, imbécile ! C'est ce bout de papier ? — C'est bien ça ; lis-le ; j'sais pas la géographie. — Ni moi non plus ; passe vite ! »

Impossible de s'y tromper ; c'était bien un brave poilu tranquillement en corvée.

4. Mélange de tragique et de naïveté

Aux incidents habituels succèdent souvent de véritables accidents. Rien n'est plus dangereux que les obus percutants, lorsqu'ils tombent sur les pavés des rues ; leur effet rasant est terrible.

Pendant notre repas du soir rue de Fontenoy, une violente explosion retentit. Elle est proche.

L'obus est tombé, en pleine rue, devant l'ambulance Farou, trois morts, cinq ou six blessés.

M. l'abbé Dubourg part ; je pars : nous administrons les plus atteints.

Je retrouve un blessé dans la cour qui, réfugié au fond du jardin, revient sans avoir encore repris son sang-froid ; il soutient péniblement son bras blessé. A ma question : « L'obus est-il tombé loin de vous ? — Loin de moi ? sur ma tête ! »... La scène a beau être tragique, on ne peut s'empêcher de sourire. La tête du brave poilu avait donc été plus dure que l'obus. Ça devait être un Comtois ou un Breton.

A Vic, à vol d'oiseau nous étions à trois kilomètres de l'ennemi, vers Saint-Victor. Les batteries de Moulin-sous-Touvent, de Morsains, du Thiolet, d'Audignicourt, du Bout-de-Vaux, nous faisaient sentir chaque semaine la nervosité méchante des Boches. Nous trouvions en revenant de nos courses, des caprices de projectiles presque amusants ; un obus non éclaté encastré dans la muraille de notre jardin ; un de nos gros arbres du parc, coupé net, presque à la base et replanté quelques mètres plus loin, etc.

Nous trouvions aussi, hélas ! des maisons abattues, l'école voisine de la cure avec sept victimes d'un 105 dont la fusée avait fait plusieurs fois le tour de la cour, etc.

5. L'abreuvoir sanglant

En revenant de nos visites à Saint-Victor, nous voyions souvent à l'entrée du bourg de longues files de chevaux, se succédant au bassin d'une fontaine vers le soir. Il arriva qu'ils furent repérés et une volée d'obus tomba sur eux. Chaque explosion est un appel au secours. J'arrive sur les lieux ; le spectacle est horrible ; les pauvres chevaux les flancs troués par les éclats, s'en vont affolés à travers toute la ville, vraies fontaines de sang, jaillissantes, galopantes, fantastiques, transformant les rues en véritables pavés d'abattoir ; ils vont ainsi jusqu'au dernier souffle et tombent comme des masses, épuisés, exsangues, parmi les rues silencieuses où traînent encore des fumées chargées d'horreur.

Malheureusement quelques conducteurs sont aussi atteints. Je dis à l'un d'eux : « Venez vite vous faire panser à l'ambulance. » J'en reçois cette réponse vraiment touchante : « Je voudrais bien savoir auparavant ce qu'est devenu mon cheval. »

Et me revient en mémoire la conversation de deux braves cavaliers, parlant ensemble de leurs montures :

« Tu vois, mon pauvre cheval, on doit le fusiller demain.

— Ne dis donc pas si cela si fort, il pourrait te comprendre ! »

Qui dira que les poilus n'ont pas de cœur ?

6. Les femmes, les ouvrières

Les femmes ont été admirables de courage tranquille et résigné; « Vous ferez attention au tournant, me disait un planton entre Sacy et Bonval, les Boches s'amusent à casser des branches avec des balles ». Or à ce fameux tournant, je vois une bonne vieille courbée, arrachant ses légumes ; je vais saluer l'intrépide insouciante ; je lui fais remarquer le danger auquel elle s'expose : « Mourir ici, mourir ailleurs ? Mieux vaut là où j'ai vécu ; c'est dommage de laisser pourrir mes légumes ; nos soldats seront bien aises de les trouver cet hiver. »

Au printemps suivant, à Cagny, premier faubourg des cagnas, j'avais encore sous les yeux le petit nuage noir qui venait de vomir du fer, quand je vois sous un pommier tout rouge de fleurs, près d'une coquette maisonnette encore intacte, une jeune fille, maniant délicatement d'aiguille ; je l'entends encore, me disant avec un bon sourire : « Il y a de l'orage malgré le soleil ; avec ces Boches on ne peut plus travailler tranquillement. »

7. La semeuse

Je ne saurais passer sous silence l'exemple d'une jeune femme que l'on voyait souvent, entre Vic et Moufflay, allant au labour avec ses deux chevaux et sa charrue.

Je la vois encore tenant vigoureusement les rênes, dominant la peur de son attelage quand une explosion se faisait entendre à la lisière du bois où se trouvaient plusieurs batteries.

Passant au bout de son champ où elle reprend haleine avec les bêtes en sueur, je la félicite de son bon travail : « Monsieur l'aumônier, me dit-elle, c'est la première fois que je conduis nos chevaux, c'est la première fois que je tiens une charrue ; l'homme est à la guerre je lui écris que les champs sont ensemencés, ça lui donne du courage, mais je ne lui dis pas que les obus tombent par ici ; il en perdrait la tête. »

Pendant ce temps des troupes passent en file indienne sur la route et je fais cette réflexion : « Brave paysanne, tu n'es pas seulement la semeuse de bon grain de Roty, tu es la semeuse de courage et d'espérance sur ces bataillons qui s'avancent ; ton labour signifie : Je crois au recul de l'ennemi ; je crois à la moisson française ; j'ai semé, mon mari moissonnera. » Et cependant les taubes ronflent dans l'air et le vent ramène sur la semeuse la fumée noire d'un obus tombé à l'orée du bois voisin, visant la 11e batterie du 47e d'artillerie.

8. Déplorable point de chute

Vic-sur-Aisne pendant trois ans a vécu sous les obus. Les maisons tombaient les unes après les autres souvent avec des victimes. Pendant un office du dimanche un obus éclate dans la cheminée de la cure ; une avalanche de fer et de moellons tombe sur le fourneau de la cuisine et terrorise la vénérable cuisinière, qui remontait de la cave pour attiser le feu.

Cette explosion devait coûter la vie au vénérable doyen de Vic-sur-Aisne ; elle avait « soufflé » toutes les tuiles de la toiture ; quelques jours après un orage épouvantable survint pendant la nuit, le vieux prêtre surpris dans son lit par le sac d'eau prenait le mal qui devait l'emporter après quelques semaines d'une admirable résignation. Fidèle aux quelques paroissiens restés à Vic, fidèle à sa belle église, il était impassible au milieu des ruines ; un jour même je le trouvai tout souriant, quand une grêle de shrapnels lui venait en aide pour cueillir ses prunes.

Les aumôniers ont reçu de ce prêtre éminent un concours empressé et généreux ; avec les troupes ils ont bénéficié de son zèle et de ses vertus ; lui aussi est tombé au champ d'honneur.

La résidence de Vic a été pour nous, aumôniers, un centre de vie religieuse incomparable ; nous en parlerons plus au long. Disons, dès maintenant, que ce séjour nous a permis d'atteindre chaque dimanche toutes les troupes du front et du « petit repos ». Disons que l'église de Vic a reçu dans ses belles nefs des auditoires admirables, que la table sainte a vu des communiants innombrables et que les voûtes ont retenti des refrains populaires de nos cantiques nationaux à rendre jalouses les cathédrales. Reconnaissance infinie à tous les soldats, sous-officiers et chefs, qui nous ont puissamment aidés dans notre tâche, persuadés qu'il fallait mobiliser toutes les énergies !

9. L'arrivée du 54e régiment territorial

Le jour de la Toussaint, arrivait au 7e corps le 54e territorial, régiment de marche, composé surtout des montagnards du Doubs. Avec une foule de Comtois, je suis allé à sa rencontre, sur la route de Valséry. Le vaillant colonel Brenet commandait le régiment ; quand les colonnes se sont rencontrées,

une commune joie se peignait sur tous les visages
les fils retrouvaient leurs pères, les amis se donnaien
l'accolade, et les Comtois se sentaient plus « pays
que jamais ; accueil plus chaleureux n'est pas pos
sible. A Saint-Pierre-Aigle, à Montgobert, la mêm
scène se renouvelait.

Je retrouvais un Bisontin que j'avais quitté e
soutane, et qui, à ce moment, avait deux galon
sur ses manches ; j'ai nommé le vaillant abbé Rémond
Futur commandant, il aura la « mitraille » ; aprè
la guerre, prêtre, il recevra la « mitre » comme évêqu
inspecteur à l'armée du Rhin, où, comme toujour
il honore la Comté.

De très nombreuses notabilités de Besançon e
des environs faisaient penser aux anciens régiment
de provinces.

Les nouveaux venus étaient heureux de salue
les gens du 7e corps qui avaient encore au front le
lauriers frais de la Marne ; ils s'attendaient à les voi
tellement accablés par le succès qu'ils ne pouvaien
cacher leur étonnement de nous trouver aussi alerte
qu'eux-mêmes.

Notre étonnement, mêlé d'admiration, n'étai
pas moindre, de voir ces anciens arrivant gaîmen
au front, pour prendre rang parmi l'active, écoutan
sans broncher les échos du canon, qui, déjà, saluai
leur venue.

Le lendemain, à Ambleny et au Pressoir, ils de
vaient recevoir les premières marmites.

CHAPITRE XVI
Les aumôniers

---

1. L'aumônerie initiale

L'aumônerie militaire pour l'exercice du culte aux armées, pour les besoins spirituels des croyants, pour nourrir les âmes de ceux qui vont au sacrifice, répondait à de telles aspirations qu'elle a été créée officiellement dans toutes les armées du monde. Elle donnait satisfaction aux vœux des familles, des soldats, des blessés, des chefs. Elle était nécessaire aux funérailles. Elle a vengé la France des calomnies de l'ennemi qui criait partout : « La victoire de la France, c'est la défaite de la foi » ; il osait dire : « de Dieu ».

Malheureusement les aumôniers titulaires semblaient devoir être uniquement occupés à enterrer les morts ; ils n'étaient point attachés aux postes de secours ni aux ambulances, mais aux divers groupes de brancardiers.

Le système des adaptations finit par l'emporter sur les projets mal conçus qui surtout ne cadraient pas avec la guerre de stagnation.

2. La chapelle portative

Les chapelles réglementaires fournies par le service de santé avaient l'importance d'une véritable sacristie. Elles semblaient plutôt destinées à des services funèbres, elles étaient inutilisables pour le service des troupes à travers le secteur.

Les chapelles portatives, don des œuvres de charité françaises, furent accueillies avec une extrême faveur ; réduites, avec tous les ornements et accessoires nécessaires, aux dimensions d'une valise ordinaire. C'était bien la chapelle portative ! C'était le rêve ! Quels immenses services elles ont rendus ! Reconnaissance infinie à tous les bienfaiteurs qui nous ont dotés de ce précieux moyen de faire de toute caverne un cénacle pour des millions de soldats ! Ils ont déjà eu leur part de toutes les grâces obtenues en ces heures bénies où tant de prières montaient au ciel.

3. L'aumônier désiré par les familles

Nous avons entendu les applaudissements des pères et des mères au départ : « Bravo, les prêtres ! nous vous confions nos enfants ! »

Les innombrables lettres des familles adressées aux aumôniers sont la preuve irréfutable de la popularité de notre présence aux armées.

La forme change avec les craintes ou les angoisses, mais toutes les lettres se résument dans ces lignes : avant la bataille : « Remplacez-nous auprès de notre enfant. » Après la bataille : « Pas de nouvelles de notre fils ; s'il est blessé, visitez-le, consolez-le ; le savoir fidèle à ses devoirs, voilà notre espérance. »

Après la nouvelle fatale, la pauvre mère d'un aviateur nous écrivait : « Excusez-moi si je vous demande tant de choses, si vos recherches sont pénibles, si vos souvenirs sont difficiles à recueillir, mais il me semble que ce sera pour moi la prolongation de la vie de mon cher enfant, depuis que j'ai reçu sa dernière lettre. »

Un père de famille m'envoyait ces lignes : « Nous avons la terrible certitude, notre enfant est mort ! Ce qui importe à sa mère et à moi c'est de savoir s'il est mort en bon Français et en bon chrétien ; nous aurons ainsi l'espérance du revoir éternel. »

4. Le prêtre aimé du soldat

Dans la pensée de beaucoup, le prêtre à la caserne devait devenir le « sel affadi ». Il est devenu « le sel qui empêche la corruption », parmi les millions d'hommes mobilisés. Le temps ayant déjà malheureusement familiarisé les esprits avec la suppression des immunités, le prêtre resté au village, seul de son âge parmi des vieillards, des femmes en deuil et des orphelins, aurait perdu sa popularité. Dieu a permis que le bien triomphe du mal.

Il faut avoir vécu dans l'ambiance de la grande guerre pour savoir combien notre ministère était volontiers accepté des soldats. Croire que le poilu du front était l'homme amoindri moralement que certains écrivains ont enlaidi est une erreur et une calomnie. La capote de boue couvrait des cœurs délicats et sous le casque l'esprit français couvait ses étincelles.

L'aumônier trouve surtout sa place parmi les blessés ; c'est là son champ d'action le plus normal ; aux tranchées quand arrive l'obus fatal, aux postes de secours des régiments pendant l'action, aux ambulances quand les majors font l'impossible pour arracher les héros à la mort qui les guette.

« Va chercher l'aumônier, dit un ami à son camarade, si tu ne le trouves pas, tu diras une prière sur ma tombe. »

« Quand un de nos camarades est touché à mort, disait un incroyant, nous n'avons rien à lui dire que des mensonges ou des niaiseries ; si un curé arrive c'est une autre affaire ; avec leurs vieux souvenirs de catéchisme, ils ont de quoi converser pendant des heures ; ça vous remonte un homme si bien qu'il expire tranquille sur sa paille. »

Ce que représente l'aumônier pour les soldats blessés, c'est le clocher, la famille. L'un d'eux me disait : « Je vois en vous mon père, ma mère, mes frères, mes sœurs. » Puis ses yeux se fixèrent sur moi, un sourire passa sur ses lèvres tremblantes, il ajouta : « Pour eux tous, je vous en prie, monsieur l'aumônier, enbrassez-moi ! » Pauvre petit ! je me penchai tendrement vers lui, je lui donnai le baiser qu'il me demandait, il me le rendit en ajoutant : « Pour tous les miens que vous consolerez. »

Un jeune « joyeux » exprimait la même pensée, à sa façon boulevardière : « Il paraît qu'on ne veut pas donner de curé aux joyeux : c'est dégoûtant ! Pourtant, puisqu'on se fait tuer comme les autres, on a droit de s'en aller proprement comme les autres. » Son vœu fut exaucé.

5. L'aumônier réclamé par les chefs

Les chefs de groupe échelonnés sur le front ou égrenés dans les bois nous demandaient des prêtres-soldats qui devenaient des « sources de forces » dans leurs unités. Partageant souvent les mêmes corvées que les poilus, les hommes, même incroyants, les enveloppaient de respect ; leur service consciencieux transformait à la longue la défiance en estime et l'estime en véritable affection.

Le prêtre-soldat disait la messe dans une cabane au front ; il portait la communion à la veille d'un coup de main ; au premier signal il était près du blessé ; celui-ci venait-il à mourir, le prêtre-soldat, l'étole sur sa capote de boue, devant la fosse ouverte, où descendait le corps sanglant du camarade, avec la branche verte mouillée d'eau bénite, bénissait les restes sacrés de l'humble héros et il mettait pieusement deux branches de bois mort sur sa tombe. Le prêtre-soldat était le vrai curé du secteur.

Oui, le rôle des aumôniers était apprécié des chefs. Quand, après des mois monotones, après des assauts infructueux qui nous laissaient le même horizon, la même lèpre des champs rouillés, quand les nuits lugubres se succédaient avec les mêmes explosions, les mêmes sifflements, les mêmes souffrances, les mêmes insomnies, quand l'insecte noir, le cafard, passait sur la tête de nos hommes et y pénétrait, quand il fallait obtenir à certaines heures un maximum d'énergie, souvent un officier venait nous dire : « Il importe que tous, nous, dans nos ordres du jour, vous, dans vos allocutions, nous fassions passer un souffle de victoire sur la tête de nos poilus. »

En ces moments j'entendais un général me dire :
« Votre parole a une portée plus efficace que toute
parole humaine, elle vient de plus haut. »

6. Quelques traits significatifs

Prendre un contact intime avec les hommes, voilà
quelle a toujours été la loi de l'apostolat. Avant la guerre
nous les trouvions éloignés de nous par l'application
d'un système progressif de séparations. Mais les intentions mystérieuses de la Providence déroutent toutes
les prévisions humaines. Les lois militaires incorpo-
rant le clergé ont puissamment aidé l'Église à sortir
de la difficulté. Vêtu comme les soldats, portant le
même sac, soumis aux mêmes fatigues, nourri du même
pain, vivant la même vie, le prêtre a vu l'intimité se
produire et le même mot revenait sur les lèvres de
tous ses camarades : « Ah ! si tous étaient comme toi ! »
Et plus ils en voyaient plus c'était les mêmes. Il fallait se rendre à l'évidence, les curés n'étaient pas
ce qu'on pense. « Si ma fille se confesse, disait Jules
Simon, j'aime autant que ce ne soit pas à un caporal. »
Il avait tort. Ces simples soldats, ces sous-officiers
prêtres ont trouvé des pénitents, mangeurs de curé,
qui se font une gloire de devenir de pieux mangeurs
de « bon Dieu ».

Le colonel de P... vint un jour me trouver à la sacristie de Cœuvres et me fit cette confidence : « Ne
soyez pas étonné si je vous fausse aujourd'hui compagnie. Je tiens à donner à nos hommes la preuve de ma
confiance en nos prêtres-soldats. Après la messe, je
vais demander à l'un d'eux d'entendre ma confession ;
je m'agenouillerai devant lui, au bout d'un banc, sans
plus de gêne. »

Je fus témoin de cette scène édifiante et je reçus, quelque temps après, les impressions du colonel: « Ce prêtre brancardier, me dit-il, m'a confondu par sa délicatesse. Comme, après ma confession, je m'attardais à parler de choses étrangères à ma conscience : Veuillez m'excuser si je vous interromps, me dit le jeune prêtre, en ce moment, les rôles changent, ce n'est plus à genoux que vous pouvez me parler et ce n'est plus assis que je dois vous entendre. »

Le colonel voulut savoir quelles fonctions remplissait avant la guerre ce confesseur intérimaire : « Curé d'un simple village de l'Ain. »

Combien de traits pareils on pourrait raconter sur nos curés de campagne ! Nos anciens séminaires n'avaient pas craint d'imposer l'externat dans nos villes avant les engagements solennels ; le clergé était nombreux alors ! les conditions nouvelles subies par l'Église, sûrement plus troublantes, seront compensées par des grâces divines spéciales à notre temps et permettront aux prêtres de mieux descendre dans l'âme moderne, dans l'âme populaire.

Les curés sac au dos en temps de guerre ont conquis de vive force l'estime de leurs adversaires. L'un d'eux ne disait-il pas, scandalisé : « Ces c... là ! ils font exprès de se faire tuer ! »

7. Il faut réfuter les objections

Rompre la glace immédiatement avec nos hommes était mon habitude. Une familiarité de bon aloi ouvrait les cœurs et permettait de jeter quelque lumière dans les jeunes âmes souvent ignorantes. Nos soldats se plaisaient à me poser des questions avec une curiosité taquine.

A la sortie de Vic, vers Saint-Christophe, un de nos hommes du génie sort d'un groupe et vient à moi sur la route avec quelques camarades.

« Aujourd'hui, me dit-il, le bon Dieu doit être bien embarrassé, quand il entend les prières venant à la fois des Français et des Boches.

— Cher ami, quelle est votre occupation ? — Vigneron. » M'adressant au voisin : « Et vous, camarade ? — Laboureur.

— Eh bien ! Tous les ans, quand un vigneron demande à Dieu le soleil, le laboureur demande la pluie. Voilà des milliers d'années que Dieu entend des prières opposées et, grâce à sa Providence le monde ne s'en porte pas plus mal. Je vais, moi aussi, vous poser une question, dis-je à mon jeune interlocuteur, soyons francs : avez-vous fait votre prière, ce matin ? — Non, monsieur l'aumônier ; c'était pour vous taquiner que je disais cela.

— Mon ami, tirez la leçon de votre objection. En bon Français, mettez dans la balance quelques *Ave* pour faciliter la besogne du bon Dieu. »

Un shrapnel tombant sur le groupe sans nous atteindre donnait immédiatement une preuve de la protection divine.

8. La soutane ; l'apparition du calot

Au mois d'octobre 1914, je mettais mon chapeau de côté et je plantais « crânement » mon « calot » sur ma tête. Une ceinture de cuir me serrait les reins. Ma soutane effilochée, diminuée de trente centimètres, non par snobisme, laissait voir des jambières neuves qui achevaient ma tenue mi-sacerdotale, mi-guerrière.

J'avoue qu'ainsi costumé j'osais à peine franchir la porte de la ferme et paraître au milieu des soldats.

En effet, je vis clairement que j'excitais la curiosité, bientôt suivie d'un sourire passant sur les lèvres où éclosait une approbation sympathique. La guerre de tranchée devait bien davantage modifier la tenue des poilus eux-mêmes ; avant tout, il fallait être pratique. Déjà, les Boches nous avaient devancés dans l'art de camoufler les hommes et les choses.

Nous avons eu l'occasion d'entendre les appréciations des aumôniers des armées alliées sur leur costume. Ils avaient reçu l'uniforme des officiers à deux ou trois galons. Ils nous ont avoué leur regret de n'avoir pas, comme nous, conservé la soutane.

La paternité de l'aumônier remplaçant le curé du village apparaît plus difficilement sous l'insigne de l'autorité, si douce soit-elle ; les hommes, alors, sont tentés de mesurer le respect au chiffre des galons ; tandis que sous le costume du prêtre, à qui Dieu lui-même a donné des galons, ceux de sa souveraine paternité, le soldat reconnaît l'apôtre, qui a reçu la plus haute mission, l'apôtre à qui Dieu a dit : « Celui qui t'écoute, m'écoute » mais aussi à qui il a dit : « Souviens-toi que je ne suis pas venu pour être servi, mais pour servir ».

Si, un jour, Jésus, le modèle des prêtres, s'est élevé au-dessus de ses frères, c'est sur la croix !... mourant pour eux !

CHAPITRE XVII

Les ambulances

---

1. Leur origine

Les ambulances sont des hôpitaux ; mais, le nom l'indique, des hôpitaux qui se déplacent.

C'est l'asile des blessés, en attendant la guérison, la mutilation ou la mort.

Je ne crois point sortir de la vérité en disant que la parabole du bon Samaritain est bien la leçon de charité divine qui a créé, à travers les siècles, une sollicitude toujours plus grande pour les victimes, souvent innocentes, de la guerre.

Quelle image plus fidèle des fonctions de l'infirmier que celle de cet homme qui, trouvant sur sa route un blessé étranger à son pays, s'en approche, verse de l'huile et du vin sur ses plaies, les bande et, ayant mis le blessé sur sa monture, le transporte dans une hôtellerie, se chargeant de son entretien ?

Est-il plus exacte description du service de santé et des ambulances ?

« Allez et faites de même », avait dit Jésus ; sa parole a été entendue.

« Oui, Seigneur, nous envelopperons de soins, de délicatesse, de charité, toutes les victimes des batailles. Nous le ferons d'autant plus volontiers que, dans chacune d'elles, nous verrons votre divine personne ; dans leur chair meurtrie, nous verrons la vôtre, celle qui a été flagellée et écrasée pour nous sur le chemin du Calvaire. Les blessés ont imité votre exemple, ils ont été obéissants, jusqu'à la mort, la mort qui perce les pieds, les mains, le cœur ! Leurs membres sont vos membres. »

Les ambulances, dans la guerre de mouvement, sont improvisées ; ce sont des grottes naturelles, des fermes, des maisons spacieuses. Dans la guerre de stagnation, ce sont des abris souterrains pour les premiers soins et, à l'arrière, de véritables villages, composés de tentes Bessonneau, spacieuses et confortables.

Les blessés qui s'accumulent dans la nuit aux postes de secours, aux ambulances, n'ont plus qu'un nom : « victimes » ; ce mot dépasse tous les titres, j'allais dire tous les grades.

Enfin, les brancardiers sont arrivés sur le lieu des rencontres.

Le transport en brancard, la voiture sanitaire, dans les boyaux tortueux ou sur les routes défoncées, c'est encore un chemin de croix ; mais sentir que les blessures par où la vie s'en va, sont fermées, c'est déjà une délivrance ; les pauvres poilus ont l'impression de sortir d'un cercueil, de reprendre rang parmi les vivants ; ils jouissent plus doucement que jamais de la vue d'une fleur ou d'un rayon de soleil, du souhait d'un ami.

L'ambulance est encore un champ de bataille entre la patience et le mal, entre le désespoir et la résignation.

Je dois à la vérité de dire que nos blessés sont aussi beaux dans l'humble endurance de la douleur que dans les assauts qui les faisaient monter sur l'autel du sacrifice. Chose extraordinaire, remarque digne d'être étudiée, au milieu de tant de mutilés, de tant de martyrisés par le fer ou les gaz, je n'ai jamais entendu de plainte contre la guerre ! Au début surtout, le peuple regardait les blessés comme des êtres sacrés, ils le méritaient. Souffrir pour une noble cause est donc une grande joie de conscience ? Je me trompe, j'ai entendu des plaintes ; elles ne venaient pas de blessés français, mais bien des indigènes, sensibles comme des enfants.

L'ambulance est, pour les blessés légers, un lieu de méditation joyeuse sur la blessure rêvée ; c'est là que les grands blessés s'accoutument courageusement à la résignation en face de leur vie amoindrie. C'est là que les mutilés se demandent quel sera le travail possible de l'avenir ; la guerre, en somme, ne sera jamais finie pour eux.

2. Hôtels, villas, ateliers, châteaux deviennent des lieux de souffrance

Les ambulances s'installent partout. Il y en a une à la verrerie, une dans la villa Farou, rue de Fontenoy ; une à l'hôtel de la Place ; une à Montoye, etc... La visite fréquente des aumôniers s'impose en ces asiles de douleurs ; c'est un superbe champ d'action. Une liberté suffisante nous est laissée partout. Le plus souvent, nous trouvons le meilleur accueil des majors. Les blessés aiment nos visites ; la France entière passe là, à chaque instant, une figure

s'illumine ; j'entends les poilus qui m'annoncent :
« C'est l'aumônier de Besançon! » Il y a tellement
de Bisontins ici que je puis me croire à l'hôpital
Saint-Jacques. Parmi les milliers de soldats qui ont
passé au cercle militaire, combien me rappellent
avec joie les défaites qu'ils m'ont infligées au billard !
Combien me rappellent les saynètes dont ils étaient
les acteurs ! Pendant près de dix ans, trois cents hommes étaient réunis au cercle de la rue des Martelots
chaque dimanche soir. Avec ces connaissances, la
glace est vite rompue ; la parole du prêtre succède
facilement à la parole de l'ami, car, surtout à la guerre,
l'oreiller du doute ou des regrets n'est pas bon pour
ceux que la douleur torture jour et nuit. Le blessé
qui veille aime sentir sa conscience en paix.

Le bombardement de Vic-sur-Aisne

Le mercredi 16 juin 1915, j'avais fait, à l'ambulance Farou, la distribution des menus objets envoyés
de Besançon ; je distribuais d'excellents cailloux
de la Loue, qui ne se mangent qu'en temps de guerre,
aux blessés de l'ambulance 12/11 ; il fallait si peu
pour faire plaisir ! Nous étions en train de raconter
l'accident des soldats du 54e à Bonval, fossoyeurs
tombant tués sur les cercueils qu'ils allaient descendre dans la fosse, quand, soudain, un bruit de tonnerre retentit ; la maison tremble ; une pluie de ferraille s'abat sur la galerie vitrée où nous sommes ;
les coups se suivent ; les blessés sont anxieux ; si,
du moins, ils étaient protégés ! Un homme apparaît : « Vite, une auto, pour transporter ici les grands
blessés de l'infirmerie du 54e ! » Je monte à côté

du chauffeur. Arrivés sur la place, en face des tilleuls,
au débouché de la rue de Fontenoy, le chauffeur
hésite ; la place est couverte de tuiles brisées, de
débris, d'arbres mutilés ; il reste là ; mais un piéton
passe où ne passe pas une voiture. J'aboutis à l'hôtel-
infirmerie. Le spectacle est navrant. De gros obus
sont tombés sur le pavé de la rue et, dans leur effet
rasant, ont balayé tous les passants sur un large péri-
mètre. J'administre le lieutenant-payeur Géhin,
qui meurt sous mes yeux ; le lieutenant Griffont
est blessé grièvement : « Moi, ce n'est rien, me dit-il,
mais c'est ce pauvre ami ! » On apporte des blessés
tombés un peu partout, du 42e, du 352e, etc... Un
soldat fut atteint par ricochet, même dans une cave !
Mon ministère fut opportun.

Le docteur Bourdin, médecin-major du 54e, touché de mon arrivée dans son infirmerie, non seulement n'a pas voulu tenir secret son sentiment de
reconnaissance, mais a trouvé des complices en
haut lieu pour que, sur la soutane d'un prêtre, un
ruban rouge en perpétue le souvenir.

3. Les fantaisies des projectiles

L'ambulance offre les plus curieux phénomènes,
les plus étranges fantaisies de la balle ou des
éclats.

C'est un de mes « pays » qui, à l'ambulance de la
sucrerie, me raconte son aventure : « J'étais à la
tranchée ; je sens subitement une douleur à la joue ;
j'ai l'impression d'une dent arrachée qui se pose sur
ma langue ; je crois l'expectorer ; c'était une balle
à bout de course qui épuisait sa force en me trouant

la joue. » Et il sortait la balle, serrée soigneusement dans son portemonnaie.

C'est un capitaine du 47e d'artillerie, que je trouve la tête bandée ; une balle a traversé le crâne, de part en part, en arrière des yeux. Il retrouvait sa batterie, moins d'un mois après, entièrement guéri.

Hélas ! ce qui me causait une impression douloureuse, c'était la persuasion des grands blessés de n'avoir que « des bobos ». L'un de ceux-ci, mon compatriote, le ventre perforé par un énorme éclat d'obus, se promenait à l'infirmerie du 54e, dans une agitation extrême. En ces cas-là, toute boisson est défendue. J'entendrai toujours sa supplication : « Allons, monsieur l'aumônier, on est « pays », vous n'allez pas laisser mourir de soif un enfant de Vauvillers. » Je le contentais en humectant ses lèvres avec un linge mouillé ; mais, jusqu'à sa mort, l'incessante demande m'était adressée : « Vous n'allez pas laisser mourir de soif votre « pays » ! Pauvre martyr ! Du moins, lui n'a pas eu l'éponge de fiel sur les lèvres ! Que Dieu ait son âme !

4. Belle parole et beau chant

Les mots chargés de courage ne se comptent pas. D'un poilu dont on coupe les chairs déchiquetées sans être endormi, à qui le major s'adresse en voyant la douleur peinte dans ses yeux : « Vous souffrez beaucoup ? — Ce n'est rien. On a fait de la bonne besogne ; on leur en a fait prendre ! » Inutile de commenter.

Dans les ambulances, les médecins du corps et les médecins de l'âme se suivent ; les remèdes spirituels sont infaillibles ; il suffit de vouloir guérir.

Nous ne ressemblions pas à Ruth dans les champs de Booz ; nous ne glanions pas, mais nous moissonnions à pleines mains.

Souvent, nous voyions un chapelet accroché au pied du lit.

Une messe fut même célébrée en une baraque, une messe sans aumônier. Voici comment.

Un petit sergent, ainsi que ses camarades, trouvant que le culte manquait depuis trop longtemps dans leur salle, se sont dit : « Si Dieu est au milieu de ceux qui prient, il est plus sûrement au milieu de ceux qui chantent ! » Et voici notre jeune sous-officier qui se met à chanter la messe entière, des *Kyrie* à l'*Agnus Dei*, avec tout le charme de sa jolie voix !

Il avait donné la preuve de son double amour de Dieu et de la patrie ! Il portait la croix d'honneur sur sa poitrine et sur son corps cinq blessures dont plusieurs encore saignantes. Un célébrant pareil est assez rare ; cette messe laïque a eu certainement un joyeux retentissement dans le ciel même.

5. Les agonies aux ambulances

Hélas ! même aux ambulances, la mort n'a pas dit son dernier mot ! Il est des baraquements, véritables antichambres de cimetière, tristes laboratoires de la mort, où gisent ceux que l'on appelait à voix basse les *morituri*, ceux que la mort a marqués, comme les arbres que le forestier a frappés de sa cognée pour être abattus.

Pauvres morts des ambulances ! Ils sont plus à plaindre que les camarades expirant sur le champ de bataille. Ceux qui meurent dans l'âpre lutte ont rendu coup pour coup ; ils sont étendus sur un terrain conquis, jonché des cadavres de l'ennemi ; ils respirent encore les fumées enivrantes de la lutte géante ; ils entendent les bravos des aïeux sortant des sillons pour les féliciter de leur bravoure. Et puis, la voûte des cieux n'est-elle pas plus consolante que la triste toile d'une tente où se mêlent les odeurs étranges, nauséabondes, faites des vapeurs échappées des bocaux pharmaceutiques, exhalées des sanies, pénétrées des relents de chairs mortes ? En pleine campagne, l'âme prête à s'envoler vers l'infini trouve déjà des points de repère dans le soleil du jour ou les étoiles de la nuit.

Il est vrai cependant qu'on entendait aux ambulanlances des mots qui condensaient des réflexions prolongées, des acquiescements sublimes ; c'est ainsi qu'un jour, j'entendis un jeune blessé de Xertigny-en-Vosges m'appelant pour me dire avec un bon sourire, maître de la douleur : « Monsieur l'aumônier, j'ai une grave nouvelle à vous apprendre : ce soir, je vais voir le bon Dieu ! »

Ému aux larmes, je ne pus que lui répondre : « Cher ami, que votre bon ange vous conduise ! Vous prierez pour la France !... »

Quelles paroles d'héroïsme et de piété dont les ambulances ont gardé le secret !

L'âme retournée à Dieu peut souffrir sans son corps ; elle souffre ainsi au purgatoire. Ici-bas, ce n'est pas l'âme seulement qui endure la douleur, c'est le composé humain, c'est l'âme et le corps ; c'est l'homme dans sa chair spiritualisée. Aussi, cette chair a une part dans le sacrifice accepté et c'est ce qui la rend sacrée ;

c'est ce qui donne au sang une valeur de rédemption :
Sine effusione sanguinis, non fit remissio.

La souffrance dont se prévaut la cendre humaine lui confère le droit de retrouver son âme en lui disant : « Nous étions deux à la peine, nous devons être deux à l'honneur. »

Noble chair humaine ! a-t-elle été assez mutilée, assez broyée, assez humiliée ? Après la peine, la gloire ! C'est justice.

CHAPITRE XVIII

Les deux attaques

---

1. L'attaque du 12 novembre 1914

La veille de l'attaque du 12 novembre 1914, j'ai eu l'insigne plaisir de passer quelques instants dans le petit quartier de Sacy, avec les assaillants du lendemain ; j'ai eu surtout la très pieuse satisfaction de voir le R. P. Humbert et de recevoir ses dernières confidences dans l'escalier d'une maisonnette où grouillaient, joyeux, les assaillants de demain. Ces confidences-là sont de celles qui pénètrent le cœur encore plus que le cerveau ; la rencontre d'un ange doit produire des émotions semblables ; qui sait ? un saint qui va volontairement se jeter dans un assaut mortel, n'a-t-il pas une grandeur que n'a pas l'immortel ? J'entends encore, en sortant de ce confessionnal de guerre, un escalier croulant, ce mot d'adieu : « Et maintenant, monsieur l'aumônier, je dois l'exemple à mon secteur. Comme Dieu voudra ! mais allons-y gaiement ! »

A 8 heures, le 12 novembre, la 14ᵉ s'élance brillamment avec les sapeurs de la compagnie 7/11, porteurs de charges allongées.

Le 42ᵉ arrive crânement jusqu'aux réseaux allemands sous un feu à bout portant.

Le 35ᵉ progresse dans les tranchées de Chevillecourt. Devant Saint-Victor, le 60ᵉ fait un bond et est balayé sur le plateau ; une partie de ce régiment saute dans une tranchée allemande vers le petit bois ; le 44ᵉ, à Sainte-Léocade, avance de 300 mètres.

Mais les feux croisés de mitrailleuses nous contre-battent, et les batteries du Tiolet, du Bout-de-Vaux bouleversent tout le front et causent de lourdes pertes.

Cette journée a coûté 900 hommes à la division, dont le courage méritait une meilleure chance.

Ils y sont allés gaiement, les gens de la 14ᵉ division. Le P. Humbert avait tenu parole. Avant de mettre le pied sur l'escalier d'assaut, l'intrépide religieux donne l'absolution à ceux qui vont mourir ; il sort le premier et soulève sa section en disant : « Et maintenant, les amis, en avant, c'est pour la France ! »

Ils font trente pas, ils sont fauchés devant Saint-Victor.

Heureux les absous à ce moment suprême ! Ils ont leur feuille de route pour le ciel. Déjà, les étoiles épèlent le nom de Dieu sous les yeux des agonisants. La sainte médaille, donnée par la mère en partant, vaut mieux pour eux à ce moment que tous les louis d'or ; ils la baisent et balbutient pieusement la prière apprise sur les genoux maternels : « Sainte Marie, Mère de Dieu, priez pour nous, pauvres pécheurs, maintenant... à l'heure de notre mort... Ainsi soit-il ! » Les lendemains, j'ai vu les corps inertes parmi les barbelés et les herbes brisées.

Impossible d'aller chercher ces camarades, pas plus

la nuit que le jour, sous la mitraille incessante de l'ennemi. Quelles agonies dans cet enfer !

Huit jours après l'attaque, me montrant un cadavre à travers une meurtrière, un officier me disait : « Hier, ce soldat que vous voyez, près de la touffe de luzerne, a encore levé son bras !... sans que, depuis le 12, nous ayons entendu la moindre plainte... » Qui nous dira les pensées du pauvre martyr !

Il semblait à quelques sentinelles que certains corps avaient modifié leur position, qu'ils étaient plus sanglés dans leurs capotes... Etait-ce illusion ? Etait-ce réalité ? Dieu seul le sait. Lui seul a pesé les mérites de tant d'indicibles souffrances ! Si la cendre du bois brûlé a encore une activité dans la nature, combien plus ces holocaustes dans la surnature !

Quelques semaines après l'attaque, la nuit, des hommes rampaient sans bruit jusqu'aux cadavres, ils les entouraient de fils de fer qu'ils déroulaient en se retirant et, de la tranchée, ils ramenaient à eux les corps des camarades et les inhumaient. J'ai pu présider les obsèques de l'un d'eux, un Comtois. Sous la gelée, le corps était resté absolument intact. Mais hélas ! dans ces parages de Saint-Victor, les morts n'étaient pas plus tranquilles que les vivants ; enterré dans le petit bois de pins, il était déterré le lendemain par un obus qui faisait deux nouvelles victimes.

A l'autre extrémité du secteur, vers Vingré, le courage de nos hommes est aussi magnifique ; là, tombe un jeune héros, notre compatriote.

Le sous-lieutenant Grenier vient de recevoir son grade d'officier, la veille même de l'attaque. Un camarade fait allusion à la cérémonie traditionnelle : « Quand est-ce qu'on lave ces galons ? — Ah ! répond le jeune sous-lieutenant, je crois que ce sera dans le sang. »

Pénétré de la difficulté de l'assaut, dans cette matinée sombre, humide, mélancolique de novembre, le lieutenant s'agenouille avec un ami, officier comme lui. Ce que fut leur prière ? la dernière ! Nous le pouvons présumer par le sang-froid, la volonté de devoir, qui vont suivre.

Le sous-lieutenant Grenier prend lui-même un fusil, il enroule son chapelet à son poignet et va joindre l'exemple au commandement. L'heure rouge venue, il gravit le premier l'escalier d'assaut ; il part à la tête de ses hommes ; il avance ; il fait cent cinquante pas, quand il tombe frappé à la tête, mortellement. Un soldat se porte à son secours, il est tué ; l'aide-major Aubertin, avec des infirmiers du 42e, s'en va sous les balles, à sa recherche ; deux soldats sont blessés ; mais ils ramènent le corps du jeune héros, qui sera inhumé à Vic-sur-Aisne.

Il y avait alors, à la tête du régiment, un colonel qui me disait : « Il faut que mes hommes soient blessés à la face et non dans le dos ! »

Les crêtes de l'Aisne sont à nous au prix d'un héroïque effort. Les nombreux cimetières de Montaigu à Sainte-Léocade disent assez les sacrifices consentis : combien de fosses éparses à travers les champs ! Combien de fois je me suis agenouillé en récitant les versets de mon *De profundis !*

2. L'attaque du 12 janvier à Soissons

Avant la bataille de Crouy, du 12 janvier 1915, j'avais visité des compagnies du 60e à Montoye. Un capitaine, au milieu de ses hommes, me demande de l'entendre : il enlève son képi et se confesse avec un sans-gêne impressionnant : « Nous allons donner un coup de main à Soissons ; j'ai besoin d'y aller la conscience nette. »

Hélas ! mon groupe ne part pas ! Le canon tonne à l'est ; des bataillons s'en vont là-bas, vers l'Aisne débordée ; ils stationnent en face d'une attaque effroyable de la côte 132 ; ils reviennent vers Saint-Pierre-Aigle ; ils repartent sous la pluie, dans la soirée, vers le champ de bataille, sans que les soupes, mijotant sur les feux de bois mouillé, puissent être absorbées. Ils entrent en contact avec l'ennemi avant que le petit jour ait paru, sans précision possible sur les positions respectives. L'ennemi a beau jeu : à la force, il ajoute la ruse. A mon pénitent de Montoye, suivi de sa compagnie, un qui-vive s'adresse : « France officier ! — Avance au ralliement ». Le capitaine s'avance et un feu nourri de mitrailleuses boches le fauche, ainsi qu'un grand nombre de ses hommes. Nos régiments se replient sur l'unique pont de l'Aisne bombardé. Ils ont des tués, perdent des prisonniers et sauvent à grand'peine des compagnies harassées de froid, de faim, de fatigues. Soissons est gardé, l'honneur nous reste.

Pendant ce temps, un obus de 210 tombe sur une grotte, devenue le P. C. de l'état-major du 60e ; officiers et soldats sont écrasés. Quelques hommes se retirent des décombres ; ils entendent un cri sublime qui s'élève de l'horrible tombe des ensevelis : « Vive la France ! Adieu ! »

Qui ne comprend tout ce que des combattants mettent dans ce cri du cœur, avant de fermer leurs lèvres pour toujours !

« Vive la France ! la France des héros et des saints ! la France de la liberté et de la justice.

« Vive la France ! la France attaquée, la France de la Marne, la France immortelle ! »

Vive la France ! c'est le cri d'amour.

Adieu ! c'est le cri d'une espérance infinie !

Adieu ! nous retournons à notre père céleste ; notre âme retourne à sa source divine.

Adieu ! camarades du 60e, de la 14e, portez notre tendresse à ceux de chez nous : fiancées, femmes, enfants, sœurs, père, mère !

Adieu ! c'est le cri du revoir : « Nous nous retrouverons au ciel, où l'amitié ne connaîtra plus l'horreur des séparations ! »

Adieu ! c'est le cri de fidélité au régiment : « Adieu ! camarades, nous restons avec vous ! nous combattrons avec vous ! Nous planerons sur vous avec les saints et les héros de chez nous, jusqu'à ce que vous ayez bouté l'ennemi hors de notre terre sacrée ! Adieu ! »

3. L'attente douloureuse sur la terre sanglante

Toute avance se paie cher ; tout coup de main exige des victimes. Le blé tombe sous la faux et ne souffre pas ; l'homme tombe sous le fer et se tord de douleur ; la terre boit du sang. Ils sont là, les pauvres poilus, sur le sol tremblant ; les balles suivent les balles par milliers ; heureux qui peut se traîner au premier trou d'obus ; plus à plaindre celui que la douleur cloue aux sillons malaxés, aux emblavures desséchées, aux luzernes hachées, à la dure rocaille où traînent les barbelés.

Seules, attendries, les herbes humides de rosée offrent quelques gouttes aux poilus que la fièvre échauffe.

La douleur s'incarne dans les chairs des blessés, dans leurs membres qui s'ankylosent ; vont-ils rester là jusqu'au matin, comme des plantes sous les gelées ?

Souvent, les soldats tombés sont côte à côte ; leur conversation est pleine d'angoisses.

« Les brancardiers vont-ils venir ?

— Ils ne peuvent nous atteindre que la nuit.

— Qu'elle est longue à venir !

— Camarade, tu n'entends rien ? tu ne vois personne venir ?

— Je sens que je m'en vais ; je perds tout mon sang.

— Pourvu qu'ils nous trouvent !

— J'ai soif... je n'y tiens plus... j'étouffe... mon Dieu, délivrez-moi ! »

Tout à coup des obus sifflent, éclatent et ensevelissent les voisins du point de chute.

On entend des râles, sous la terre secouée ; puis, les plaintes s'éteignent ; la terre retrouve son immobilité ; les pauvres blessés sont enterrés vivants ! !... et dire que ceux qui restent sur le sol envient la délivrance des trépassés ! !

Mais les étoiles germent dans le ciel ; les explosions s'espacent ; les troupes couchent sur leurs positions ; on entend des pas ; des ombres s'avancent ; voici les brancardiers !

4. L'abbé April tombe au champ d'honneur

En avril 1915, je vais à Vingré, en balade ordinaire, sous un ciel clair que noircissent subitement

les nuages enragés des shrapnels ; je vois le village
à travers les reliefs des batailles : la lèpre des herbes
rouillées, les jardins saccagés, les arbres morts.
Contraste étrange : on entend des refrains goguenards
et joyeux qui s'échappent des masures et des cagnas,
et cette bonne humeur a, sur le moral, la douce influence d'une fleur sur les yeux ; quelques chry-
santhèmes ont échappé au massacre, vrai sourire
de Toussaint, un peu grave ; puis, sur le plateau,
à notre droite, des lambeaux de nuages sortis des
bouches à feu traînent dans l'air.

C'est bien ici le cimetière des morts inconnus ;
à peine une inscription est-elle gravée que les balles
la mordent.

En entrant à Vingré, pauvre hameau agonisant
dans sa combe morose, j'apprends la mort de l'abbé
April, tué à sa tranchée, en administrant un camarade. Le vaillant abbé Doncœur, aumônier résident,
averti, est déjà sur les lieux. Je gravis le coteau,
j'arrive au plateau, escaladant les obstacles. Tout
à coup, apparaissent trois porteurs, pliant sous le
poids du cadavre de l'infirmier prêtre. Je réclame
l'honneur de prendre un bras du brancard, en avant
avec l'abbé Doncœur. L'abbé April a la carotide
coupée ; son sang chaud s'accumule sur la toile du
brancard et, dans les secousses, coule en filet sur
nos soutanes, vivante étole, rouge ornement de l'office
des martyrs !

Ainsi, la mort s'avance à travers les champs redevenus sauvages, passant entre les charrues rouillées,
sur des chemins ravinés, parmi des chicanes de fils de
fer barbelés ; seuls, quelques rares sifflements de balles
rompent tristement le silence de cet apparent désert.

La mort fait son entrée au village de Vingré entre des murailles écroulées d'où sortent des hommes boueux qui s'alignent et font, avec une gravité inaccoutumée, le salut militaire.

Et, jusqu'au cimetière, c'est la même émotion, c'est le même respect devant ce prêtre tué, porté par deux prêtres. Chaque poilu qui passe salue avec un pieux respect le «curé sac-au-dos» mort pour la France.

L'aumônier de la brigade m'a prié de venir, le lendemain, présider les obsèques de l'abbé April et des deux soldats tués dans la même tranchée.

L'office réunit officiers et soldats disponibles au petit cimetière. Voici les quelques pensées que j'ai développées devant les trois cercueils.

« La France ne vit que de ce qui se passe au front. A l'appel de la patrie, toutes les classes de la société ont compris leur devoir. Le clergé français, oubliant les immunités traditionnelles dont il jouissait jadis, s'est mis sans murmurer à la disposition de l'armée.

« Jamais, dans l'histoire, on n'a vu pareille fidélité du clergé à la cause nationale.

« Un des spectacles les plus émouvants a été celui des groupes de prêtres et de religieux, arrivant aux casernes en soutane, venant de toutes nos provinces, des cinq parties du monde, se mettre à la disposition de l'armée. Ils sont là, dans tous les rangs, qui leur sont assignés, et ils y font bonne figure ; ceux qui m'entourent aspirent à vivre au front ; les bataillons les reçoivent avec empressement.

« Il a suffi de quinze jours passés au 42ᵉ régiment pour que l'abbé April fasse la conquête de l'estime et de l'affection de tous.

« Il a donné sa vie mortelle pour assurer l'immortelle vie de son camarade.

« Ce cercueil de prêtre, entre deux cercueils de soldats tués ensemble, en ce lieu, à cette heure où les fumées des projectiles de l'ennemi s'élèvent du vallon, parle plus éloquemment que toute parole.

« Je comprends l'émotion des troupes de Vingré, hier, à notre passage. Des préjugés tombaient, la vérité apparaissait, une ère nouvelle commençait.

« Rien ne séparera plus ce que l'amour et la mort ont uni, l'enfant du peuple et le prêtre.

« La terre de France vient de communier, en buvant leur sang mélangé, au fond des tranchées.

« De ces trois cercueils que nous bénissons, sortira l'immortelle fraternité des fils de la plus belle patrie qui soit au monde. »

Qui aurait pensé alors que la haine des partis pourrait un jour nier ces immolations et traiter d'embusqués ceux qui vivaient volontairement sous le souffle perpétuel de la mort !

5. Hymne à la petite croix de bois des tranchées

Voici les tranchées funèbres, creusées sur les derniers champs de bataille où les morts ont été enterrés. Ce qui, de loin, paraît être une végétation est une défroque d'uniforme qui se déteint ; ce qui paraît être une fleur épanouie est un lambeau de pantalon rouge ; ce qui paraît être une racine d'arbre est un membre humain desséché. Il suffit, du reste, de respirer pour se convaincre qu'on traverse un ossuaire.

Parmi tous ces débris sur le passage de la force

brutale, on voit sur les talus deux vulgaires bois morts, maintenus en croix par un fil de fer ; ils suffisent pour faire passer sur ce chaos un rayon de printemps, un rayon d'espérance. Les restes d'un soldat sont là et, mourant, il a dit : « Je crois à la vie éternelle ! »

O petite croix de bois ! plantée sur l'humble calvaire d'un talus de tranchée ! Je te salue. Toi seule es ma lumière dans la nuit de mes pensées. Je te salue. Tu es plus belle, sur ce tertre sanglant, que les croix d'ivoire aux murs dorés des salons.

Quel est donc ce mystère ? La première page de la Bible l'éclaire.

Dans l'Eden, l'arbre du mal, à la sève luxuriante, aux fruits veloutés, qui fascinent les yeux, qui attirent la main d'Eve curieuse et tentée par Satan, l'arbre du mal fait succomber Adam lui-même et cause la mort de l'humanité.

Sur le Golgotha, l'arbre mort de la croix, avec son fruit, avec l'Homme-Dieu, le nouvel Adam, fruit vivant, chair expirante, chair expiatrice, que la nouvelle Eve, sa Mère, offre à Dieu sans se plaindre, l'arbre mort de la croix a rendu à l'homme la vie divine, la vie éternelle.

Admirable mystère de la Rédemption ! La sève de la Croix ne vient pas d'en bas, mais d'en haut ; elle ne vient pas de la terre, mais du ciel ; cette sève, c'est du sang, le sang d'un cœur divin, versé par un amour infini pour tous les hommes !

O pauvre petite croix de bois des talus de tranchées ! Je te salue ! Tu engendres la volonté de souffrance et de sacrifice des baptisés !

De cette tranchée funèbre, tu fais une avenue

plus glorieuse que celle des capitales, une avenue qui se prolonge sous l'arc-en-ciel des jours d'orage, arc plus beau que ceux du Forum.

O croix ! Salut, mon unique espérance ! Comme le Christ est ressuscité, les soldats inconnus qui dorment à ton ombre connaîtront l'aurore d'un jour qui n'aura pas de crépuscule (1) !

(1) 1914. 12 novembre, général Nivelle, 27e brigade : 19 novembre, général Faës, 28e brigade ; 19 novembre, général de Villaret, 7e corps d'armée.

CHAPITRE XIX

Les divers incidents de tranchées

LES INCIDENTS HUMORISTIQUES

Le rire est humain ; la gaîté est bien française ; il
ne faut pas s'imaginer qu'elle avait fui la ligne de feu
elle-même. On se faisait, de temps en temps, une pinte
de bon sang, avec les incidents survenus à la tranchée, incidents qu'on se racontait, le soir, dans les
cagnas, pour mêler aux pensées ou aux rêves ce je
ne sais quoi, ce contraste entre la réalité et l'idéal, qui
amuse l'esprit et met du rire aux lèvres.

Voici quelques échantillons.

1. Les fantômes

La visite des aumôniers au front était toujours
bien accueillie ; elle était utile aux hommes ; elle
était utile aux aumôniers.

Le 9 mars, j'emporte ma valise bourrée d'objets,
l'habituel bazar venu de Besançon. Je goûte toutes
les nuances de l'amitié auprès de notre 60e à Fontenoy,

Un adjudant m'accompagne, pour me montrer
les nouvelles installations, les gabions succédant aux
tranchées ; puis, le pré succédant aux gabions.

« Vous avez une compagnie sur le bord de l'Aisne ? dis-je à l'adjudant ; où allons-nous passer pour la visiter ? — Sur le pré. — Mais, ce bois, à gauche, à qui est-il ? — Aux Boches. — Cette colline ? — Aux Boches. — Alors, en plein jour, où passez-vous ? — Sur le pré. Pour un bonhomme ou deux, ils ne tirent pas. »

Notre conversation est entendue par les soldats du poste, qui esquissent un fin sourire. Je comprends que, pour eux, une hésitation resterait incomprise et que mon désir de voir une compagnie ne doit pas s'éteindre pour si peu.

Aussi, avec l'aimable adjudant, parmi les pâquerettes, l'herbe naissante, sous un soleil radieux, le long du fil de fer conducteur dans la nuit, sans autre bruit que celui des alouettes qui s'élèvent en spirales dans l'azur infini, j'arrive à l'Aisne, dont les flots calmes possèdent déjà tant de secrets de la guerre.

J'arrive au bon moment, pour mêler mes vœux à ceux des officiers d'une compagnie qui célébraient la fête de leur capitaine ; on pouvait encore, en ce moment, faire son marché sur place et moins cher qu'aux marchés couverts, moins cher qu'à la place Labourée de notre vieux Besançon. On raconte à ce dîner une bonne histoire de la veille. Nos soldats, de garde, la nuit, venaient d'entendre une vive fusillade allemande sur l'Aisne. Ils étaient en éveil. Les yeux des sentinelles fouillent le courant et les bords de la rivière ; ils voient descendre lentement une barque, avec des passagers mystérieux. « Qui vive ! » Silence. Les trois sommations sont faites ; même silence ; les balles sifflent... la barque avance toujours ; les passagers sont impassibles, toujours debout ; la fusillade continue, nourrie, jusqu'à ce que la barque, amenée à la rive par le courant, fût capturée par nos hommes... Ils trouvèrent dessus... des fantômes ! La gaîté ne perd jamais ses droits, même en guerre.

2. De la poudre aux moineaux

Quelquefois, les incidents revêtaient un caractère d'une ampleur bruyante et d'un effet qui n'était pas à dédaigner. Faisant une tournée habituelle vers Sabran-le-Fortin, Fontenoy, je suis averti d'avoir à regagner mon groupe, car l'orage va gronder.

Quelques minutes après, la musique du 60e régiment fait retentir les collines de Fontenoy de la sonorité de ses cuivres ; les échos de la *Marseillaise* envahissent subitement les tranchées boches. Violente émotion de l'ennemi. Les Français vont attaquer. Les coups de téléphone chez les Allemands, se poursuivent de P. C. en P. C. L'artillerie est avertie ; il faut faire un tir de barrage immédiat sur les tranchées françaises. Des milliers d'obus de tous calibres remuent la terre de notre secteur. Le tour est joué ; nos tranchées étaient évacuées, nos soldats bien terrés. Résultat : à peine quelques blessés légers chez les curieux ; mais alors, grand massacre de tétraèdes, de barbelés, de ribards ; en fait, les Boches les ont payés, par leur dépense de munitions, des milliers de fois leur valeur ; on m'a dit : 3.000 obus sur nos lignes. C'est autant de poudre aux moineaux.

3. A la fortune du pot

Est-ce un scandale de dire que nous avons connu, de temps en temps, même au front, pour entretenir le moral, la chaleur communicative des banquets ?

Aux guitounes se pratique une hospitalité généreuse. L'occasion fait souvent l'invitation ; c'est un colis de Besançon ; ce sont des perdrix fuyant les marmitages et tombant sous le simple bâton d'un poilu ; c'est une pendaison de crémaillère (on changeait si souvent de domicile) ; c'est la fête d'un ami ; c'est un galon cousu sur la manche, etc., etc.

Certain capitaine avait coutume de dire au cuistot, à mon arrivée : « Voici l'aumônier, vite un pochon d'eau dans la marmite ! » Manière de dire. J'aime cette simplicité. Mais le cuistot veut toujours, même surpris, faire un ordinaire extraordinaire ; sans doute, s'il frappe du pied la terre, il n'en sort pas des truites, mais quelques vieilles sardines de réserve qui jouaient leur rôle admirablement.

4. Orage en plein soleil

Un beau matin, le vaillant abbé Guéguen, mon collègue, vient me prendre pour rendre visite au G. B. C., à Montigny-Lengrain. Avril a semé de la joie sur tous les sentiers des champs ; il en a fait éclore aux moindres brins d'herbe, aux branches des buissons et des bois.

Il y a de la joie pour les yeux, pour les oreilles, pour le sang, pour l'âme elle-même.

C'est, partout, une ivresse de vie montante, colorée, chaude, embaumée. On sent le Créateur.

Aux pieds du coteau de Montoye, la route fait une courbe accentuée. Un poteau se dresse à notre gauche avec cet écriteau : « Vu de Saint-Victor. » Celui qui profane ce beau nom, c'est le croquemitaine boche.

« Voulons-nous prendre le raccourci ?

— Ce n'est pas la peine. Il y a deux mois qu'ils ne tirent plus ici.

— Nous faisons du noir sur du blanc ?

— C'est l'affaire de trois minutes, la route est si belle ! »

Le tournant est passé, quand un colis d'artillerie nous arrive en droite ligne. J'ai le temps de préférer un fusant à un percutant. On serre les épaules, une explosion, un crépitement de balles sur la route, nous enveloppant.

Indemnes tous deux, Dieu soit béni ! Pas accéléré vers le bois ; nouvel arrosage bien inoffensif sur les arbres paragrêles. C'est absolument la chasse à l'homme à longue distance.

A mon retour, j'ai voulu revoir les points de chute. J'ai ramassé sur la route une poignée de balles devenues hémisphériques sous la violence de la projection, bien supérieure à celle des premiers shrapnels d'Alsace, dont nos hommes plaisantaient.

Je me disais : « Tombées sur des crânes, ces balles seraient-elles ainsi aplaties ? » La réponse était à nos ambulances.

5. L'aventure d'un capucin

A Chevillecourt, un bon coup de feu m'a valu une invitation qui mérite d'être racontée.

Un lieutenant du 54ᵉ me prie de venir manger un lièvre avec l'officier du secteur. — « Quel jour ? — Venez jeudi. — Pourquoi pas demain ? — C'est qu'on ne l'a pas encore ! — Diable ! C'est une raison, alors ? — Voici : il est tombé devant les tranchées boches ; nous ne pourrons l'avoir que cette nuit. — Il faut inviter le capitaine C., qui est à l'Étoile ? — Parfaitement. »

Je rédige la lettre au nom du lieutenant. « M. C., nous aurons, jeudi, un capucin à notre table ; venez donc lui tenir compagnie. On causera. Veuillez, etc... »

Le jeudi, je descends le boyau de Chevillecourt ; une agréable odeur de civet se répand dans le secteur. Le lièvre est pris ; le lièvre est cuit.

A midi, point de capitaine. En son absence, nous faisons l'éloge du gibier et du cuistot.

Intrigué de cette absence, je passe à l'Étoile, pour en savoir la cause.

« Eh bien ! mon capitaine, pourquoi n'êtes-vous pas venu ? — Si encore on m'avait dit le nom de ce capucin ! De quelle province est-il ? — De la province de Chevillecourt-Vingré. C'est un lièvre ! — — Un lièvre ? Vous avez mangé un lièvre sans moi ? »

Et la main crispée sur sa jeune tête déjà chauve, le capitaine arrache son dernier cheveu.

Ceci est une malice ; son désespoir venait d'avoir manqué une réunion d'amis. Ne va-t-il pas m'accuser d'indiscrétion ?

6. Une désertion en plein jour

Toute la France vivait au front ; si les hommes, en m'abordant, me demandent : « Quoi de nouveau ? », moi-même, je m'enquiers de ce qui a pu les intéresser dans leur vie monotone. Les moindres événements les mettaient en gaîté : C'était à Saint-Victor. Un pépère du 54ᵉ me raconte en ces termes une bonne histoire :

« Figurez-vous, monsieur l'aumônier. qu'hier, à l'arrivée du vaguemestre, nous avons été témoins d'une scène tragi-comique. J'arrive à mon secteur de Saint-Victor. Je vois mes camarades, sentinelles à leurs meurtrières ; chacun dit son mot : « Je n'en vois point. — Je l'ai vu sauter près des barbelés. — Je le vois, je le vois. » Je veux mettre mon grain de sel dans l'affaire : « Mais tirez donc ! » (C'est toujours le pépère qui parle.) Le vaguemestre me fit deux yeux qui semblaient me dire : « Imbécile ! »

« Qu'était-il donc arrivé ? Une chose bien simple : le vaguemestre remettait un mandat de vingt francs à un poilu ; la feuille, reçue maladroitement, saisie par un coup de vent subit, est emportée par-dessus le talus, vers les Boches. Nos bonshommes, touchés de cette perte comme de la leur (c'était bien un peu la leur, car, au front, on n'est pas communiste, mais on est partageux), nos bonshommes poursuivaient de leurs yeux le mandat infidèle. Le mandat fut payé quand même, par le vaguemestre confiant et, le soir, le déserteur était ramené en ligne par un intrépide poilu. »

7. Un simple soldat plus fort que Cambronne

Le fameux mot de Cambronne n'a pas nui a la célébrité du vaillant général, au contraire. Un de nos hommes est allé plus loin en hardiesse et ne s'est pas contenté d'un mot.

Aux tranchées, les soldats faisaient volontiers des paris, comme les enfants, ne reculant pas devant une audace inutile, croyant leur honneur engagé. (En guerre, y a-t-il une audace inutile ?)

A l'Étoile, un pari est fait entre camarades. La tranchée boche est à 70 mètres, on y veille jour et nuit. Un vieux loustic du 54e veut gagner sa gageure ; il escalade prestement le talus des meurtrières, se plante sur le sommet, irrévérencieusement accroupi, le dos tourné contre les Boches ! en plein jour !

Les supplications des camarades partent de tous côtés : « Descends donc vite ! C'est idiot de se faire tuer comme ça ! »

L'impassible parieur reste en position pendant les soixante secondes fixées et redescend triomphant, aux applaudissements des joyeux copains.

Évidemment, ça s'arrose ! mais ça pouvait être avec du sang.

Pourquoi les Boches n'ont-ils pas tiré, eux si prodigues de leurs projectiles ? Est-ce ahurissement ? est-ce inattention ? on n'a pu le savoir. Je doute que le geste du brave poilu lui donne une célébrité semblable à celle de Cambronne. Il n'y visait pas, le brave homme.

8. L'esprit spontané de nos ennemis

Quand l'Italie s'est enfin décidée à sortir de sa neutralité, ce fut une véritable allégresse, un notable réconfort. De petits drapeaux aux couleurs italiennes ont été plantés, aussi avant que possible, entre les lignes. Dans l'entonnoir mitoyen que j'ai visité avec intérêt, la sentinelle française se fit un malin plaisir d'annoncer la nouvelle à la sentinelle allemande. La réponse fut pleine de suffisance, mais ne manquait pas de crânerie : « Un de plus, un de moins, ça nous est égal. » La riposte nous avait d'abord étonnés par son laconisme martial, mais quand nous avons su qu'elle n'était qu'une petite leçon apprise par cœur et répétée sur tout le front nous avons reconnu le système allemand : faire marcher et parler des automates.

L'ennemi usera de ce stratagème pour styler les soldats prisonniers dans les interrogatoires.

9. Face à face dans l'entonnoir

Dans une de mes promenades aux tranchées, entre le centre B et Vingré, une sentinelle m'arrête et me dit : « Monsieur l'aumônier, voulez-vous voir l'entonnoir ? — Où est-il ? — Entre les lignes. — A qui est-il ? — Il n'est à personne ; ou plutôt il est à nous et aux Allemands ; nous occupons un coin de trou et le Boche un autre coin en face ; notre sentinelle est à plat ventre, gardant le côté France ; on y pénètre par ce conduit souterrain. » Et me voilà, soutane relevée, sanglée, me traînant comme un ver sur un espace de vingt mètres.

Enfin, une faible lueur apparaît ; je pose la main sur le pied de la sentinelle ; je reçois, en pleine tête, le recul du bonhomme qui m'interpelle à voix basse : « Qu'est-ce que tu viens f.. ici ? Déjà la relève ? — C'est l'aumônier qui vient vous serrer la main... »

Il fait machine en arrière, je me retire également : « Pardon, monsieur l'aumônier, causons tout bas ; Fritz, en face, est peut-être éveillé ; si vous voulez jeter un coup d'œil, je vous cède ma place. » J'accepte ; je fais ici comme les lézards, je montre à peine ma tête au bord du trou. Je jette un coup d'œil ; je vois, ...sans voir... de la terre, de la terre remuée qui ne me dit rien qui vaille. Que dis-je ? Il faut que ce sol soit bien précieux pour que nos hommes en gardent un maigre morceau jour et nuit avec tant de patience et tant de souffrance ! ! ! — Un adieu discret ; une poignée de main humide et grasse, et je suis revenu, comme les tramways, machine en arrière, mué en un paquet de boue. J'avais donné une minute d'entr'acte à un brave poilu.

10. Beaucoup de bruit pour rien

Les incidents variaient à chaque promenade au front. J'allais visiter le 35ᵉ où était, en première ligne, mon gosse de neveu, fortement émotionné, avec quelques camarades, par la chute d'un minnen. C'est là, je crois, qu'un sergent a courageusement coupé la mèche d'un de ces monstres, avant l'explosion. J'étais accompagné d'un prêtre soldat, l'abbé N... qui voyait le front pour la première fois et s'extasiait devant de pareils travaux. Nous revenions et avions déjà atteint la seconde ligne, conduisant à Vingré, et déambulions entre les murs de terre rouge, humant délicieusement un air ensoleillé d'avril.

Nous étions seuls, bien seuls, inoffensifs, quand une « bamboula » de tous les diables s'abat sur nous.

Sautant à droite, sautant à gauche, escaladant les éboulis dans la fumée, dans les éclaboussements de terre pulvérisée, nous donnions l'idée de deux lapins pourchassés, tournant dans le même cercle ; ils auraient moins sué ; mais ils n'auraient pas fait des bonds plus réussis. Les Allemands croyaient-ils que les secondes lignes étaient comme les leurs, très garnies ? Ou bien voulaient-ils se débarrasser de leur camelote ? En tout cas, les obus se réduisaient en une poussière noirâtre, qui n'a pu que détériorer le gland de mon chapeau, sans qu'un fil de soie fût perdu : mon jeune compagnon les avait récoltés sur mon camail avec un soin touchant. Arrivés au P. C. du 35ᵉ, comme le colonel s'étonnait que nous ayons pu revenir indemnes, j'étais heureux de faire la différence entre notre surprise accidentelle, comme serait un orage, et la marche en avant, à découvert, marche ordonnée, consentie, persévérante, de nos régiments de la 14ᵉ division, sous les barrages des 210, sur la terre secouée, tremblante, pulvérisée, tandis que retentissent, mêlés à la rafale, ces mots simples et sublimes : « Suivez... faites suivre !... » et cela jusqu'à la vue de l'ennemi, jusqu'à l'assaut final !... A chacun le sien.

11. Un parlementaire

On raconte une tentative d'entente pour enlever les morts. Si mes souvenirs sont précis, voici comment les choses se sont passées. Un Allemand est sorti de la tranchée avec le drapeau blanc du parlementaire. Arrivé à mi-chemin entre les tranchées, il montre un pli, avec un geste signifiant qu'il doit le remettre à un Français. Nos soldats se regardent, hésitants ; enfin, l'un d'eux s'avance et prend le pli ; chacun s'en retourne à sa tranchée.

Les Allemands demandent un gradé du secteur, en vue de conclure une sorte d'armistice local pour enterrer les morts ; un lieutenant se présentera le soir, à telle heure, pour régler les conditions.

Le soir, le lieutenant allemand arrive sur le terrain ; les fusils se taisent ; le gradé français n'a pas pris au sérieux la démarche. Il est perplexe ; mais il ne faut pas qu'il soit dit que nous sommes terrés par la peur ; le gradé escalade le talus ; il s'abouche avec l'officier prussien, qui, parlant français, engage la conversation et offre du tabac. Il entend, pour réponse, ces mots qui sont tout un poème : « Merci, nous avons de tout en abondance. » Les deux interlocuteurs ont échangé leurs pensées sur les possibilités de la demande et son exécution, et ils se sont séparés élégamment, mais sans accolade.

Le gradé français rendit compte de l'aventure à ses chefs.

L'autorité, en général, se défie de ces arrangements privés ; elle ferme les yeux sur les tacites pactes pour l'utilisation d'une source mitoyenne à des heures successives. En principe, ils sont défendus. Mais quand il n'y a pas absolue nécessité, il est mieux de ne pas amollir l'esprit de guerre par ces contacts, en particulier avec les Allemands qui ont l'habitude de cacher leur vrai dessein sous des prétextes fallacieux ; c'est ainsi qu'ils peuvent avoir connaissance des régiments qui sont devant eux, sans avoir recours à un coup de main, toujours onéreux.

INCIDENTS SÉRIEUX ; QUELQUEFOIS GRAVES

1. On ne se dérange pas pour si peu

La tranchée de première ligne s'élargit quelquefois et devient un véritable « corps de garde » où, sur un chalit peuvent dormir une dizaine d'hommes. Le passage reste libre, fermé seulement à l'entrée et à la sortie par une toile de tente que l'on écarte de la main.

J'arrive à l'une de ces chambres rustiques où dorment, à poing fermé, une demi-douzaine de territoriaux du 54e, exténués par un travail de nuit. « Arrêtez-vous un instant, monsieur l'aumônier, me dit la sentinelle, debout devant une meurtrière ; ça cogne ! »

Ca cogne, en effet, si dru, si proche, et si drôlement qu'on a l'impression d'un carambolage dans les sapins, avant l'explosion. Le sol tremble ; la cagna craque ; les éclats frappent violemment les rondins qui supportent le palais des poilus.

Impavidum ferient ruinæ : le salpêtre a beau tonner, les arbres peuvent tomber, la mort a beau menacer, le poste reste dans un calme absolu ; à peine, entre les explosions, entend-on le ronflement d'un pépère.

Cependant, un gros montagnard, la tête emmitouflée dans un foulard, se frotte les yeux et, d'une voix de rogome, lâche ces simples mots : « Les salauds! » Il se retourne sur le flanc droit, la tête bien appuyée sur son sac, et se rendort avec le calme d'un enfant au berceau.

Impressionné par l'impassibilité de ces hommes, je dis au guetteur : « Pourquoi ne les avertissez-vous pas du danger ? la toiture, ici, est tellement légère ! — Monsieur l'aumônier, on ne se dérange plus pour si peu, à quoi bon ? Deux copains, hier, ont été tués en s'éloignant ; à la garde de Dieu ! »

Si l'esprit de guerre n'est pas là, il est inutile de le chercher ailleurs.

2. L'incursion de Saint-Victor

Dans une attaque subite de l'ennemi aux tranchées, entre Autresche et Sainte-Léocade, un petit poste fut fait prisonnier. Des hommes et un officier furent tués en organisant la défense, qui consistait à faire la part du feu en élevant un mur de sacs à terre au bon endroit, et en se fortifiant derrière.

On eut l'impression d'une attaque en règle sur nos territoriaux, qui étaient seuls en ligne.

L'appel des troupes de secours fut pressant, la dépense d'obus considérable aux frais des Boches effrayés de la résistance et pour nous.

J'ai voulu visiter, avec le capitaine Rémond, nos nouvelles positions, peu différentes des anciennes. Je trouvai une fourmilière de jeunes poilus qui gardaient un silence de Thébaïde. Ces petits bleus n'avaient pas l'air de « s'en faire » ; loin de penser à la grenade dont l'explosion aurait massacré cette jeunesse, ils avaient la tentation d'enlever le béret de Fritz derrière les sacs, à la pointe de leur baïonnette.

Je ne crois pas avoir visité, pendant toute la guerre, un poste d'écoute plus rapproché de l'ennemi.

Il paraît bien que déjà, à ce moment, les Allemands

peuplaient davantage les secondes lignes que les premières.

8. Les bustes

En visitant les tranchées de Fontenoy, un adjudant me fait part de ses émotions récentes, dans une patrouille en terrain neutre. Il me disait : « Vous voyez Osly et ce petit bois ? Cette nuit, au clair de la lune, je suis allé jusque-là ; arrivé sur le bord d'une noue, une vision d'horreur me donna le frisson : deux bustes de soldats français émergeaient de la glace et, sur les capotes intactes, se dressaient des têtes décharnées ; de profonds et larges trous noirs, les yeux des morts, me fixaient, et il me semblait entendre une voix qui me disait : « C'est ici la pre- « mière ligne ; ils ne passeront pas ! »

Et le bon adjudant ajoutait : « Ce sont les corbeaux qui ont achevé l'œuvre de la mort. Il ne sera pas facile de retirer les corps de ces braves ; nous ferons cependant l'impossible pour aboutir. »

Et, méditant sur cette scène macabre, je me disais : « Il est permis de penser que les âmes obtiennent la faveur de venir au lieu où s'est accompli leur sacrifice ; elles ont pu laisser aux corps qui ont souffert avec elles je ne sais quelle vertu rappelant celle des reliques. En fait, ces morts ont monté la garde dans cette noue pendant trois ans sans que l'ennemi ait pu passer. »

Que sont devenues ces sentinelles avancées, quand les glaces ont desserré leurs étreintes ? Si les camarades n'ont pu les ensevelir, si les têtes sont restées droites sur les capotes, si les grands yeux noirs ont

continué à fouiller l'horizon, je me figure que la bonne
nature, amie des poilus, aux poussées de printemps,
a enveloppé ces reliques d'une couronne de nénu-
phars en fleurs ; je m'imagine que les fauvettes
de roseaux sont venues gazouiller quelques mélodies
plaintives qui, seules, ont rompu le silence de ces
lieux déserts.

4. Un service rendu par les Boches

En suivant la route de Chevillecourt à Haute-
braye, je trouvai un jour, à ma droite, une salle de
lecture en plein air. Des hommes du 352e l'occu-
paient. Ce petit coin était abrité par un rocher qui
servait d'écran contre la ferraille boche. Pendant
que j'échangeais quelques mots d'amitié avec les
camarades, un soldat signait sa lettre.

Tout à coup, un obus tombe sur la pointe du rocher
qui s'effrite dans un nuage de fumée et de poussière.

Que croyez-vous qu'il arriva ? Quand, indemnes
tous, nous avons pu nous y reconnaître, le petit soldat, le sourire aux lèvres, prenant sa lettre couverte
d'une jolie terre fine, la secoua simplement, en
s'écriant : « Ça tombe à pic ; ça servira de buvard ! »

Commentaires inutiles.

5. Le fortin

L'apprentissage de la guerre devenait la science
de la guerre de préservation. Au danger, les hommes
opposaient les gestes prudents. En avant du point
d'éclatement d'un shrapnel, l'arrosage en hémicycle
est dangereux ; en arrière, beaucoup moins ; trop

haute, la projection des balles est élargie et moins nocive ; trop basse, elle est tellement restreinte qu'elle n'opère qu'au point de chute.

Je n'ai pas vu éclater de shrapnel ni si bas, ni si proche, ni de si fort calibre qu'au Fortin.

J'allais à Sabran avec un adjudant du 60ᵉ ; tout à coup, le talus à notre gauche s'effrite au milieu d'une formidable explosion. Nous reculons d'instinct ; arrivés à la porte d'une cagna voisine, l'adjudant m'y précipite et, la main dans le dos, me fait dégringoler les escaliers en manière d'introduction : « Excusez ma brusquerie... » me dit-il. Il a à peine achevé ces mots, qu'un second shrapnel tombe au même endroit ! Les poilus, aux tranchées, se passent de l'élégance des gestes.

Il y avait, près de ce fameux fortin, un poste d'observation merveilleux, dans un bois très fourré, à flanc de coteau. On voyait, de là, les travaux de l'ennemi à 150 mètres au fond du vallon.

Deux Boches apparaissaient dans une sorte de lucarne assombrie ; les rangées de boutons se voyaient nettement et une certaine mobilité donnait l'apparence de soldats bien vivants.

Nous avons pensé que c'était des mannequins mis là pour exciter nos hommes à tirer, décelant ainsi l'endroit exact de notre poste d'observation que les Allemands voulaient prendre. J'ai pu me rendre compte de la valeur de ce poste qui, du reste, a subi un rude assaut quelque temps après, sans que les Boches puissent le garder longtemps.

6. Mineurs se faisant grises mines : une explosion

Les hauteurs de Fontenoy rivalisaient avec Vin
gré et Saint-Victor pour l'originalité des incidents.
L'emploi des mines était fréquent. Un mineur fran
çais et un allemand, donnant leur dernier coup de
pic, se sont rencontrés nez à nez ; ahuris tous les
deux, ils reculèrent d'épouvante. Malheureusement
l'officier français, venu pour constater le fait, a été
tué.

Nos hommes du génie nous ont raconté un épisode
émouvant, survenu entre Fontenoy et Vingré. Une
mine boche éclate directement sous un poste fran
çais. Huit hommes sautent en l'air, au milieu d'une
masse de terre malaxée. Ils retombent dans l'enton
noir. Lesquels, de nous ou des Boches, auront l'enton
noir ? Les balles passent jusqu'à la nuit au-dessus
des malheureux à moitié ensevelis. L'un d'eux a la
bonne pensée d'écrire, sur un bout de papier, ces mots
« Continuez cette nuit la tranchée jusqu'à nous,
camarades, délivrez-nous. » Il enveloppe à moitié
son papier d'une boule de terre humide et lance ce
massif message dans la tranchée française encore
intacte. Il renouvelle son appel en cas d'insuccès. La
réponse arrive par le même procédé : « Courage
camarades, on y va. » Sept rescapés regagnaient la
compagnie, hélas ! un soldat restait enseveli !

7. Un voyage mouvementé à Berry

La bataille de l'Aisne continue. Les Allemands
veulent à tout prix posséder les crêtes. Ils peuvent dé

penser une formidable provision d'obus pour arrêter nos réserves dans le vallon de Berry-Saint-Christophe.

La bataille fait rage sur le plateau. Le 24 septembre, vers 2 heures du soir, nous recevons l'ordre d'aller chercher les blessés avec nos voitures. Celles-ci se suivront de dix minutes en dix minutes.

Je pars en avant, disant mon bréviaire sous un radieux soleil ; une voiture passe ; je la rattrape à Saint-Christophe, où elle s'est arrêtée.

La ferme de Moufflay est en feu ; la ferme, disent les gens du pays, « de celui qui a inventé la charrue de l'Aisne » (1).

La lutte s'intensifie ; les explosions couvrent la crête ; six shrapnels arrosent le val à intervalles rapprochés, devant nous ; des aéros boches nous survolent. Cependant une deuxième voiture arrive ; les autres ne viendront pas. Nos conducteurs se demandent s'ils peuvent aller de l'avant. Je les encourage ; je monte et en route !

Nous poussons nos chevaux, déjà excités par les éclatements, qui continuent au-dessus de nos têtes. Nous faisons halte un instant sur le pont d'un ruisseau. A ce moment, arrive un vieux paysan qui a la main en sang ; il veut s'abriter sous notre voiture ; nous le prions de se réfugier sous le pont, car nous allons de l'avant. Arrivés aux premières maisons de Berry, nous descendions quand une grêle de shrapnels tombe sur nous ; quelques balles traversent la capote et, amorties, nous caressent les épaules,

(1) Charrue perfectiounée qui laboure beaucoup plus profondément que celle de Comté.

que l'on serre d'instinct. (Ce soir, nous les retrouverons sur le siège et la plate-forme de notre véhicule.) D'autres balles folles, tombant violemment dans la boue liquide du chemin, nous crépissent la figure, comme eût fait un gypseur avec son balai.

Aux shrapnels succèdent les gros obus des barrages de l'artillerie boche ; nous nous réfugions dans une masure, à droite, après avoir enjambé un soldat mort. Nous trouvons là quelques poilus du 42ᵉ de ligne, faisant la soupe. Nous demandons aux hommes pourquoi ils ne sont pas à la cave ; elle s'est effondrée sur les soldats qui s'y étaient retirés. Les obus, de minute en minute, arrivent par quatre, emplissant les vergers de nuages lugubres ; des bandes de pigeons affolés vont d'arbres en arbres foudroyés ; les « caffus » achèvent de briser les vitres ; avançant sur le seuil de la porte ouverte, nous voyons jaillir une flamme aux branches des noyers voisins, frappées par des balles explosives.

Assis sur un sac de pommes de terre à demi rempli, je lisais mon bréviaire. Jamais je n'ai mieux senti ma petitesse, ma misère et la grandeur de Dieu ; jamais je n'ai lu les versets des psaumes avec plus d'émotion. « Bienheureux ceux qui craignent le Seigneur, et qui espèrent en lui. Il est leur aide et leur protecteur. Ils ne seront pas confondus avant qu'ils méprisent leurs ennemis ! » Mon chapelet succède au bréviaire avec une attention qu'impose la gravité de l'heure : « Sainte Marie, mère de Dieu, priez pour nous, pauvres pécheurs, maintenant et à l'heure de notre mort. Ainsi soit-il ! » Les soldats, visiblement, se joignent à ma prière et leur silence, leurs conversations à voix basse semblent indiquer cette adhésion à l'acte de l'aumônier qui prie en leur nom. Ce sont les fidèles de nos offices de Vic.

Et le marmitage continue ; une couveuse, ordinairement si courageuse, affolée en ce moment pour ses poussins, se réfugie avec eux sur les plis traînants de ma soutane, semblant me demander aide et protection, sous un cataclysme encore inconnu dans sa vie de poule.

Pendant ce temps, le bon vieux, n'entendant pas le tintamarre, reste impassible, tisonnant, tandis que les hommes du 42e font passer des assiettes de soupe à toute la maisonnée en disant : « Si seulement nous pouvions en donner un bol aux camarades qui ont dîné avec les anges ! » Jolie expression qui a souvent son application.

Après deux heures et demie de cet enfer, nous pouvons aller à la recherche des blessés ; tandis que nous voyons se dérouler en descendant, blancs comme neige, « les fils de la Vierge », tandis que le soleil s'incline pour se coucher dans des nuages d'or, tandis que le croissant argenté de la lune s'élève au-dessus des collines encore épouvantées.

Les compagnies du 42e passent en file indienne vers le plateau que nous avons gardé.

Hélas ! nos deux voitures n'ont pu ramener que les plus atteints parmi les blessés ; et la bataille de l'Aisne n'était pas finie !

8. Un passant ne vaut pas un résident

Je revenais du centre B, aux cagnas coquettes, occupées par le 55e chasseurs ; j'avais jeté un coup d'œil, comme tout passant qui se respecte, à travers

les meurtrières, sur la pointe de la tranchée boche,
au bois de Chevillecourt. Là, les visiteurs aimaient
à se faire photographier... à huit mètres de l'ennemi ;
ce n'était pas sans charme, mais c'était sans danger.

Je pense prendre le boyau « Vers le Moulin » ;
j'aboutis à une impasse. Au moment où je faisais
volte-face, l'air se déchire ; des explosions se suivent;
des rumeurs se font entendre dans la tranchée occupée par les sentinelles ; j'accours ; je trouve le soldat Defrasne, du 54e, un Comtois, baignant dans son
sang, la carotide coupée.

Montagnard croyant, il se met en règle pour mourir, au milieu du silence recueilli de ses camarades.

Je cite ce cas, parmi cent autres, parce qu'il indique
l'opportunité de nos visites, le bon accueil de nos
hommes ; parce qu'il montre combien plus utile
est la présence permanente, sur la ligne de feu, d'un
aumônier de régiment ou de bataillon, pour parer
à tous les aléas de la vie de tranchée.

Cependant, les occasions ne manquent pas aux
aumôniers déambulant à travers le front, de se rendre utiles. En revenant de cette visite, un soldat
de passage m'avertit qu'un général est blesssé sur la
route de Saint-Christophe ; je vois bientôt, en effet,
une auto en mauvaise posture, et le général X...,
couché dans un fossé, sous le camouflage d'une haie ;
je suis vite rassuré quand, lui offrant une pastille,
il répond, le sourire aux lèvres : « Plutôt une cigarette ! » L'automobiliste a reçu des shrapnels en
pleine figure, sans que ses jours soient en danger.

9. Les généraux Maunoury et de Villaret

Le matin du 13 mars 1915, sur le plateau, entre Chevillecourt, tapi dans sa petite vallée, et Nouvron, dans son creux, le 42e gardait le front. Le général Maunoury, commandant la 6e armée, et le général de Villaret, inspectaient les tranchées, en avant des pins qui abritaient les villas champêtres du 55e chasseurs.

Un soldat du 42e les vit penchés en face d'une meurtrière pour sonder le mystère des positions ennemies ; sans hésiter, écartant les officiers d'escorte, il s'élance et crie : « Pas à ce créneau, mon général! » Trop tard, les mitrailleuses tenaient sous leur feu ces créneaux chaque fois qu'une ombre passait. Les deux généraux furent blessés.

J'ai pu voir M. de Villaret, resté à Ambélny. En vérité, la blessure, quoique grave, ne devait laisser qu'une feuille de laurier au front du vaillant commandant du 7e corps, auquel je suis heureux d'exprimer ici toute ma reconnaissance, pour l'extrême bienveillance qui, partout, a facilité mon ministère.

Une plaque commémorative avait été placée à l'endroit de l'accident ; elle a vécu ce que vivent les roses, l'espace d'un matin. Je l'ai vue quelques jours après sa pose, très amochée. Les Allemands utilisaient en ces parages les balles d'acier, qui perçaient les plaques blindées elles-mêmes.

10. Mon ordonnance en première ligne

Mon ordonnance, le brave J..., « une graine de l'Ain », voulut alléger ma charge d'objets destinés aux soldats du front et voir la « ligne de feu ».

Nous partons pour l'Etoile, entre Autresches et Saint-Victor. Les travaux d'approche l'intéressent vivement ; les détonations, les trajectoires d'obus lui donnent l'idée de la vie du vrai soldat, et comme ça chauffe en ce moment, il entrerait en enfer qu'il ne manifesterait guère plus d'étonnement.

Le 352ᵉ est au secteur, sur le flanc de la colline ; mon compagnon me questionne sur tout ce qu'il entend, sur tout ce qu'il voit. Les facéties des poilus, les enseignes des cagnas finissent par amener sur ses grosses lèvres un sourire : « Au chat qui fume », « A louer pour cause de départ », « Villa des lézards, les gaz à tous les étages » et, devant les meurtrières : « Fermé de midi à deux heures. »

A force de marcher en zigzag dans ces lignes brisées du front, mon ordonnance m'avoue son malaise : « La tête me tourne ; c'est comme si j'avais bu un coup de trop. »

Et voici qui n'est pas pour le guérir : deux obus explosent à dix mètres devant nous, dans la tranchée même ; un d'eux a passé par la meurtrière d'une cagna où écrivent deux poilus ; on entend des cris : « Ah ! les c... Je suis f... ». Les voisins (ils étaient alors côte à côte) retirent le plus blessé de la guitoune ; nous essuyons son visage d'où s'écoulent des filets de sang de plus de dix plaies heureusement peu profondes ; mon ordonnance, à genoux, est devenu vert ; le blessé

continue à lancer à l'ennemi ses invectives : « Ah !
les c... ». C'est une machine à crier ; ça le soulage.

Nous lui faisons remarquer que ses cris sont entendus de l'ennemi qui est à vingt pas et que c'est une
bonne occasion, pour les Boches, de nous envoyer
une nouvelle décharge ; il finit par le comprendre et,
convaincu que ses blessures ne sont que légères, il se
met à rire aux éclats, ce qui était aussi compro-
mettant ; on le fait taire ; alors, en sourdine, il reprend son refrain : « Ah ! les c... ».

Mon ordonnance a reçu le baptême de feu, mais il
n'est pas encore confirmé en impassibilité ; aussi,
un loustic, voyant son émotion, lui dit en riant : « Ça,
mon pauvre vieux, c'est un pot de fleurs ; c'est rien
à côté d'une caisse ! »

Je n'ai pas cru le moment venu d'expliquer à mon
ordonnance ce que c'était qu'une « caisse ». Hélas !
Il devait le savoir plus tard, fatalement.

11. Les deux doctrines se rencontrent

Dans les tranchées creusées en pleine rocaille,
à Sainte-Léocade, pendant des semaines, il a fallu
marcher sur ses genoux, ou courbé en faucille. Un
jour, je suis arrêté par un soldat, à l'accent faubou-
rien de la capitale ; assis sur un sac à terre, il écrit.
Levant la tête, il me plante ses yeux dans les yeux
et me dit : « Monsieur l'aumônier, voulez-vous me
donner deux minutes ? — Trois si vous voulez, mon
cher ami. — Votre présence ici bouleverse mes idées ;
vous avez devant vous, non pas un incroyant, mais
un homme hostile. Pour moi, jusqu'ici, pour mes camarades d'atelier, les prêtres n'étaient pas seulement des

êtres inutiles, mais nuisibles à la société, des ennemis aveugles du progrès. Ma femme a mes idées ; mes enfants ne sont pas baptisés et j'ai juré de vivre contre vous et de mourir sans vous. — Voilà une franchise qui est loin de me déplaire. — A votre passage ici, couché dans cette boue, sur cette rocaille, venu librement, à votre âge, rampant comme nous, je réfléchis malgré moi. De votre vieux sac sortent, pour les hommes, cent objets qui nous valent mieux que de l'or. Votre sac vide se remplit de nos lettres, qui arrivent vingt-quatre heures plus tôt, et abrègent l'attente de la femme et des enfants. Ce sont des actes, ces fatigues endurées pour nous ; ce n'est plus la parole de la chaire que nous regardions, excusez mon terme, comme un boniment intéressé. — Avez-vous entendu les prêtres parler pendant la guerre ? — Oui, j'ai voulu savoir ce que vous disiez aux hommes ; vous leur faites du bien. — Que reprochiez-vous aux prêtres pour les haïr ? — Je vous le disais, nous voyions en eux les soutiens des tares du passé, les ennemis des conquêtes populaires. — On vous a trompés ; vos pères de 1830 ont suivi un ami du peuple, Ozanam, ramassant un crucifix dans la boue en disant : « Voilà celui qui a le plus aimé l'ouvrier. »

J'ajoutais : « Notre Maître est un charpentier ; notre code du travail, dressé par le pape Léon XIII, étudié sans passion, ferait tomber tous les préjugés socialistes. — Pourriez-vous me donner les grandes lignes de ce code ? — Vous me prenez au dépourvu ; mais les bases de la doctrine de l'Église sur le travail sont connues : honorer le labeur, diminuer les besoins, mesurer les plaisirs, ne pas surmener la machine humaine et permettre à l'ouvrier de vivre convenablement avec sa famille. La part aux bénéfices, avec entente, n'est point exclue de la doctrine chrétienne. — Pourquoi, avec ces idées, dans la vie d'avant-guerre, ne vous êtes-vous pas plus approchés de nous pour nous éclairer ? — Parce qu'un abîme nous séparait ; parce qu'aucun effort humain ne pouvait le combler ; parce que la haine aveugle parlait plus fort que la raison. Cependant quelques prêtres ont affronté avec succès vos réunions. — Oui, je l'avoue, à la sortie de nos ateliers, il fallait à un curé de la crânerie pour passer à travers nos mépris. Aujourd'hui, après nous avoir visités ici, vous pourrez passer partout. — Plaise à Dieu, cher ami, que la boue des tranchées, qui efface toutes les boues, puisse aussi effacer toutes les erreurs et toutes les haines ! — C'est déjà un fait accompli en moi, je l'écris à ma femme, ce qui va bien l'étonner et, comme souvenir de notre entrevue, je voudrais que dans votre vieux sac, il y ait le moindre objet qui me deviendrait cher. »

J'étais absolument sans la plus humble médaille ; c'est un de mes regrets de la guerre de n'avoir pu retrouver mon loyal interlocuteur. A-t-il été tué ? Les adieux étaient si souvent les derniers !

CHAPITRE XX

Les repas

---

1. Le problème du ravitaillement

Le problème de l'alimentation devait se modifier quand arriva la guerre de tranchée ; celle-ci n'était pas prévue. On devait vivre sur le terrain occupé par les troupes, et le vin surtout n'entrait pas en ligne de compte. L'intendance fut obligée de pourvoir à tous les aléas : créer des parcs de bestiaux d'armée et de corps d'armée, utiliser les viandes exotiques frigorifiées. L'intendance s'est ingéniée dans l'art de transformer les déchets en approvisionnements de choix : les cervelles, les saucisses, les tripes à la mode « des camps ». La panification, ou fabrication du pain de troupe, fut aussi l'objet d'études progressives, qui ménagèrent aux combattants autre chose que la « boule de son ». Il y eut, bien, par exception, quelques moisissures qui n'auraient pas déparé du roquefort ; mais ce fut tellement rare que ce serait injustice d'en faire cas. Il ne faut pas oublier qu'on nettoya alors les greniers, et comment aurait-on pu éliminer les crottes séculaires des souris ?

2. Cuisines et cuistots

Le lieu du repas, dans la guerre de mouvement, ou dans les étapes, est varié à l'infini ; dans un village c'est la grange, ou, souvent, une chambre confortable ; dans les étapes, c'est le fossé de la route, c'est le vert gazon d'un talus, sous les aubépines ; c'est un verger à l'ombre des pommiers.

Entre deux pierres, le feu pétille ; les fumées montent ; la pitance en cuisson dégage des vapeurs qui font venir l'eau à la bouche. On n'est pas chez Vatel ; mais on apporte de ses courses un appétit que les dandys ne trouvent pas sur les boulevards.

Le cuisinier, vulgairement appelé cuistot, est un personnage. Sa valeur est le thermomètre des santés ; il descend parfois, au début, au-dessous de zéro, mais il s'élève souvent à la hauteur des chefs de cuisine des grands hôtels ou des paquebots. Ce sont ces derniers souvent qui, mobilisés, sont heureux de s'entretenir la main. Ils montent volontiers en grade, de popote vulgaire en popote plus élevée. C'est le coup de l'invité. Personne, d'ailleurs, n'y trouve à redire, c'est tellement naturel.

Au début de la guerre, les cuisines roulantes, déjà existantes, n'étaient pas utilisées chez nous. Elles sont idéales pour les marches, surtout. Grâce à elles, le soldat mange à l'heure et mange chaud. La petite cuisine de section était plus famille, plus affinée, plus variée ; elle a été regrettée de beaucoup.

Souvent alors, il fallait venir en aide au cuistot ; tout le monde était de corvée ; tandis que nous épluchions les « patates » mon collègue essuyait tranquillement les assiettes avec une touffe d'herbe ; les hommes rapportaient les morceaux épars d'une bande de lard (notre ravitaillement), mise en pièces par un obus ; à la fin du repas, le cuistot filtrait, avec gravité, le « jus » dans un bonnet de coton ; un jour, il nous apporta, comme dessert, sur une assiette, parmi des fleurs, des éclats d'obus tombés dans sa marmite.

Mais la cuisine de section a ses à-coups. Revenant de S..., un de nos régiments, pendant la nuit, faisait sa popote dans les fossés, près de Vertefeuille ; rappelé au front, d'urgence, il a fallu éteindre les feux, verser la soupe encore mal faite dans le fossé et s'en aller à la bataille, qui devait être dure pour nous.

La cuisine roulante obvie à ces inconvénients ; elle suit la colonne, mijotant, vapeur au vent ; chaque buisson, le long des routes, fournit sa bûche. Que de fois j'ai eu recours à cette bonne auberge roulante, et jamais en vain !

L'ordinaire fut toujours substantiel. L'intendance a été vraiment à la hauteur de sa tâche. Faire face à l'entretien de millions d'hommes et de millions de chevaux pendant des années, alors qu'on s'attendait à une courte durée des opérations : voilà le problème qui a été résolu. Il est vrai que les poilus ont bien un peu aidé au ravitaillement. On voyait, de temps en temps, au garde-manger, une oie égarée, des poissons tués par les obus tombés dans l'Aisne ou par des grenades échappées accidentellement de la main d'un soldat ; des lapins de garenne ou des lièvres pris au piège, des champignons variés, des morilles même, nées sur le côteau de Bonval, les délicieux nudus, semblables à des fleurs bleues, poussés sur les fumiers de l'artillerie.

3. La popote devient table d'hôte. Les truites

Oui, dans une de nos promenades, nous trouvons une pièce d'eau, où le courant balançait doucement de longues mousses vertes, des algues fines comme des fils de soie ; nous contemplons ces ondes cristallines ; c'est à n'en pas croire nos yeux... nous voyons des légions de poissons... curieux, ils sortent des herbes ; timides, ils s'y réfugient. Ces poissons ? à n'en pas douter, ce sont bien des truites ! ! Des truites en pays occupé depuis des mois par la troupe ! ! Quelle aubaine !

D'abord, à qui l'étang ? Renseignements pris, l'étang est à un Allemand, mais les truites sont françaises. La preuve est faite à satiété. Mais il fallait les tirer de l'eau. Ces poissons patriotes se font une joie de se pendre à nos hameçons rudimentaires ; c'est la pêche miraculeuse. Inutile de dire que de pareilles pêches sont accueillies avec plaisir par nos cuistots les plus récalcitrants. Ils prennent la dîme.

Nous avons su que l'explication de nos succès ne venait point du tout du patriotisme des truites, mais bien du jeûne qui leur était imposé depuis la guerre. La nourriture quotidienne qu'elles recevaient faisant défaut, elles se jetaient sur toute amorce ; ça n'enlevait rien à leur qualité.

4. Un camouflage culinaire

Il fut un temps où le gibier et les alcools ne devaient pas paraître sur les tables, pour ne pas favoriser le braconnage et les maladies de foie (1). J'ai dû être trompé quelquefois à des tables fort respectables ; on y servait une viande nommée « léporide » qui ressemblait singulièrement à du lièvre et, au moment des toasts, un liquide appelé « tonique » qui avait au palais le bouquet d'un marc exquis. J'étais au milieu d'une telle élite que ma conscience n'en a jamais été troublée.

Il est même arrivé, par la poste, quelques fioles avec des étiquettes qui n'étaient autres que des camouflages ; l'une : « médicament pour les yeux » ; l'autre « liniment pour la gorge. » Me souvenant que les prises faites par la douane ou l'octroi vont aux hôpitaux, je me suis fait un devoir de porter ces liquides aux poilus du front, non sans avoir éprouvé leur innocuité.

5. La bonne humeur chez les convives

Le repas, qui semble n'avoir pour but que l'entretien des forces physiques, a pourtant des effets d'ordre plus élevé.

En temps de paix, avec la prière quotidienne, c'est la seule occasion, pour parents et enfants, de se trouver réunis et c'est là certainement un des meilleurs éléments de l'esprit de famille. Manger seul, c'est penser

(1) C'était en automne (1914). J'ai pu voir des compagnies de perdreaux traversant la route au petit pas devant l'auto et j'ai pu compter sous mes yeux, au même instant, 19 lièvres trottinant dans les betteraves entre la Chaussée Brunehaut et le Chat embarrassé ; il est vrai que le 11e chasseurs faisait des exercices dans ces parages giboyeux à rendre sceptique un Comtois.

seul. Au repas, l'esprit pétille comme le vin dans les coupes ; le cœur s'échauffe dans la chaleur des causeries et les questions pratiques sont souvent traitées avec avantage.

Les repas en commun, en dehors du foyer, et c'était notre cas en guerre, se ressentaient des mêmes influences, avec des nuances assez variées.

Plus il y a d'étiquette, plus on étudie les titres, pour occuper les places, plus il est nécessaire de briser la glace et de délivrer les convives de leur timidité. Le repas doit être l'occasion, pour des hommes qui travaillent ensemble, de créer un véritable esprit de famille, où chacun trouve détente, aide et lumière, encouragement, dans un véritable épanouissement des cœurs.

Autant sont insupportables les majors de tables d'hôte, autant sont agréables les fins observateurs qui savent conserver la mesure, sans envahir le terrain d'autrui.

Rien n'était plus gai que nos repas, pendant les marches ; assis sur le talus des routes, sous le soleil, ou sous la pluie, au petit bonheur, sans souci des galons disparus sous la poussière, et plus encore sous le charme de l'amitié, on refaisait là ses jarrets ; on prenait de l'entrain pour « brûler la route » encore longue, avant d'arriver à l'étape.

6. La conversation à la popote

Le repas était souvent une véritable récréation de l'esprit. Que je me sois trouvé avec les G. B. D., les G. B. C., les popotes d'état-major ou de régiments, du front ou d'arrière, j'ai toujours tiré profit

de la variété des conversations et de la parfaite amabilité des convives.

Les professions les plus diverses étaient repré-
sentées à nos tables : médecine, barreau, commerce,
industrie, instruction publique, députation même,
cultes divers ; il n'est pas une question qui n'ait pu
être élucidée par un professionnel ; c'était un gain
journalier pour l'esprit.

Un certain nombre d'officiers, de sous-officiers
ou de soldats voisinaient à table pour la première fois,
avec des prêtres ; une réserve très bienveillante
écartait de la conversation tout ce qui pouvait nous
déplaire ; mais nous étions les premiers à désirer le
bon entrain qui déride et nous aimions à montrer
que le clergé en général et le clergé comtois, si hos-
pitalier, n'engendrent pas, par principe, la mélancolie.
Du reste, les sujets de conversations ne manquaient
pas. Je connais un commandant à la table duquel
on n'arrivait pas sans entendre la question : « Avez-
vous des nouvelles ? » On apportait ainsi le criterium
de sa belle humeur.

On parlait de tout : Des premiers masques ou
cagoules qui venaient d'être distribués, des esca-
dres alliées débarquées à Constantinople ? ? ? de
la paix séparée avec l'Autriche ?... de la disette de
l'Allemagne en chevaux et en munitions ?... de la
victoire d'Augustow, ce qui valut cette boutade :
« Il vaudrait mieux que les Russes ne tuent pas tant
et qu'ils aillent un peu plus vite... » (Et cependant,
s'ils n'avaient pas été là ?...)

Un permissionnaire nous apprend qu'il tenait de
source autorisée que la guerre finirait en juillet 1915...
etc... etc...

Mais les moindres faits d'armes, heureux ou mal-heureux, autour de nous étaient, comme bien on pense, les sujets les plus palpitants de nos causeries. Que de fois, hélas ! il a fallu faire une sorte d'oraison funèbre, toute intime, sur des camarades victimes de leur courage ! Nos positions étaient mises au point chaque jour dans la guerre de « grignotement ».

Pendant les repas, il y avait souvent des sur-prises : c'est le Boche qui met son grain « de fer » simplement dans la conversation. C'est une musique de régiment qui fait éclater ses cuivres ; c'est une sérénade qui crée l'illusion d'une fête à Granvelle.

7. L'union sacrée. La différence avec les gens d'Allemagne

On écartait les sujets brûlants qui, en temps de paix, avaient divisé si bruyamment les Français. A la table d'un colonel où je me trouvais pour la première fois, au château Ferrino, entre Osly et Fontenoy, je crus que l'union sacrée allait passer un mauvais quart d'heure ; en effet, un capitaine de cavalerie, s'adressant à son voisin, d'un ton un peu sec : « Prenez-vous de la salade, Robespierre ? — Pas de votre main, Torquemada, j'aurais peur que vous m'empoisonniez ! » Au dedans de moi, je me disais : « Ça va mal. » Jugement très téméraire. Le repas n'était pas fini que le royaliste offrait une cigarette au radical et celui-ci, le sourire aux lèvres : « A quelle tranchée allons-nous, ce soir ? » Cependant, les Allemands nous croyaient divisés à fond. Combien différentes étaient d'ailleurs nos coutumes de celles des officiers prussiens ! En 1914, la cure de

Montigny-l'Engrain était occupée par les Allemands : un capitaine et deux lieutenants étaient à table ; l'ordonnance apporte un poulet cuit à point. Le capitaine commence par couper le morceau qui lui plaît, puis passe le volatile démembré au premier lieutenant ; celui-ci détache pareillement son morceau, et passe le reste au lieutenant en second. Pour nous, Français, cette façon de faire rappelle trop la part du lion et son adage : *Quia nominor leo.* L'intimité a disparu.

8. Un repas d'invités

Au départ des G. B. C. de Vic-sur-Aisne, j'ai tenu à rester avec quelques éléments de nos divisions, qui gardaient encore le front. Mon ordonnance (un dévoué s'il en fut), s'était fait fort de pourvoir à la cuisine. Il prétendait faire des soupes à l'oignon avec des ails. Je lui fis confiance quand même.

Le début fut très dur pour nos estomacs, autant que pour nos palais.

Un jour que j'avais à déjeuner un officier et mon jeune neveu du 35e régiment, je fis mes recommandations pour le bon renom de la villa et de mon hospitalité. Le premier plat qui parut excita notre curiosité : un brouet noir et, surnageant, des îlots plus noirs encore. A ma question : « Émile, comment appelez-vous ce ragoût ? — Monsieur l'aumônier, c'est la bidoche d'hier qui n'a pas voulu cuire ; avec le ravitaillement d'aujourd'hui, j'ai tout f... dans le pot ; j'ai fait un feu d'enfer ; si ce n'est pas cuit, le diable n'y peut rien ! »

En face d'une pareille conscience de son talent,

les fourchettes tombent de nos mains. La viande calcinée a remplacé le charbon de Belloc. Heureusement, nous pouvions doubler la ration de pain et l'aimable suffisance de mon cuistot d'occasion, en nous déridant, nous valut à chacun une pinte de bon sang. Après quinze jours de ce régime, nous sommes revenus au G. B. C. avec une maigreur à faire peur.

9. Entre Comtois

Les invitations que je recevais des groupes de soldats m'étaient précieuses ; jamais le cœur ne s'ouvre mieux qu'en rompant le pain ensemble. Il y avait tellement de Comtois au 7e corps que, souvent, je me croyais à Besançon. Je dois à l'organisation charitable du « colis du front » toute ma reconnaissance ; par elle, j'ai pu mettre sur les tables de nos poilus un succulent dessert : des bonbons de Besançon, des petites raves de Velotte, des cailloux du Doubs, des cigares exquis, venus de la rue Granvelle.

Chacun racontait un trait de mœurs de son coin de pays, souvent un amateur y allait d'une chanson locale :

> *Quand j'irai faire mes vingt-huit jours,*
> *Comme là-bas, on n'a pas toujours*
> *Bien bonne popote,*
> *J'emporterai, en m'en allant,*
> *Sans m'inquiéter de son relent,*
> *D'la cancoillotte !*

10. Le pinard

On ne saurait, en parlant des repas de guerre,
oublier un des éléments essentiels de l'alimentation.
En campagne, la boisson du soldat, c'est l'eau claire
des sources ou des mares ; on doit vivre sur le terrain occupé. Ne vous souvient-il pas qu'il était de
bon ton, aux tables les plus sélectes, de ne boire que
de l'eau ? Ne vous souvient-il pas que la science
médicale elle-même, encourageait cet usage inspiré
par le Coran et non par l'Évangile ?

N'est-ce pas une offense à la Providence elle-même ?
A-t-elle créé les collines fameuses du Clos-Vougeot,
de Château-Chalon, d'Épernay, etc..., pour y planter
des topinambours ou des choux ? et fallait-il faire
la campagne de Belgique, fallait-il faire appel aux
Américains pour savoir en quelle estime les étrangers tiennent nos grands crus ?

Beaucoup pensaient que c'était l'abus et non
l'usage du vin qu'il fallait proscrire. Qu'est-il arrivé ?
La nature a repris ses droits, la nature reprend toujours ses droits. La guerre a surabondamment réhabi-
lité le vin de France, cette sève rouge de nos ceps,
ce sang des vignes, cette richesse de nos coteaux, cette
liqueur qui, à travers les siècles, a créé la gaîté française, qui a su maintenir la bonne humeur du poilu
au milieu des plus rudes journées, qui a su résoudre
les situations les plus sombres, les plus embrouillées,
par ces mots devenus célèbres : « Faut pas s'en
faire ; tout s'arrange. »

Le sort des batailles était plus engagé qu'on ne
pense quand, en haut, on se posait la question :

« Donnera-t-on du vin aux soldats ? » Oui, le poilu boira du vin, dût-on vider les caves de Bourgogne, d'Anjou, du Jura, de Gascogne. Il faut mobiliser toutes les énergies, a-t-on dit ; le vin ne s'est-il pas appelé le « moral » du soldat ? et le nom fameux que lui donna l'armée, le « pinard », n'est-il pas connu du monde entier ? L'Académie n'aura-t-elle pas une séance spéciale pour fêter l'entrée du « pinard » dans son dictionnaire ?

Il ne faudrait pas s'imaginer que la renommée du pinard a commencé avec la guerre. Ce vin n'avait pas encore ce nom populaire que déjà il avait les faveurs des casernes. Dans une revue de quartier, un général, demandant à un maréchal des logis la valeur de l'eau d'une citerne, entendit cette réponse typique : « Je ne sais pas, mon général, je ne bois jamais d'eau. »

Il y a mieux : autrefois, dans la traversée de la Bourgogne par étapes, l'armée permanente avait pour habitude, quand on passait devant un grand cru, de faire arrêter le régiment, de faire présenter les armes et de saluer le drapeau. Un brave ne disait-il pas : « Le vin, c'est la France » ?

On pouvait lire, dans une étude récente sur le vin, ces lignes que le poilu n'aurait pas désapprouvées : « Pour beaucoup de Français, un repas ordinaire, avec une bouteille de pinard, vaut mieux que toutes les merveilles de l'art culinaire, avec une bouteille d'eau. »

11. Un trait peu banal

Un joli trait vient à point pour montrer en quelle estime le soldat tenait son pinard. C'était entre Chevillecourt et Vingré. La corvée de soupe descendait vers le moulin quand, tout à coup, un fusant éclate sur le boyau en enfilade ; la plupart des porteurs sont blessés ; mais l'arrosoir de pinard, lui-même, a reçu une balle en plein ventre ; un jet rouge s'en échappe ; le porteur du précieux récipient, oubliant sa blessure personnelle, en bon « copain », ne songe qu'au pinard de l'escouade ; il obture de son doigt le passage de la balle et, tenant péniblement sur son ventre l'arrosoir blessé, il arrive à la tranchée, où les camarades inquiets lui font une réception triomphale, en l'obligeant à boire, pour le remettre de son émotion, le premier verre du célèbre cordial.

Voilà de la camaraderie bien française !

CHAPITRE XXI

La méditation du poilu à travers l'énigme

1. Les dispositions nécessaires

Celui qui n'aura pas connu la vie du front, pendant des ans, ne comprendra rien à ces pages qui semblent plutôt écrites pour un « livre d'heures » que pour les éphémérides des guerriers.

Pour en saisir la vraisemblance, il faut avoir vécu dans la tranchée, avoir connu les heures de garde, la solitude des champs, des bois, où, pendant des ans, les hommes se sont trouvés en face de la nature, prenante, affectueuse, calmante, consolatrice, savante, éducatrice, aux heures de jour, aux heures de nuit. La nature a un langage mystérieux, qui projette des lumières dans les plus humbles cerveaux. Les bergers d'Orient ne sont-ils pas fort en renom pour leur science astronomique, pénétrée de foi vive ? Les Français ne sont pas moins observateurs.

Cependant, même ceux qui ont connu la ligne de feu, repris par l'intensité de la vie, fiévreuse, sociale, familiale, mondaine, devront se remettre dans la solitude, pour retrouver leurs propres pensées. Chacun sait qu'il y a deux hommes en nous, à la même heure, on peut dire au même instant, puisqu'ils se

battent. Combien il y en a davantage qui se succèdent !

Les soirs d'été, quand les fumées des explosions
ont été dissipées, quand le calme est revenu dans un
coin de vallée où vivent encore les plantes, les haies,
les bois, où les oiseaux ont encore leurs nids, combien
de fois les poilus ont senti une communication s'établir entre leur âme attendrie, émerveillée et le piin-
cipe d'ordre qui se manifeste dans ces tableaux vivants!
Je le répète, il faut revivre les heures passées pendant quatre ans sous le souffle de la mort pour comprendre ces lignes. En face du chaos créé par la
guerre de tranchée d'où les poilus sortent anéantis,
ils sont hantés de la comparaison entre les œuvres
humaines et les œuvres divines ; aussi est-ce un
hymne qui monte de leur âme vers le ciel.

La raison franchit la limite des phénomènes et
saisit la sublime cause qui se fait obéir par toutes les
créatures ; de l'herbe des champs au chêne de la
forêt, de l'eau vive des sources à la mer immense, de
l'ombre des nuits au soleil du midi, du ver luisant
dans l'herbe à l'étoile des cieux. Supprimer cette
aspiration, c'est mutiler l'homme ; c'est l'étouffer
sous un manteau de matière ; le primitif lui-même,
dans son désert, ne se soumet pas à cet étouffement
de ses instincts, comme de son âme.

En dehors de l'homme, les créatures ne connaissent
pas leurs relations ; les étoiles ne se connaissent pas
plus entre elles que les pétales du lys ne savent la
beauté de leurs formes et de leur blancheur.

L'homme se dit : « Si, seul sur la terre, je connais la
beauté d'une aurore ou d'une fleur, c'est pour que
je loue Celui qui les a faites. » C'est simple, c'est natu-

rel ! Toute la religion du primitif est là, dans l'admiration des champs et des cieux, des matins et des soirs, des hivers et des étés, comme aussi dans la crainte des forces indomptées de la nature. Le poilu sent ; il n'exprime pas.

Le primitif ne connaît pas les haines de doctrine, appuyées sur les passions.

C'est en cela qu'il est supérieur à l'athée, qui ne prie pas, supérieur à cet homme qui reçoit d'une main invisible, indépendante de lui, son pain, sa boisson et la lumière du jour, sans le moindre mot de reconnaissance ; supérieur à cet homme qui habite l'incomparable palais de la nature, que la sagesse éternelle répare gratuitement chaque année, ne demandant à celui qui en profite d'autre prix de location qu'un merci quotidien. Que dis-je ? non seulement l'impie veut ignorer la Providence, qui lui donne sa nourriture accommodée aux climats, mais il ne se soucie pas de savoir d'où il vient, lui qui, naguère, n'était pas même une ombre dans le néant ! Que l'animal ne songe absolument pas à son origine, c'est normal ; il ne connaît pas sa mère ! Mais l'homme a une généalogie qui le ramène en arrière, qui lui permet de suivre les traces de sa race à travers les siècles et son esprit curieux lui crie : « Et plus loin ? Et plus loin encore ? d'où vient le premier homme ? d'où vient l'instinct animal immuable ? d'où vient l'esprit humain toujours croissant ? d'où vient la terre ?... d'où vient l'astre du jour ? d'où viennent les astres qui peuplent le firmament ? »

Aujourd'hui, passant nos nuits dans des chambres bien closes, en des lits moelleux, nous avons perdu le souvenir des nuits de guerre, quand les sentinelles solées, dans les champs silencieux, n'avaient pour voisins que les astres du ciel, quand tous les êtres dormaient, blottis dans l'ombre.

Comment s'étonner qu'une sorte de conversation se soit engagée, entre ces voisins, si distants et si proches, que rien, rien, malgré l'espace, ne séparait ? Les étoiles ne sont là-haut que pour nous parler.

2. Pensées d'une sentinelle dans une nuit sans nuage

Astre que la terre acclame,
Riche perle du ciel clair,
Fleur aux pétales de flamme,
Papillon d'or de l'éther,
Étoile, au profond silence,
Si l'on en croit la science
Ton orbe est soleil immense
Semé dans le firmament.
Qui donc a fixé la place
D'où ton impassible masse
Devait pour nous, sans menace,
Devenir ce diamant ?

O brillantes sentinelles !
Gardant de l'immensité
Les portes presqu'éternelles,
Dites-moi la vérité :
Devant vous, est-ce l'espace
Sans borne où mon âme lasse
Va se trouver face à face
Avec la dive Entité ?
Je ne sais; mais plus j'avance,
Plus j'ai besoin d'espérance

Et plus je sens la démence
Punir ma témérité.

Dans les cieux, dernière étoile,
Sur les confins du néant,
Dis-nous donc quel est le voile
Qui ferme le firmament ?
Vide affreux ou nuit profonde
Où ne circule aucune onde,
Où ne vole aucune aronde,
Où le silence est sans fin ?
Curieuse, ma pensée
Se demande, intéressée,
Si, pourtant, vers l'Élysée
Il n'est pas quelque chemin.

Mes yeux, fermez vos paupières ;
Dieu fuit votre vision.
Il n'a formes ni lumières
Pour l'imagination.
Pourquoi chercher un critère
Si loin ? quand il est sur terre !
L'esprit voyant sans mystère
Qu'à l'ordre il faut un auteur ?
Une invisible puissance
Descend de la voûte immense,
Et du céleste silence,
M'accablant de sa splendeur.

Oui, je comprendrais encore
Le grand néant, sans ma foi,
Le monde avec faune ou flore,
Je ne le peux, sans pourquoi.
Une attraction constante,
Dit l'école inconsciente,

Régit la marche ascendante
De toutes formations ;
Et moi, je dis que défaire
Est possible comme faire ;
Du destin l'unique affaire
Est de marcher sans rayons.

Si l'universel atome
Se meut, s'accouple avec art,
Il a donc une âme, un gnome,
Qui supprime le hasard,
Mais, d'où viendrait donc cette âme,
Devinant la juste trame,
Pour former l'onde ou la flamme,
Pour former l'astre ou la fleur ?
Que j'aime mieux la loi sage
Créant sans apprentissage
L'ordre en tout, suprême hommage
A l'unique Ordonnateur !

Aussi, mon âme obstinée
Demande un être absolu,
Maître de la destinée,
De l'ordre qu'Il a voulu.
Roi des plaines éthérées,
Loi des courses mesurées,
De ces masses enfiévrées,
Circulant dans tous les cieux ;
Loi des sèves, des lumières,
Règle des ondes amères,
Gardien des vies éphémères,
Main puissante, œil soucieux !
Ainsi, mon âme inquiète
Réclame un Dieu, bon secours,

Une justice qui mette
De l'équité sur mes jours.
Pain prêt pour mon indigence,
Soleil de ma conscience,
Nécessaire Providence,
Pour le bien de tout vivant.
Ne pouvant le mieux connaître,
Je l'appellerais mon maître,
S'il ne m'avait pas dit être
Le Père le plus aimant (1) !

Un artilleur, dans sa cagna profonde, écrit : « Les étages de nos gourbis ne sont pas en hauteur, mais en profondeur ; malgré cela, à chaque détonation de nos pièces, mon corps tremble avec le sol ; c'est la guerre. Cependant, à travers une fissure de ma porte, je vois scintiller une étoile ; c'est la paix. J'ai l'impression que Dieu me regarde, et ce rayon pénètre délicieusement mon âme tout entière. »

3. Affinités de la religion et de la nature

Jamais mieux nous n'avons senti ces divines relations de la terre et du ciel qu'aux tranchées.

Dans le désordre de tous nos systèmes provisoires, dans la libération de toutes les faussetés de la vie, où tout est convention, où tout est rêve obscur, où tout converge vers le misérable orgueil humain, vers le moi, le moi qui tombe en poussière, hélas ! le poilu redit volontiers la parole sainte : « Vanité des vanités, tout est vanité ! » Cela est si vrai que les grands esprits qui nous avaient séduits ou con-

(1) *Vie et survie*, J. P.

vaincus, sans vérité absolue, ne sont plus restés, à nos yeux, que des charmeurs, flattant, pour des motifs souvent bien bas, les tendances de leur génération, mais incapables d'imposer le devoir qu'ils n'ont su définir, à plus forte raison qu'ils n'ont su imposer. Des voix plus audacieuses les avaient déjà dépassés, épouvantant les placides jouisseurs.

Aussi bien, un prêtre soldat, avec son langage sans apprêt, mais plein de vie, a plus d'empire sur les âmes et fait plus de bien ; il ne se contente pas de faire admirer le devoir ; il le traduit en actes. Des écrivains célèbres s'attachent aujourd'hui à découper « des tranches de vie » dans les phénomènes humains, mettant en pleine lumière les affinités profondes entre le christianisme et la nature ; ils sont allés jusqu'à conclure à une identité qui rappelle celle de l'arbre sauvage et de la greffe. Le christianisme, œuvre divine, va plus loin encore, il travaille à unir l'homme avec Dieu, ou, plus justement, à le fondre en Dieu, ce qui est la perfection. Le christianisme a été le levain caché dans la masse des armées, il a fait lever la pâte dans des proportions incalculables.

La nature est l'amie du soldat aux tranchées et la nature est pieuse : « elle raconte la gloire de Dieu ».

Aux petits des oiseaux, Dieu donne leur pâture,
Et sa bonté s'étend à toute la nature

« Dans cette solitude un peu amère, l'âme s'épure et est toujours prête à prier. »

Le poilu a le frisson devant les espaces infinis.

Malheureux sont ceux qui n'entendent pas la voix de la nature, ils se brisent contre l'inconnu brutal.

Rien n'est plus décevant que de se trouver en face

de l'inconscient, de rencontrer le hasard éphémère qui crie : Tout change, tout passe, tout meurt. La fleur que regarde l'impie peut lui dire : « Si je suis née du hasard, ton regard m'indiffère ; je n'ai rien à te dire ; je ne te connais pas, il n'y a rien de commun entre nous. »

Aussi, de l'aveu de ceux qui ont arrêté leur admiration au seul charme des choses, sans aller à la cause première, leur déconvenue est grande : « J'ai voulu communier avec la nature, dans les prés, dans les bois. J'ai voulu tout aimer et je suis malheureux. Je n'ai reçu, de cette nature adorée, que des caresses qui font pleurer. Je bégayais, étant enfant, et je tendais les bras ; aujourd'hui encore, je n'ai fait que changer de bégaiement. »

Mais cette impassibilité, cette incompréhension sont rares. Le frisson de Pascal, devant les espaces infinis, est humain ; l'extase de saint François d'Assise devant une rose est humaine ; le plus humble poilu est secoué par ce frisson ; le plus humble poilu connaît cette extase ; il n'y a de différence que dans la mesure.

Le poilu peut prononcer cette profonde parole : « Je suis homme, et rien de ce qui est humain ne m'est étranger. » Il peut donc saisir l'infiniment petit, l'infiniment grand, les axiomes, les lois qui deviennent les stances de l'hymne triomphal en l'honneur de l'éternelle harmonie, de l'éternelle beauté.

4. Les pensées d'un poilu ; ordre et désordre

Le langage des créatures avec les hommes a été compris de tous les peuples et le sera toujours.

Le poilu attentif, dans ces longues heures de solitude

où les choses sont si douces et les hommes si durs, recueille pieusement les notes éparses, qui ont été recueillies, il y a des siècles, par David, dans ses psaumes ; il y joint les contingences de sa vie : « Seigneur ! vous m'avez fait connaître les secrets de votre sagesse au ciel et sur la terre ; vous avez fait de moi le roi de la création.

« Qu'est donc l'homme, Seigneur ? pour que vous l'ayez ainsi magnifié ? Et qu'est donc l'homme pécheur, pour qu'il se soit ainsi dégradé et se fasse tant de mal à lui-même ? »

Dieu a fixé l'astre du monde, et rien ne peut le fausser. Les conducteurs des peuples ont faussé l'axe des mœurs, et l'humanité chancelle.

Les aurores chantent : « Laboureurs, bénissez le Seigneur en allant à vos champs en plein soleil ! » Les soirs chantent : « Laboureurs, bénissez le Seigneur en allant prendre votre repos avec la nuit. » Et la guerre dit aux hommes : « Voici le soleil, cachez-vous dans vos abris et dormez ! Voici la nuit : Allez aux corvées, allez au travail, sous les obus jusqu'au matin ! » L'homme rôde ainsi dans les ombres comme l'animal qui cherche sa proie.

C'est par l'ordre de Dieu que toutes choses se succèdent : la rose à la rose, le froment au froment, le chêne au chêne, l'abeille à l'abeille, le passereau au passereau, la brebis à la brebis, les races humaines aux races humaines. C'est par l'ordre de l'homme que toutes les destructions se succèdent, la moisson, la forêt, les villages, les régiments se suivent dans la mort.

Par l'ordre de Dieu, le pain et le vin sortent de terre en leur saison ; les branches d'arbres chargées de fruits s'inclinent, comme pour appeler la main des hommes. Par l'ordre de l'homme, les pierres sortent de terre, couvrant les sillons, et les arbres tombent, frappés à mort, avec leurs fruits.

Les ordres de Dieu font naître partout la joie ; les ordres de l'homme font naître partout la désolation.

Grâce à votre Providence, ô mon Dieu ! chaque minute a reçu son emploi, pour vous, passé, avenir, tout est présent ! Dans le gland, vous voyez le chêne, dans le berceau vous voyez la tombe et la place de l'élu au ciel ! Dans Charleroi, Seigneur, vous voyiez la Marne ; dans nos maux, mon Dieu, dans notre volonté de sacrifice pour la cause de la justice, faites-nous déjà saisir l'aurore de la victoire ! Que la France reste la fille aînée de votre Église !

5. Hymne de la terre au soleil

Toi, soleil, et moi, terre, nous sommes les symboles des communications de Dieu avec les âmes.

La vieille croyance qui faisait de moi le centre autour duquel tout gravite a été détruite par un de mes fils, et ce fut une stupeur qui s'empara des esprits. Il ne faut jamais s'effrayer de la vérité ; c'est elle qui sauve.

En effet, jamais vérité n'a jeté pareille lumière sur les relations de Dieu et de l'humanité. Non, je ne suis point le centre de la vie ; non, je ne suis pas le centre des mondes lointains que Dieu éclaire d'un rayon d'or dans le mystère des nuits ; étoiles d'attente pour les cieux nouveaux.

Moi, terre, je me suis échappée de ton sein dans la nuit des siècles, ô soleil ! J'ai dû arrêter ma course sous ton attraction victorieuse ; je dois graviter à jamais autour de toi, docile satellite, pour en recevoir lumière, chaleur, vie, à une mesure exacte pour n'être pas opprimée par ton feu. Tu avoues, comme moi, que cet arrêt de ma course n'est pas ton fait, ni le mien mais celui de la sagesse éternelle.

Quel plus admirable symbole des relations divines et humaines ? Les âmes, sorties de Dieu, doivent aussi subir une attraction victorieuse, rester ses satellites, pour recevoir vérité, vertu, espérance, à une mesure exacte qui ne leur permette pas d'être opprimées par la gloire des rayons divins. Soleil, je reconnais que ton attraction n'est pas une tyrannie, mais la source féconde de toutes les existences qui font ma beauté, ma richesse, de la fleur à l'abeille, et de l'abeille à l'homme.

Ainsi, l'attraction de Dieu sur les âmes n'est point une tyrannie, mais la source féconde des grâces qui font les justes et les saints, de l'enfant au vieillard. O soleil, je sais que, de mon sein, s'élèvent des nuages qui ne sont pas assez puissants pour maintenir la nuit contre ta volonté, mais ils empêchent souvent la maturité des fruits et les hommes en souffrent.

Ainsi encore, de l'humanité s'élèvent des erreurs, des préjugés qui ne sont pas assez puissants pour tenir la vérité captive, mais suffisamment pour empêcher toute une époque de produire des vertus jusqu'à leur maturité, et la morale publique en souffre.

Soleil, régulateur des jours et des nuits, tu restes, au fond des cieux, une immuable sentinelle. Ta stabilité, toujours féconde, est, pour les hommes, une image de l'universelle activité du Créateur, de la Providence qui n'oublie pas un lys des champs.

Certains hommes ont la peur de Dieu et se font dieux. Ils consentent à reconnaître la nature comme une grande déesse, à condition qu'elle ne s'occupe pas d'eux.

Or toi, soleil, et moi, terre, nous avons moins d'initiative qu'une fourmi, et moins de liberté qu'un nègre. Les hommes feignent d'avoir trouvé l'absolu dans nos lois ; or, s'il y a quelque chose d'absolu en nous, c'est l'obéissance permanente à une sagesse éternelle. Toi, soleil, avec ta lumière, tu es aveugle ; et moi, terre, avec ma fécondité, je suis stérile. L'homme cherche en moi le principe de vie ; il ne trouve pas même celui d'un brin d'herbe ; la vie vient d'un mystère qui me dépasse, elle est l'œuvre de Celui qui, seul, était au commencement.

J'ai reçu le principe de vie pour des millions d'êtres, vivant des minutes ou des siècles ; ce principe de vie est maintenu dans sa puissance à travers les âges, par la main créatrice. Je le transmets, inconsciente ; mais il reste réfractaire aux recherches de toute créature, fût-elle angélique.

Dieu se joue de nos lois qu'il a créées, comme il lui plaît, et c'est le miracle. C'est le signe de sa souveraineté.

C'est par toi, c'est par moi, que le Christ a été reconnu, comme Fils de Dieu, par le centurion.

Nous avons eu des émotions communes ; tu avais vu bien des massacres, et tes rayons n'avaient point pâli ; j'avais bu souvent des flots de sang, et je n'en avais pas manifesté la moindre émotion ; mais, devant le Crucifié du Calvaire expirant, ta lumière, en plein jour, a fait place à la nuit, et j'ai tremblé à fendre le roc. Paques achève le miracle.

Depuis ce jour fameux, les hommes ont moins peur de la mort.

Ces gens, qui pataugent dans la boue, dans la glaise ; qui creusent des tranchées qui, demain, seront leur tombe, ces hommes sont des croyants. En plantant une croix de bois sur les restes de leurs camarades, ils y voient le symbole de leur résurrection.

O soleil ! Comme moi, tu as eu un premier jour ; nous aurons un dernier jour ; cent ans pour nous sont comme un instant pour l'homme. Notre vieillesse vient lentement, mais elle vient.

Dieu a compté les générations qui doivent vivre de notre activité commune. Je suis effrayée quand je vois ce qui se passe aujourd'hui sous tes rayons ; je me demande, moi, la grande nourrice des hommes, si je n'aurai pas la tristesse de les voir disparaître, par leur propre faute, avant d'avoir perdu ma fécondité !

Depuis deux cents ans, je n'entendais plus autant de prières qu'autrefois ; je n'avais plus la pieuse impression des genoux se pliant en dehors des temples, comme aux anciens jours. Il a fallu la guerre pour que mes collines retentissent partout des échos des cantiques et pour que mes cavernes soient plus fréquentées que les églises.

Les hommes chantaient la gloire d'un dieu nouveau, le progrès ! Celui-ci devait ramener l'âge d'or et c'est l'âge de fer, plus féroce que l'âge de pierre, qui répand sur le monde des destructions que les générations n'ont jamais connues.

O ironie ! oui, il existe, le progrès, mais c'est dans la jalousie et la haine, c'est dans l'anarchie, dans l'art de se tuer sans merci, dans les batailles qui, de l'Orient à l'Occident, du Nord au Sud, ont mêlé à l'eau pure de mes sources, le sang plus pur encore de mes fils ! Malheureuse mère ! J'ai dû boire le sang de mes enfants comme je bois les eaux torrentueuses des orages.

Mes sillons de Judée ont nourri le Christ, sauveur des hommes, j'ai retenu avec effroi sa parole : « Quand je reviendrai, croyez-vous qu'il y aura encore de la foi sur la terre ? »

Sommes-nous donc près du temps où il y aura une nouvelle terre et de nouveaux cieux, éternels ceux-là ? Je ne serai plus l'asile des pécheurs mais des élus ! Que soit faite la volonté du Créateur !

6. Hymne du poilu au soleil

Quand les étoiles se sont éteintes et que les ombres ont fui ; après les heures frissonnantes du matin, quand l'air glacé met du givre sur les herbes et les branches nues des haies, quand l'orbe du soleil est passé du rouge à la blancheur du feu, le poilu grelottant, sentinelle isolée, salue l'astre du jour.

O soleil, je t'ai toujours aimé ; tu as été la vie de mes congés d'enfant, tu es la joie, le réconfort de mes heures de garde, sans autre horizon que ce talus où je suis enterré vivant. Je ne t'adore pas comme certains hommes, simplement vêtus de tes rayons ; je sais de quelles mains tu es tombé, et pourquoi tu restes immobile à la place que Dieu t'a fixée dans les cieux.

Soleil, il me plaît de te le redire, je t'aime. Je t'aime comme la fleur qui se tourne vers toi du matin au soir, comme l'insecte qui s'extasie au pli d'une feuille sous tes regards, comme l'oiseau qui te chante près de son nid, comme le chat qui rêve, heureux sous tes rayons, sur le seuil des portes, indifférent au reste du monde.

Enterré dans ma tranchée, je préfère ma cagna, où pénètrent tes flèches d'or, à un palais dans l'ombre. Tu es ma vie, o soleil ! je t'aime parce que je sens en mon corps une véritable parenté avec toi ; en mes yeux, en ma respiration, en mon sang, en mon cœur lui-même !

Oui, parents nous sommes, ma généalogie est authentique ; la terre vient de toi, soleil ! mon pain vient de la terre, ta fille ; ma santé vient de ce froment ; n'es-tu pas ainsi mon aïeul ? ô soleil !

Je t'aime quand, au printemps, tu me souris dans une fleur, quand, en été, tu me rassasies de fruits variés à l'infini ; quand, en automne, tu me donnes à boire le pur sang des vignes ; je t'aime, même en hiver, quand tu sembles me bouder !

Soleil, quand je suis seul, tu es mon livre ; quand je me sens oublié, tu es mon ami ; quand la nuit a laissé de l'ombre en ma tête, tu es mon consolateur ; quand le canon gronde et que l'obus éclate, tu me souris toujours au fond du ciel ; tu sembles me dire : « Ça tue, et puis après ? dégagé de ton corps, tu viendras près de moi ! La voie lactée sera ton domaine. »

O soleil ! la nature me l'apprend, tu es le symbole de la parenté de mon âme avec Dieu ; tu es la vie de mon corps comme Dieu est la vie de mon âme !

Que chacun de tes rayons me rappelle cette double union, avec ta lumière, qui fixe mes jours terrestres, et avec la lumière divine, qui me conduit vers l'éternité !

7. Réponse du soleil

Soleil, je suis la vie! et les sèves fécondes,
Les fleurs, l'amour des nids sont le fruit de mes ondes
Faites de feu.
Et pourtant je le dis, l'homme voit sans encombre
Que malgré ma clarté je suis seulement l'ombre
Du doigt de Dieu!

Le vrai soleil, c'est Dieu! Dieu qui, source infinie
De toute vie active et de toute harmonie,
Est sans sommeil.
Aussi tous les désirs et toutes les pensées
Doivent monter vers Lui, comme vont les poussées
Vers moi, soleil!

Quand les blés verts d'avril, sous les brumes fécondes,
S'élèvent, chaque jour, dans les vallées profondes
Dieu passe là !
Prés et vergers en fleurs, haies vertes des campagnes,
Grands chênes des forêts, fleuve, océan, montagnes,
Terre, Hosanna !

Je vois dans les sentiers, oh ! je vois tant de choses!
Le genou qui fléchit, quand j'ai mes teintes roses
De fin du jour.
Un soldat dit à Dieu : « Non, ce n'est pas mon temple,
Ce monde, il est bien vôtre! et plus je le contemple,
Plus j'ai d'amour. »

Dieu seul est adorable, et chaque être le crie.
Obéir c'est prier ; mais l'homme encore mieux prie,
Il sait souffrir!
Il sait offrir sa vie en goûtant la souffrance,
Pour obéir à Dieu selon sa conscience,
Il sait mourir!

Ainsi pour moi, soleil, pour l'étoile et la terre
Servir l'homme en ce monde est notre ministère
*   Et notre loi.*
Herbes, pressez vos brins pour adoucir sa marche,
Ramures, courbez-vous en victorieuse arche,
*   Voici le roi!*

Oui, ce poilu boueux, fantôme qui succombe,
Est plus roi que celui qui se sert de la tombe
*   Pour s'élever.*
L'ordre stable partout doit lui faire comprendre
Que servir le Seigneur, et vers lui toujours tendre,
*   C'est gouverner (1).*

(1) *Servire Deo regnare est.*

CHAPITRE XXII

La foi du poilu

---

1. Un peu de lumière

Le xixᶜ siècle semblait une ascension majestueuse. Pour avoir voulu mettre la foi au rang des choses vieillies, démodées, au rang des superstitions, le xxᵉ siècle ressemble à la descente dans un gouffre, ou à une tour de Babel qui s'écroule.

« Vous nous avez fait pour vous, Seigneur, et notre cœur est troublé tant qu'il ne se repose pas en vous. »

On disait de Claude Bernard : « Son âme, après bien des oscillations, s'est arrêtée dans la pleine lumière catholique, ainsi que l'aiguille qui a trouvé le pôle. » La foi est un don de Dieu qui nous porte à croire les vérités révélées quoique nous ne puissions pas les comprendre.

La foi est la connaissance d'un fait naturel contenant du surnaturel. Refuser à ce fait l'attention, c'est supprimer l'histoire. Taine disait lui-même de l'acte de foi de son ami l'abbé Barnave : « Ton acte de foi est un acte de bon sens. »

La raison découvre Dieu ; la foi découvre la Trinité, l'incarnation, la rédemption, la présence réelle de Jésus-Christ sur l'autel.

Dieu est plus souvent écarté que nié ; car, pour beaucoup, avec son décalogue, il est terriblement gênant.

De même que lire un livre ne fait pas le savant, de même la conviction ne fait pas la foi, vertu théologale ; la conviction n'est qu'une foi humaine, mais c'est déjà un acheminement de l'homme vers l'acquiescement de la volonté qui est le véritable don de Dieu.

2. L'individualisme amoindrit le patriotisme

La guerre de tranchée, en rendant l'ennemi invisible, éteindra les ardeurs, les saintes colères, les suprêmes élans de l'enthousiasme que créent les batailles ordinaires où les forces humaines atteignent leur apogée

Elle va laisser les hommes en face d'eux-mêmes, plus abattus quand la fièvre est tombée, plus occupés des misères de chaque jour, moins assurés d'un prochain succès. Il va falloir garder l'emprise de l'idéal et soutenir les consciences pour conserver l'entrain du début. La foi aura une belle place parmi les réconforts.

Le siècle qui verrait se réaliser l'abandon systématique de la religion pour gouverner les peuples marquerait dans l'histoire un défi au bon sens. Aucune révolution n'aurait des conséquences aussi profondes, encore plus graves, dit Taine, pour la nation que pour l'Église ; le doute appelle le doute, comme l'abîme appelle l'abîme.

Il y a une connexion dans le mal comme dans le bien.

L'humilité deviendra une faiblesse ; l'honneur, une douce folie ; la gloire militaire, une impression basse des races primitives ; la conscience, une résultante des atavismes ; la famille, une tente éphémère, et la patrie elle-même, une formule usée, qui est dépassée par l'art et par l'humanité.

L'individualisme du XVIIIe siècle, qui a voulu remplacer la théorie chrétienne, a tout bouleversé.

Le moi souverain est une sottise malfaisante. C'est une rupture funeste avec la famille, la patrie et la religion, pour lesquels l'homme est créé.

L'individu n'est pas un souverain, c'est un dépendant, un être sociable dont la vie est absorbée par un triple devoir. L'indépendant ne s'adapte plus à la justice et à la mort pour autrui.

Ce qui fait la force de notre foi, c'est qu'elle s'adapte à la nature de l'homme et aux conditions intérieures et extérieures de sa vie.

Elle augmente la puissance des déprimés contre les tendances inférieures.

Elle enrichit la vie de l'homme sain pour traverser les heures difficiles.

Elle favorise les collectivités normales en tuant l'égoïsme si naturel à l'homme.

Notre foi éclaire la vie par un idéal qu'il faut atteindre, à la gloire duquel chaque travailleur a droit dans la mesure de sa peine ; ingénieur, ouvrier, manœuvre ne font qu'un pour créer la cathédrale ; état-major, colonel, soldat pareillement ne font qu'un pour gagner la bataille. Le poilu qui raconte un assaut le sent bien.

3. Le dogme, l'absolu

La foi ne puise pas son autorité dans des contingences, mais dans l'absolu divin, immuable, incréé, origine et fin de tout être : hommes, terre et cieux peuplés d'étoiles. Nos rapports avec la nature sont pleins de mystères ; à fortiori, nos rapports avec Dieu doivent l'être.

Les impies ont crié : Le dogme, c'est la négation de la pensée ; non ! c'en est le prolongement ; la foi est le télescope de l'intelligence humaine ; elle permet de voir plus loin et plus haut, jusqu'à l'absolu.

Les sommets des Alpes paraissent des lieux de mort, ce sont des sources de vie.

Sur ces sommets neigeux, rien ne vit comme dans les plaines ; mais voici que le soleil darde ses rayons ; les torrents se forment, les fleuves naissent ; c'est la vie qui va devenir la joie féconde des grandes vallées. Les riverains du Rhône ne se trompent pas sur l'origine des crues bienfaisantes du grand fleuve : « Ça vient des cimes. »

Aussi, l'homme sincère, en regardant les œuvres admirables de charité, sait bien qu'elles ne viennent pas des bas-fonds de la vie matérielle, mais des hauteurs de la foi. A des modernes, imbus de science expérimentale, il a fallu des preuves qui crèvent les yeux ; ces preuves, la foi les a données.

Dans leurs discours sur les prix de vertu, nos immortels, accoutumés aux visions des bassesses, souvent écœurantes de l'humanité, laissent échapper leur étonnement en face des attirances victorieuses de la vertu vers les déchus, les tombés, les misérables.

Quand ils vont au tréfonds de ces héroïsmes, ils sont obligés d'avouer que ces héros obscurs sont des régénérés par la foi chrétienne, pour les trois quarts, et pour le reste, s'ils sont au même rang « c'est que le christianisme subsiste en eux à leur insu et continue à y produire ses effets ».

Ce qui fait la valeur de ces affirmations solennelles, c'est qu'elles n'émanent pas de théories toujours sujettes à contradiction ; elles sont des « tranches de vie », et ce n'est pas une moindre preuve pour un siècle aussi épris que le nôtre de la science expérimentale.

Le rire et le doute viennent à bout de tout, mais ils ne vont au bout de rien.

La morale est un fruit qui ne pousse que sur la branche du dogme, de l'absolu. On conserve une fleur détachée de sa tige, dans un vase d'eau, pendant quelques jours et elle meurt ; ainsi, on peut prendre à l'absolu quelques vertus et les mettre dans l'âme d'une élite, mais elles restent personnelles, durent à peine une vie d'homme. « Le christianisme ne doit pas être confondu avec l'expérience accumulée des siècles ; mais, c'est cette expérience qui est son œuvre » et l'élite dont nous venons de parler est tributaire de ses vertus.

On ne traite pas l'homme comme une matière chimique ; on ne le dirige pas comme un cours d'eau ; on ne le dresse pas comme un animal ; on ne le vaccine pas pour créer la vertu ; les pires barbares viendront toujours du péché originel et, pour l'effacer, le monde n'a pas le baptême ; pour dompter le lion il faut l'homme et pour dompter l'homme il faut Dieu.

Quand un peuple dresse une chaire d'école ou un laboratoire avec cet écriteau :

> *Ci-gît Dieu,*
> *Ci-gît l'âme,*

il peut ajouter ces autres inscriptions :

> *Ci-gît la famille.*
> *Ci-gît la patrie.*

4. Un grand moteur

Le cœur a des raisons que la raison ne comprend pas. La certitude de l'évidence est une force ; ajoutée à la croyance, c'est une plus grande force ; mais ce qui produit le plus grand rendement, c'est l'union des facultés affectives avec l'esprit. Cette union produit la force suprême, la plus profonde, la plus haute, la plus féconde.

Prenons un exemple qui rentre absolument dans le cadre de nos pensées ; prenons l'idée de patrie.

Oui, la patrie est fondée en nature, en histoire ; mais si elle n'était fondée que là-dessus, savez-vous ce qu'elle deviendrait ? Elle prendrait la forme et la valeur d'une simple société d'assurance et de secours mutuels, et ne serait plus la grande chose, la chose sainte et sacrée qu'elle a été et qu'elle est pour tous les peuples de la terre et surtout pour le peuple de France ; une communauté d'âmes qui, de générations en générations, ont souffert ensemble, pour le même idéal.

Que demande-t-elle, à cette heure, la patrie ? dans ces boyaux, dans cette tranchée, dans l'attente du jour J... de l'heure H... ? Le sacrifice du moi, le sacrifice de tout ce qui tient le plus au cœur de l'homme : le bonheur de vivre entouré de ceux qu'il aime plus que lui-même !

Or, ce sacrifice n'existe plus au pays où les hommes ne songent qu'à mourir dans leur lit, où leur patrie est là où ils sont bien. *Ibi bene, ibi patria.*

Croyez-vous qu'un froid raisonnement va soulever les régiments et les faire passer à travers les barrages des 210 ? à travers l'horrible, à travers l'enfer ?

Les vrais patriotes n'attendent pas une thèse ; ils attendent un ordre qui les saisisse tout entiers :

« Soldats :

« L'heure est grave ; le sort de la patrie est entre vos mains ; il importe à tout prix d'arrêter l'ennemi, de mourir plutôt que de reculer. La France compte sur vous. Chaque soldat comprendra que l'heure décisive a sonné et se tiendra prêt à se faire tuer sur place plutôt que de reculer. Aucune défaillance ne sera tolérée. En avant pour la délivrance du pays ! »

Le vrai patriote comprend cet ordre avec son cœur ; il passe par-dessus toute objection ; le vrai patriote répond à tous les raisonnements : « Je me sacrifie parce que j'aime. — Mais ton pays est petit, il est froid, il est pauvre, il est sans avenir ? » Le patriote répond : « Mon pays, je l'aime jusque dans sa laideur ; plus il est opprimé, plus il est humilié, plus je l'aime. » C'est le cœur, source de feu, qui fait le patriote, c'est lui qui crée les grandes races. Dieu est charité. Créé à son image, l'homme doit aussi être, avant tout, charité, c'est-à-dire amour. Un génie peut être un scélérat ; un littérateur exquis peut être un dangereux citoyen. Qui ne connaît l'auteur de ces lignes coupables : « Qu'est-ce que la patrie ? Une chose changeante ; un mot qui n'a pas toujours eu le même sens dans l'histoire ; un mot qui a changé de contenu. Les nations ont commencé ; elles finiront » (1).

Figurez-vous l'effet produit par une semblable lecture, avant une bataille ! Menez donc à la victoire des hommes à qui un savant vient d'apprendre qu'ils vont mourir pour un vain mot, pour une chimère !

Et il me revient à la mémoire une scène d'église, une scène intime qui se passait après un délicieux office du soir, à Vic-sur-Aisne ; les voûtes retentissaient encore des refrains d'un cantique enflammé :

> *La France aura toujours des hommes,*
> *La France aura toujours des saints !*

Parmi les vingt à trente pénitents de chaque soir, un éphèbe, un jeune Parisien à la figure enjouée, où la candeur se mêle à la finesse, me donne la douce vision d'une âme absolument pure ; et comme, en regagnant nos logis, je lui disais qu'il eût pu communier sans absolution, je reçus cette touchante réponse : « C'est possible ; mais les jours sont graves ; je tiens à ce que mes prières pour nos troupes, en montant jusqu'à Dieu, ne traversent aucune ombre. J'aime tant la France ! »

Un véritable frisson de patriotisme et de piété pénétrait ces mots ; je l'ai ressenti moi-même ; il m'a procuré une des émotions les plus douces de la guerre.

Plus grande est la foi, plus grand est l'amour ; et quand, pendant des siècles, une race a vécu de foi chrétienne, son idéal s'est identifié dans tout ce qui

(1) **Renan.**

est sorti de terre, croix de cimetière, maison natale
et vieille église, d'où s'échappe le cri de foi :

La France aura toujours des hommes !
La France aura toujours des saints !

5. Les états d'âme du début

Les soldats apportèrent au début de la guerre
l'indifférence, la tiédeur ou la piété de leur province.
On peut dire, d'une manière générale, que l'emprise
de nos cérémonies sur le front a atteint la mesure d'une
influence générale. Avant la guerre, combien étaient
emportés par la fièvre de la vie sensuelle ? combien
étaient fascinés par des succès inespérés dans le
monde ? combien étaient passionnés de toutes les
libertés ?

Arrive la mobilisation :

Les voilà arrachés au milieu dissipant qui les rendait esclaves. Éloignés des occasions prochaines
qui les fascinaient, sortis des ambiances irréligieuses,
ou simplement indifférentes, ils éprouvent main-
nant une sorte de délivrance morale qui réveille
leur conscience ; ils ressentent un calme qui leur
permet d'entendre ses reproches ; ils ont la proximité, mieux que cela, l'amitié du prêtre pour les
apaiser. Ils reviennent aux joies des jours meilleurs,
alors qu'adolescents, ils écoutaient les conseils de
leur mère.

Transportés tout d'un coup dans l'horreur des
batailles, dans la rude vie d'une longue guerre, dans
une sobriété de contrainte, sous des fatigues extrêmes
de travaux forcés, dans le royaume de la mort, ils
ont senti leur faiblesse, les responsabilités de l'exis-

tence devant cette terrible visiteuse qui ne permet pas de finir le mot commencé.

De très nombreux retours furent constatés, et il ne nous a pas été difficile de ranimer une croyance qui a fait bonne figure dans le monde depuis quatorze siècles. Nos hommes sentaient que c'était meilleur que de s'en aller dans l'inconnu quand, à côté d'eux, les croyants étaient si rassurés, quand les peuples de la terre gardent la foi qui nous a faits si grands !

6. L'emprise des lieux

Un fait trop certain, c'est qu'il y avait, avant la guerre, une grande quantité d'hommes ayant conservé des croyances, conformant leur conduite aux lois de l'Église, dans les grands événements de la vie, mais négligeant volontiers les pratiques ordinaires du culte.

Nombreuses étaient les nuances des états d'âme de ces catholiques « à gros grains ».

Disons que, petit à petit, dans la guerre de stationnement, les usages avaient changé.

Combien, arrêtés par les préjugés, qui n'entraient plus même dans une cathédrale aux grandes fêtes, sont entrés résolument dans nos étables de Bethléem !

Les étoiles ne brillent pas pendant le jour ; nous ne les voyons que dans la nuit ; beaucoup n'ont vu nettement le pourquoi de nos vérités, leur rayonnement que dans la nuit d'une science impuissante à expliquer l'immense catastrophe et ses deuils.

Le culte de la beauté et des découvertes a cédé le pas au culte de l'amour d'un Dieu, manifesté par cette humble croix se détachant sur la paroi d'un rocher, au pied de laquelle, sous les espèces du pain et du vin, le crucifié venait mourir encore pour nous et nous donner son corps broyé, son sang qui tombera pour le salut du monde, goutte à goutte, jusqu'au dernier jour.

7. L'accompagnement d'un acte de contrition

Les poilus qui venaient chercher une absolution étaient admirablement disposés ; mais j'ai rarement ressenti comme aux grottes de Chapeaumont les effets calmants des sacrements ; tandis que les obus assourdissants secouaient la voûte, que nos corps tressaillaient, tremblaient, trépidaient, tandis que les résonnances des tonnerres s'enfonçaient dans le dédale des grottes, j'étais obligé de forger des phrases d'un laconisme renforcé : « La vie est courte. » Pan !... « Nous sommes entre les mains de Dieu !... » Pan !... « Soyons toujours prêts ! » Pan !...

Contraste impressionnant ; sous l'absolution qui délivre, qui pardonne, qui éteint tout remords, les âmes ressentaient un calme absolu malgré l'horreur de l'instant. Une poignée de main affectueuse terminait la scène et, des lèvres souriantes de mon pénitent, tombaient ces mots : « Il y a longtemps que j'attendais l'occasion ! »

Et cette simple coïncidence jette une lumière sur les états d'âme de nos soldats peu pratiquants ; ils ont la foi, mais pour amener l'homme à l'aveu de ses fautes, au ferme propos, Dieu choisit son heure et facilite les premiers pas.

8. Science trop courte

Combien sont venus à la guerre sceptiques par nature, par préjugés de famille, d'éducation, imbus d'une philosophie qui perdit toutes les batailles contre le matérialisme et lui sacrifia l'existence de Dieu, l'immortalité et même la spiritualité de l'âme, arrivant au déterminisme qui fait de l'homme une machine irresponsable! Combien, dans certaines formations surtout, se rencontraient de savants spécialisés dans une branche de la science, incapables de synthèse! Le développement exclusif d'une faculté paralyse les autres et rend inapte à juger la religion, qui est surtout une science d'ensemble.

Du haut d'un avion, à une très grande hauteur, un observateur saisit la rotondité de la terre ; si le géologue reste au fond d'un puits, il ne verra jamais la terre sous la forme d'un globe. Aussi aimons-nous à citer de grands savants, également habiles dans les sciences classiques et dans les sciences théologiques; et nous en avons assez, Dieu merci, devant lesquels le monde entier s'incline.

9. Respect humain vaincu

Le respect humain reçut un rude coup dans les tranchées. Il n'y était pas à l'aise ; les réfléchis sentaient là, mieux qu'ailleurs, la bassesse de ses esclaves, que la simple réflexion suivante couvre de ridicule : « Si, dans une société, un individu veut se poser en penseur, il recueille les haussements d'épaule et les sourires de mépris ; s'il se dit libre-penseur, on s'incline profondément. » C'est tout simplement absurde. On voit assez par là que, dans le respect humain, il y a autre chose que le respect de la science en elle-même, mais la sympathie pour la prétendue science qui délivre de l'absolu. c'est-à-dire du devoir. Or, ainsi que s'exprime Auguste Comte lui-même, « une pensée scientifiquement démontrée ne va pas avec la liberté, elle s'impose ».

Le matérialiste à la guerre, parlant au cimetière, avec ses « peut-être », ses forces encore inconnues de la matière, ses superstitions du progrès, avec ses invectives à la nature qu'il adorait hier, fait penser tout naturellement à la fable de La Fontaine *Le maître d'école et l'enfant qui se noie.* avec cette différence que le maître d'école parle à contretemps, mais dit des choses sensées.

Un fait entre cent. Revenant de l'église de Vic, je vois, sur le seuil d'une porte, un poilu qui m'arrête et me prie d'entrer. Je trouve là un groupe d'hommes. On parle de l'obus qui, dans la nuit, a fait une brèche dans la façade ; ce qui nous vaut une charmante réflexion : « Une de plus. une de moins ; on ne paie plus l'impôt des portes et fenêtres. »

Mais la conversation passe du plaisant au sévère ; mon interlocuteur s'adresse à ses « copains » : « Mes bons amis, j'ai bien le regret de vous mettre à la porte, je vais me confesser. » Et déférents, les « copains » ont quitté la chambrette.

Faits isolés, dira-t-on, oui, mais qui ne trouvent pas leur explication dans l'état d'âme de quelques individus. Ces faits isolés n'étaient possibles qu'avec l'acquiescement de beaucoup.

Avant la guerre, les témoins de ces actes de foi auraient plaisanté ; au front, ils restaient respectueux d'une liberté sacrée, qui les touchait de près, dont ils pouvaient avoir besoin un jour prochain.

Souvent, hélas ! avant la guerre, le respect humain n'était, selon la définition de Hello, que la honte de Dieu et la peur de l'homme ; à la guerre, les croyants se sont montrés si dévoués, ont acquis une telle estime, qu'il y avait gloire à penser comme eux.

10. L'emprise de l'exemple

Je trouvais chez nos officiers des exemples qui valaient encore mieux que mes paroles, pour éveiller la foi endormie.

J'entends encore un lieutenant d'artillerie, à Berny-Rivière, me raconter ses décisions sur l'attitude à prendre dès le début au point de vue religieux ; il s'exprimait ainsi :

« Pratiquant convaincu au foyer, fallait-il atténuer mes habitudes dans le milieu nouveau créé par la guerre ? Je ne le pensai pas.

« Dans mes ballades à travers nos batteries, me disait-il, j'égrenais carrément mon chapelet, dès les premiers jours. J'ai affronté quelques sourires d'étonnement, quelques railleries discrètes. J'ai fait mon devoir le mieux possible. J'ai été pris au sérieux. Je me suis dévoué quand il le fallait. Aujourd'hui, je sens mon influence grandir ; mes camarades recherchent ma conversation et j'entends des paroles comme celles-ci : « Peut-être avez-vous raison ; vous êtes heu-« reux de vous sentir éclairé sur tout ce qui nous trou-« ble ; vous passez vos mauvais jours dans le calme, « sachant les raisons de vivre et de mourir ; c'est une « force que n'ont pas ceux qui doutent. »

Et le jeune officier ajoutait : « Oui, j'ai fait la différence entre eux et moi. J'ai une tranquillité profonde ; quand elle faiblit, je vais retremper mon âme dans la pauvre grotte, le dimanche, en Dieu qui descend du ciel pour nous. »

Mais il n'y avait pas que les fervents à demander un autel ; que de fois, des officiers m'ont arrêté et m'ont répété le mot entendu à Maubrun : « Ah ! Monsieur l'aumônier, ne nous abandonnez pas ! Quand nous sommes longtemps sans messe, nous devenons des parpaillots. »

Les soldats parlent comme les officiers. En faisant la causette avec les hommes du 170e, l'un d'eux me présente son camarade, un jeune Parisien, grand enfant de Montparnasse, que l'intimité d'un soldat chrétien avait conquis. Chez beaucoup de ces « gavroches » de la capitale, ce n'est pas la haine, mais l'ignorance qui les tient à l'écart.

Celui-ci me disait naïvement : « J'ai confié mes doutes à mon ami ; j'ai été gagné par son dévouement loyal que je sentais venir de sa foi. Je lui donne une telle confiance qu'il peut me conduire où il voudra, surtout là où on ne me voyait jamais : à la messe, et je m'en trouve bien ! » Ce n'était que le commencement. Il a pu dire, plus tard : « Dieu peut me mener où il voudra, je le suivrai ; il peut me commander ce qu'il voudra, je le ferai ; il peut me punir tant qu'il voudra, je l'aimerai. »

11. Le bon accueil

« Il y en a qui ne sont pas de ce troupeau, il faut les amener. »

Quelques-uns ont d'abord entendu, de loin et du dehors, les chants de bonheur des chrétiens plus hardis qui sont entrés dans la grotte obscure. Beaucoup, avant d'entrer, avaient nourri leur esprit des pages de Psichari qui représentait si bien la jeune âme moderne, la jeune âme française, en laquelle la passion du vrai, du beau, du bien, vivait intense. Ils avaient, conmme lui, traversé l'atmosphère d'un doute exquis, créant de merveilleux mirages ; mais cette atmosphère est trop légère pour ceux qui bataillent, et trop brumeuse pour ceux qui veulent savoir où vont, en mourant, les lâches et les héros. Beaucoup se nourrissaient des pensées de Pascal, et j'en connais qui se délectaient de l'Imitation de Jésus-Christ.

Les aumôniers devaient accueillir toutes les âmes malades avec la bonté du Maître. Ne disait-il pas : « Je ne suis pas venu pour ceux qui se portent bien, mais pour ceux qui sont malades » ? C'est bien des âmes que le Christ parlait. Beaucoup étaient des passionnés de science, des « scientistes » ; il importait de leur dire : « Non, ce n'est pas la science qui a fait faillite, mais la confiance de ceux qui lui demandaient ce qu'elle ne possède pas : l'accomplissement du devoir, qui est d'un autre ordre. »

Beaucoup ignoraient notre foi, ou la voyaient travestie dans l'étroitesse de commentaires non autorisés ; exemple : ils nous disaient, inquiets, scandalisés : « Hors de l'Église, pas de salut ! donc, les seuls catholiques sont sauvés ! » Ils confondaient le corps avec l'âme de l'Église. Tout homme fidèle aux lois de la conscience, invinciblement dans l'erreur, peut appartenir à l'âme de l'Église et peut être assimilé aux catholiques ; quelle que soit la religion, schismatique, protestante, musulmane, païenne même, pratiquée dans la bonne foi ; avec un vague espoir d'un Sauveur, cette religion peut procurer le salut. Les limbes, d'ailleurs, où il vaut mieux être que de ne pas être, fournissent à la bonté divine un moyen de récompenser les justes qui n'auraient eu aucune espérance, même vague, dans la nécessité d'un rédempteur.

Dieu est amour, Dieu a créé par amour ; Dieu veut le cœur du pécheur ; le Christ lui a donné son sang rédempteur. Voilà les vérités triomphantes que les soldats aimaient entendre.

12. L'aveu d'un incroyant

Je disais souvent ma messe à la grotte de Berry, où on arrivait par un long boyau. Comme elle était assez proche de l'ennemi, quelques balles venaient mourir sur le seuil. Les hommes en sortaient peu. Aussi, la messe était fréquentée par la masse croyante et par des curieux qui, d'ailleurs, s'y tenaient très correctement.

Après une de ces messes où nos hommes avaient chanté à pleins poumons leur *Credo*, tandis que l'air mugissait, que la terre tremblait, tandis que la parole de Dieu avait fait jaillir des actes de foi, un lieutenant sceptique, empoigné malgré lui, n'hésitait pas à dire : « On a beau n'avoir pas la foi, ça vous f... du courage, tout de même ».

Voltaire lui-même était plus affirmatif encore ; parlant du marquis de Fénelon, il disait : « Son extrême dévotion augmentait encore son intrépidité. Il pensait que l'action la plus agréable à Dieu est de mourir pour son pays. Il faut avouer qu'une armée composée d'hommes qui penseraient ainsi serait invincible. »

Aussi René Bazin en 1913, s'adressant aux étudiants de Paris, n'hésitait pas à leur dire : « Vous penserez que le plus grand crime du monde est d'appauvrir les âmes de leur éternité, et vous le direz publiquement. Demain sera votre jour. Je le souhaite pour la France ! »

Demain ? Ce fut 1914, ce fut la grande guerre admirablement engagée par la promotion de l'Espérance.

CHAPITRE XXIII

Les actes de piété du poilu

---

1. La foi qui n'agit point, est-ce une foi sincère ?

Les manifestations de la croyance sont variées à l'infini.

La foi des soldats s'est affirmée dans la sympathie dont ils ont enveloppé les « curés sac au dos », et les aumôniers. C'est bien comme prêtres que ceux-ci ont vu leur influence grandir.

Nous pouvons distinguer, parmi les actes des soldats au front, les faits individuels, l'assistance aux offices et les sacrements reçus.

Nous avons déjà cité de multiples actes personnels, fort impressionnants ; les narrer ici serait trop long.

On ne compte pas les poilus qui se confessaient publiquement, quelquefois tombant à genoux, à leur batterie, comme à Moufflay, quelquefois me poursuivant avec patience à travers bois, pour faire « un brin de toilette à leur âme », avant d'aller au feu.

Combien savaient se garder bons chrétiens, pendant des mois, sans entacher sérieusement leur âme, selon le mot pittoresque d'un zouave : « rien à signaler » !

C'était à C... en janvier 1915, je visitais un batail-

lon d'un régiment de la 14ᵉ division. A tout seigneur
tout honneur : je commençai mes visites par le commandant. Il venait d'abréger une permission, pour
être à son poste. Il habitait une villa légèrement
amochée. J'arrive à son bureau, en face de la fenêtre
brisée : « Ne restez pas là, me dit-il, les balles traversent cette chambre ; j'ai dû reculer ma table..
jusqu'au mur ; le propriétaire a été tué dans son
jardin. » Il ajoutait : « La visite d'un aumônier est
une bénédiction ; je vais vous conduire à nos cagnas
encore rudimentaires ; nos hommes seront contents
de vous voir. » Chemin faisant, l'officier parut se
soustraire à notre conversation ; il se fit un silence
qu'il rompit en disant : « Excusez-moi ; vous enten-
dez le canon ? ça chauffe à S..., où nous allons. Je
jetais un coup d'œil sur ma conscience ; je ne vois
rien. » Vraiment l'âme du poilu n'est pas laide.

Il est bien entendu que nous parlons de la première
année de guerre, de ces soldats du front, qui vivaient
cependant dans un mélange extraordinaire d'idées et
d'habitudes, en des contacts quotidiens encore inconnus, sous l'influence de conversations d'où la camaraderie bannissait toute gêne. D'un de ces hommes
j'ai entendu ces mots typiques : « Monsieur l'aumônier, vous ne me verrez pas souvent à votre confessionnal ; mais, voyez-vous, si, chaque jour on ramasse
de la boue sur sa capote, on a ça de bon, c'est qu'on
ne crotte pas son âme. Cependant, je ne veux pas dire
que je n'ai ni tué, ni volé ; volé ? système D, mais ça
c'est le service ! »

A citer encore, la réponse d'un brave pépère du
54ᵉ à Berri ; comme je le rencontrais dans tous les
boyaux, toujours chargé, toujours souriant : « Vous

tes donc perpétuellement de corvée ? lui dis-je. — Monsieur l'aumônier, il faut bien gagner son sou ; vous nous dites, le dimanche, que le bon Dieu paiera le pourboire, on se console ! » Oh ! les braves gens !

Autre mot d'un caporal du génie que j'entendais à Roche, en une chambre où grouillait une escouade, en prenant « le jus » : « C'est demain l'assaut ; je tiens à le dire devant tous avant d'aller affronter les balles, ce qui me soutient, c'est ma foi » ; et un brave « lascar » tirait la conclusion : « Eh ben ! oui, mais, t'es pas tout seul à penser ça ; on a fait ses devoirs ! »

Il n'est pas jusqu'à cet acte original d'un jeune poilu qui n'ait son charme ; il racontait à un aumônier comment il comprenait la piété :

« A la tranchée, je prie quand l'alouette monte en chantant vers le ciel.

« Mon Dieu, je vous offre tout ce que je ferai et souffrirai aujourd'hui ; tout ce que je souffrirai, c'est connu ; tout ce que je ferai ? oui, tout ! Me souvenant d'avoir été thuriféraire, j'ose offrir à Dieu, même la fumée de ma cigarette ! ! N'est-ce pas le pauvre encens des tranchées ! »

Et je crois volontiers que l'encens du pieux poilu est allé vers le ciel plus haut que l'alouette.

2. Les offices du soir

Pendant toute la guerre, à de rares exceptions près, nous avons eu des offices du soir avec prédication quotidienne. Ces exercices religieux étaient fort appréciés des soldats. En temps d'alerte ou de bombardement intense, nous les supprimions ; mais ils reprenaient d'eux-mêmes, avec les hommes revenus

spontanément. L'un d'eux ne me disait-il pas, a‹
un accent de sincère dévotion : « Il nous en tarda
nous aurons enfin notre récréation ce soir ! » Com
c'est bien, cela ! notre office religieux, une récréatic
une création de nouvelles forces pour continuer
lutte ! Il faut avoir la foi pour trouver ce mot ‹
vise plutôt la joie de prier en commun dans une ég
que le plaisir d'entendre nos chants.

La preuve, je la trouve dans l'attitude de nos hc
mes ; l'office fini, ils restaient là, dans leur ba
nombreux, continuant à prier. Je veillais avec ‹
après les confessions quotidiennes. L'un de ces bra‹
poilus m'aborde et, simplement, m'adresse ce
supplique : « Permettez-moi d'achever une prière p
mise ; excusez-moi si je vous fais languir. » Hél‹
je l'avoue humblement, ma prière était vraim‹
languissante, comparée à celle de ce pieux chrétie
et il était 10 heures du soir ! J'aurais bien lai
l'église ouverte, mais le bon doyen n'aurait pas dor‹

Le samedi soir, 17 avril 1915, je place les homn
à l'église, me tenant près du dernier banc. Pend‹
qu'un prêtre-infirmier prêche, des obus passent
sifflant sur l'édifice et éclatent non loin avec frac
Tout tremble. Je me demande ce qui va se pass‹
pas une tête ne bronche ; l'infirmier, après un co
silence, continue son allocution. Seul, dans le derr
banc, un brave territorial du 54ᵉ penche légèrem‹
la tête vers son voisin, lui disant, avec un bon souri
« En voilà un qui n'a pas passé loin ! »

Et, plus fort que jamais, l'allocution finie,
hommes entonnaient le cantique à la Vierge :

Auprès de son trône d'amour,
Marie, à ses pieds, nous appelle.

Ah! jurons, jurons sans retour,
De vivre et de mourir pour elle!

3. Le mois de Marie

Les obus ne parvenaient pas à tuer toutes les fleurs
es superbes jardins de Vic, pas plus qu'ils ne faisaient
aire le merle jaseur dans les acacias. Est-il assez
tourdissant, cet oiseau-là ? Il faut avouer que son
image est digne d'un gavroche : désinvolture, rigo-
de, cantilène, bonheur de vivre, c'est sûrement
n des auteurs anonymes du fameux proverbe :
Faut pas s'en faire ».

Aussi bien, nos soldats « ne s'en font pas », malgré
s explosions ; le bruit ne suffit pas pour les empê-
er de venir au « mois de Marie ».

Détail intéressant : je voyais chaque soir des
eurs toujours fraîches sur l'autel de la Sainte Vierge,
eurs que les poilus renouvelaient régulièrement,
eureux de redire le refrain :

Vierge sainte, acceptez ces fleurs
Et ces guirlandes et nos cœurs!

N'est-ce pas répondre au désir des lilas, des tulipes
t des roses que de les soustraire au chaos des plates-
andes, sous les arbres brisés ?

En les cueillant, le poilu peut leur dire :

Au pieux mois de mai, tous les jours sont des fêtes,
Si la main d'un soldat vous cueille, ô fleurs discrètes,
Votre sort sera le meilleur.
Parmi l'or de l'autel, d'encens pur investie,
De lumière inondée et tout près de l'hostie,
Vivre un instant là, quel honneur !

Les mois de Marie de guerre n'ont rien eu à envier aux mois de Marie du temps de paix.

Après chaque réunion, une vingtaine de soldats nous attendaient pour les confessions et, le lendemain, au matin, avant la messe, il y avait déjà des pénitents autour des confessionnaux, faisant leur examen de conscience.

4. La messe des poilus

La messe est un sacrifice non sanglant par lequel Jésus-Christ s'offre et s'immole à Dieu son père, par le ministère des prêtres. C'est le même sacrifice que celui de la croix. C'est la volonté du Christ qu'il soit célébré en son honneur jusqu'à la fin des siècles.

Celui qui a nourri la foule d'un pain miraculeux a choisi cette occasion pour annoncer la vraie manne, le pain vivant, le pain changé en son corps, le vin en son sang, le sang de la nouvelle alliance, qui sera versé pour le salut du monde.

Le pain, c'est le froment broyé ; le vin, c'est la liqueur rouge qui sort du pressoir ; le corps de Jésus n'a-t-il pas été assez broyé dans sa passion ? Son sang n'a-t-il pas été versé assez abondamment sur la Croix ?

S'il est des hommes qui se sont scandalisés de cette folie de l'amour, le peuple n'a pas obéi à cette faiblesse ; il a cru que, si une mère peut nourrir son enfant de sa propre substance, Dieu peut avoir la même puissance et la même tendresse. Aussi, nos pères ont dressé des tables somptueuses, ils ont construit des cathédrales plus belles que les palais de

ois, pour abriter le pain sur lequel le Christ a dit :
« Ceci est mon Corps ! »

Quand nos vieux temples furent abattus par des
obus sacrilèges, je crois que les pieux génies du moyen
âge, qui ont fait sortir du sol de France les merveilles de pierres mystiques se sont jetés aux pieds de
Dieu pour obtenir de sa justice que ces inutiles muti-
lations ne soient pas impunies. Il n'est pas une sta-
tue de saint ou de sainte qui n'ait poussé vers le
ciel le cri de leur indignation : « Seigneur, souvenez-
vous que, depuis des siècles, nous chantions la gloire
de votre rédemption ! »

Aussi bien, quand les flammes ont enveloppé la
cathédrale de Reims, « ceux qui avaient déjà pleuré
sur leurs fils ont encore trouvé des larmes pour pleurer sur la sainte Eglise ».

Dieu n'avait que faire du sang des animaux immolés ;
c'est vrai, l'homme rendait ainsi la vie à l'auteur de
la vie ; mais ce sang ne pouvait purifier les foules
qui en étaient aspergées, même selon les rites. Les
cœurs restent profanes sous ce sang de servitude,
versé par contrainte.

Il fallait à l'humanité coupable un sang volontairement versé, un sang pur de tout germe de péché,
un sang qui soit offert à Dieu volontairement par une
victime riche de mérites infinis ; Jésus, l'Homme-Dieu,
a été cette victime infinie. L'Eucharistie est son tes-
tament. Les hommes ne peuvent laisser à leurs enfants que des choses mortes ; l'Homme-Dieu va laisser
une merveille bien vivante : la messe ! « Faites ceci
en mémoire de moi ! »

Voilà deux mille ans que l'ordre est donné.

Voilà deux mille ans que le pain vivant descend

du ciel ; voilà deux mille ans que le sang du divin crucifié coule, toujours chaud, sur les autels des cathédrales ou des catacombes, en paix comme en guerre.

Il est peu de soldats qui ne se sentent attirés au rendez-vous divin des âmes avides de lumière, de purification, d'espérance, quand la minute qui suit va ouvrir la porte de l'éternité.

C'est dimanche ; cela ne veut pas dire : C'est la paix. Les soldats arrivent par petits paquets, à la grotte-caserne. Ils y entrent, déjà graves, recueillis. Ils traversent la cuisine des groupes, où les cuistots pleurent dans la fumée ; ils reçoivent des bouffées d'air chaud chargé d'ammoniaque, c'est l'écurie, où les chevaux piaffent en tournant la tête, semblant montrer leur ratelier vide ; voici, le long des couloirs souterrains, les lits de paille, sur le sol, où sommeillent encore les veilleurs de nuit ; enfin, voici un peu de lumière : quatre bougies s'usent lentement sur le rebord d'un mur taillé, couvert d'une petite nappe blanche. L'aumônier revêt sa chasuble.

Souvenons-nous que la messe est la continuation du sacrifice du calvaire.

Chose étonnante et digne de remarque : il n'est peut-être pas une phase de la passion divine qui ne se retrouve dans la passion du poilu, de la première à la dernière agonie ! Le Christ avait passé en faisant le bien, en guérissant les malades, en consolant les malheureux, en répandant les pardons et la miséricorde, aux jours sombres où la haine l'accablait; il était en droit d'attendre de ceux qu'il avait le plus aimés le soutien de leur affection dans la nuit d'agonie au jardin des Oliviers. Les éveillés, ravis du

Thabor, sont devenus les endormis quand le Christ agonise.

Au front, les pauvres cœurs isolés ne vivent pas seulement à la tranchée, mais là-bas où sont les aimés, sous le toit familial.

Or, tandis qu'ils attendent les encouragements, les consolations, les tendresses, les affirmations de fidélité, les bonnes nouvelles, les vœux du revoir, le vaguemestre ne prononce pas leur nom et, quand la lettre vient, hélas ! c'est pour lire des lignes où percent l'inquiétude sur les labours, sur la santé des enfants, de la femme, ou, ce qui est pire, les lignes où percent les oublis !

Sans avoir connu l'ombre du péché, le Christ portait les péchés du monde ; combien de soldats, fidèles citoyens, portaient le poids des péchés de leurs concitoyens !

Combien de braves gens aux âmes innocentes, plongés dans la fournaise, se sentaient, comme le Christ, accablés par les responsabilités d'autrui !

Comme le Christ a souffert de l'inutilité de son sang pour beaucoup, combien de soldats ont pu souffrir en pensant à l'aveuglement, à l'ingratitude des foules, à l'inutilité de leur sang versé pour l'avenir de leurs enfants et le salut de la France !

Quand le Christ disait : « Que ce calice s'éloigne de moi ! », c'était le calice des défections qu'il éloignait. Quand il disait : « Non ! non ! pas ma volonté, mais la tienne, ô mon Dieu ! », c'était le calice des rédemptions qu'il acceptait. Le Christ a été obéissant jusqu'à la mort, il a su se relever et prononcer le mot qui a sauvé le monde : *Eamus !* « Allons au supplice ! »

Ce geste et ces paroles furent ceux de nos soldats,

ceux de la Marne, ceux de l'Aisne, ceux des grands
assauts !

Quand nos héros venaient de Charleroi, refluant
devant la ruée germanique aux vagues formidables,
ils étaient, aux yeux du monde, dans une sorte d'agonie ; ils se retiraient épuisés, suant sang et eau, pour-
suivis par un ennemi dans l'ivresse de sa force victorieuse. Eux aussi disaient, en voyant l'horreur de la
défaite menaçant la France entière : « Que ce calice
s'éloigne de moi ! » Puis, voyant qu'il fallait mourir
pour sauver l'honneur et la liberté, comme le Christ,
obéissant jusqu'à la mort, ils ont entendu la voix
de la France : « Le moment est venu d'arrêter l'ennemi,
de se faire tuer sur place, s'il le faut ! », et ils ont redit
le mot du Christ : « *Eamus !* allons au sacrifice, que ta
volonté soit faite, ô ma France ! » et ce fut l'ascension
du calvaire rédempteur !

Le Calvaire ou « Mont chauve » tirait son nom de sa
désolation ; c'était le plus ravagé des monts voisins
de Jérusalem ; la terre avait disparu sous les orages
qui avaient raviné ses pentes. Sur combien de « monts
chauves » le sacrifice de la messe a été célébré ! Que
de collines fécondes sont devenues chaotiques, sous
les orages de fer et de feu ! Il suffisait d'un pauvre
marbre d'autel sur de la paille comprimée comme
à Noël, ou sur un poteau de bois, comme au Golgotha, pour célébrer le saint sacrifice.

Aux messes dominicales des bataillons ou des
régiments, souvent s'y rencontraient des hommes
qui, sans avoir trahi comme Judas, avaient cependant renié le Christ. Saint Pierre disait : « Je ne connais pas cet homme. » Ces baptisés ont dit : « Je ne
connais pas l'Église. »

Comme saint Pierre, sous un regard du Christ, sentit son cœur se fondre et ses larmes couler, combien de ces chrétiens, quand l'hostie s'élevait au-dessus des soldats fidèles à genoux, leurs camarades, ont senti l'odieux de leur faiblesse devant les plus vulgaires ennemis de l'Église et ont goûté le bonheur du pardon !

Un des condamnés, crucifié aux côtés de Jésus, avait reconnu sa faute (il était homicide). Il disait : *Merito hœc patimur !* « Nous méritons cette torture ». Combien, souvent, assistaient à la messe des hommes qui avaient tué des âmes ! ce qui est pire.

En pensant aux terribles aléas de la vie de tranchée, auxquels ils étaient condamnés, eux aussi disaient comme le bon larron :

« Nous méritons notre châtiment. Nous avons voulu remplacer la foi par la science ; la science nous tue ; la foi nous sauve.

« Quel mal a-t-il fait, ce Christ ? Il a brisé des chaînes, il a aimé les petits, il a relevé les déchus, il a glorifié l'ouvrier, il a prêché partout l'amour. Nous nous sommes trompés. Il faut que cette guerre serve de leçon. Si je reviens, il faut que je sois changé ; à quoi auraient servi ces hécatombes, si elles ne renouvellent pas les âmes ? »

Dans la nuit fameuse, le Christ n'a pas fermé son cœur à l'apôtre félon ; mais Judas n'a pas senti son cœur se fondre quand, au moment de donner le baiser de trahison, Jésus lui donnait encore le doux nom d' « ami ». A la messe, Jésus accueille encore ceux qui ont pactisé avec ses ennemis ; il leur donne, malgré leur passé, le nom qu'on n'accorde qu'aux intimes ; il semble leur dire : « Amis, pourquoi êtes-vous venus ? N'est-ce pas que je vous manque ? N'est-ce pas que vous me cherchez ? que vous m'aimez encore ? Votre amour apparaît dans votre démarche, dans votre attitude, quand vos têtes s'inclinent sous mes bénédictions, quand vous mêlez timidement votre *Credo* au *Credo* des soldats fidèles qui croient à ma rédemption, à la rémission des péchés, à la résurrection de la chair, à la vie éternelle ! »

Jésus a demandé davantage ; il a dit : « Prenez et mangez ; ceci est mon corps. Celui qui mangera ma chair et boira mon sang aura la vie en lui. »

Et voilà que sortent des rangs « de petits bleus », candides comme saint Jean ; des hommes barbus, graves comme saint Pierre, simples et dignes comme les pêcheurs de Génézareth ; tous ont souffert depuis des mois, des ans, dans les terres détrempées, dans les bois massacrés, tous auraient besoin du linge de Véronique pour effacer les traces de fatigue accumulées, et les teintes sombres des sueurs figées sur leurs traits. En cercle, ils tombent à genoux, devant l'autel. L'aumônier se retourne ; il met sur les lèvres des poilus les paroles du centurion romain : « Seigneur, je ne suis pas digne que vous entriez en moi, mais dites seulement une parole, et mon âme sera guérie. »

Chaque homme agenouillé a reçu le pain sacré.

Cette union du Créateur et de la créature, du Sauveur et du sauvé, de la victime divine et de la victime humaine remue fortement les consciences des camarades, c'est la prédication de l'exemple. Ces communiants sont connus, ce sont des types ; ils reviennent à leur place avec une gravité surnaturelle. Ils semblent dire : « Je ne vis plus, l'Éternel est en moi ! Que peut la mort sur l'Éternel ? »

En fidèles du Christ, nous faisons la promesse
De montrer comme on meurt, au sortir de la messe !

Le Christ a voulu mourir. Voici l'heure terrible, l'heure attendue depuis des siècles, l'heure dont les minutes douloureuses ont été prédites par les prophètes, l'heure de la mort.

Pour combien de poilus la passion s'est prolongée à travers le rude chemin de croix !

Les lèvres s'ouvrent d'elles-mêmes pour exalter pieusement la victime divine et les victimes humaines :

O Christ ! avec vous, nos héros sont allés au calvaire !

Comme vous avez porté votre croix, ils ont porté les lourds fardeaux !

Comme vous avez fléchi sous le bois du sacrifice, ils sont tombés anéantis, dans les trous fumants, creusés par les explosions !

Comme vous, ils ont ressenti les déchirures des chairs, les crampes des muscles et les troubles du cœur !

Comme vous, ils ont senti leur sang couler comme du feu dans les artères !

Comme vous, dévorés par la fièvre des blessés, ils ont crié : « J'ai soif ! »

Comme vous avez poussé l'angoissant appel à Dieu que vous n'osiez plus appeler votre père, ils ont appelé les plus aimés de leur cœur, sans que leur oreille ait perçu la moindre réponse !

Comme vous avez remis votre âme entre les mains de votre Père, ils ont remis leur âme entre les mains du même Père, le vôtre et le leur !

Comme vous, ô Christ Jésus ! ils ont achevé leur

sacrifice et ont poussé le même cri : *Consummatum est!* « Tout est consommé ! »

Tout est consommé ! ce qui veut dire : « O humanité ! je meurs pour ton salut ! Que pouvais-je faire de plus pour toi ? »

Tout est consommé ! ce qui veut dire : « O France, je te donne ma jeunesse, mes vingt ans, ma vie ! que pouvais-je faire de plus pour toi ! »

Oh ! que la messe est bien l'office du combattant qui aime son pays, qui souffre pour lui, et qui espère malgré la mort !

Pour les poilus, les derniers détails de la Passion continuent à se reproduire aux messes du front.

Les ténèbres des trois heures du « Parasceve » deviennent des lumières pour les apôtres, encore aveuglés jusque là par le doute. Ils sont invinciblement troublés en apprenant la mort du Maître.

La terre tremble ; les rochers se fendent, grandiose figure de l'avidité avec laquelle la terre, maudite, va boire, jusqu'à la dernière goutte, le sang divin du pardon.

Les morts vulgaires apparaissent dans la cité sainte ; le voile du Temple se déchire ; le centurion, de religion païenne, témoin de ces prodiges, crie sa foi au Christ : « Vraiment, celui-là était le fils de Dieu ! »

Toutes ces scènes se reproduisent aux messes du front.

La terre tremble sous les engins de mort et les cœurs sont émus devant la croix sur laquelle meurt le Christ, devant l'hostie, devant le calice qui s'élèvent au-dessus des poilus. « Ceci est mon corps, ceci est mon sang qui sera versé pour le salut du monde ! » Quel est l'homme qui n'a besoin de pardon ?

Les ténèbres des grottes, ajoutées aux ténèbres du mystère, impressionnent plus profondément les combattants qui attendent l'assaut, que les lumières rutilantes qui tombent des vitraux des cathédrales sur les foules tranquilles.

Les cœurs durs comme les rochers frémissent et semblent se fendre pour recevoir l'amour du Crucifié. Les aumôniers sont les témoins de ces nombreux retours. Devant eux, le voile des consciences se déchire comme celui du Temple et ces morts spirituels, ressuscités par le repentir et les absolutions sont là, se mêlant aux fidèles des assemblées saintes, heureux de ces apparitions.

Les incrédules, eux-mêmes, sortant de ces messes, de ces calvaires nouveaux, où tant de miracles spirituels semblent s'accomplir, ne peuvent s'empêcher de redire le mot du centurion : « Vraiment, celui-là était le Fils de Dieu ! »

Entendues, chaque dimanche, ces messes du front, sous le souffle de la mort, étaient, pour les esprits réfléchis, de poignantes leçons, d'incomparables spectacles.

Tandis qu'au Calvaire, les saintes femmes étaient au poste d'honneur, ici, au front, le Mont-Chauve mystique est entouré de milliers d'hommes, les meilleurs de France.

Voilà deux mille ans que le Christ a dit : « Faites ceci en mémoire de moi », et le sacrifice est plus multiplié que jamais ! plus entouré que jamais ! entouré d'une foi plus élevée que jamais !

La vieille France semble apparaître à la France moderne, pour rappeler la foi des aïeux, qui ont fait de si beaux gestes. En face de cette puissance de vie, de force, d'espérance qui éclate dans le chant populaire des poilus, dans le chant du *Credo*, identique au *Credo* de nos pères, les assistants, fussent-ils venus avec curiosité, s'en retournent en disant : « Vraiment, l'Église de mon baptême est divine, vraiment la France peut s'enorgueillir d'être la fille aînée de la plus grande puissance morale qui soit au monde ! ! »

6. Où se disent les messes du dimanche

Ma préoccupation, pendant la semaine, était de rechercher, dans notre secteur, où le besoin de messe, le dimanche, se faisait sentir. Grâce à la bienveillance des états-majors, je pouvais dire une messe au P. C. et revenir aux groupes du front, pour y biner, ou inversement. L'artillerie a été longtemps la plus délaissée. J'ai tenu à aboutir à ses groupes, si dispersés fussent-ils. Cette évangélisation dominicale dura quatre ans. Les résultats étaient si consolants ! Nous étions si bien accueillis ! Nos fatigues ne comptaient pas. Aucune messe sans communiants !

Assurément, ces allées et venues ne se faisaient pas toujours au milieu du silence ; les Boches n'étaient pas, chaque matin, de bonne humeur ; mais on finissait par connaître leurs habitudes, on évitait les points les plus marmités.

Les messes à Vic, chaque jour, étaient fréquentées, selon les repos ou les besoins du service ; chaque dimanche, les trois messes principales, dites souvent par nos prêtres-brancardiers (7 heures, 9 heures ½, 11 heures), voyaient des foules de soldats envahir les trois nefs. Il y avait allocution à 9 heures ½ et à 11 heures, ainsi que tous les soirs, à la prière.

Souvent, des artistes de premier ordre nous donnaient leur concours, et c'était un régal. Des orchestres même avaient pu être formés à certains jours, avec grand succès ; mais, comme impressions religieuses, rien ne valait les cantiques populaires chantés à l'envi par nos hommes.

6. Les communions

Le jansénisme a commencé la ruine des pratiques religieuses, dans un grand nombre de nos diocèses : éloigné de la table sainte, le peuple s'est éloigné de la chaire et de l'autel.

Il a fallu que le Christ apparaisse en une chapelle française où les filles de sainte Jeanne de Chantal ne cessaient de s'immoler pour Lui. C'est là, à Paray, qu'il a poussé ce cri qui réchauffe le monde catholique : « Voilà ce cœur qui a tant aimé les hommes, et qui en est si peu aimé ! » L'hérésie devait tomber sous cette affirmation du Sauveur. L'histoire dira le retentissement de ces mots divins pendant la guerre ; l'histoire dira quelle fut la part d'énergie victorieuse née de trois principales dévotions du poilu, Jeanne d'Arc, la Vierge Marie et le Sacré-Cœur (1).

La communion a été florissante au front, dans ces petites chapelles, qui ne se distinguaient des abris que par une petite croix au-dessus de la porte. Dieu partageait la misère des hommes du front. Le prêtre soldat était l'aumônier du secteur.

Au début, j'ai porté le « viatique » aux tranchées,

(1) La petite sœur Thérèse vient aussi en bon rang dans les dévotions des poilus.

alors que certains bataillons n'avaient pas de prêtre, Cette présence de Dieu, sur la poitrine du prêtre, présence réelle, brûlante, continuelle, sans avoir l'intimité de la communion, prolonge néanmoins le souci d'une dignité nécessaire. L'aumônier a de la peine à croire que Dieu lui permette de s'occuper d'autre chose que de sa présence ; mais est-ce négliger sa présence que de s'occuper des âmes qu'il aime ? N'est-ce pas lui faire plaisir, de nous entendre parler avec les poilus pour les attirer à Lui ?

Un de mes confrères m'a raconté un fait touchant, survenu devant nous aux tranchées, alors que, depuis huit jours, et au temps de Pâques, le régiment avait été fortement tenu en haleine par l'ennemi. Arrivé dans les ruines du village d'A..., il rencontre le colonel du régiment, qui l'arrête aimablement et lui dit : « Je sais que vous portez souvent les saintes réserves ; dois-je saluer Dieu d'abord ? — Oui, mon colonel, j'ai les saintes réserves. — J'ai passé une journée de Pâques sans messe ; arrêtons-nous un instant, pour que je fasse ma visite au Saint Sacrement. »

Figurez-vous la scène, dans ce cadre de désolation et de mort ! Ce prêtre et ce soldat, immobiles, muets, les yeux baissés, plus éclairés que les disciples d'Emmaüs, ces deux hommes sentaient leur cœur ardent ; sans attendre la fraction du pain, ils reconnaissaient le Maître divin, dont la présence les enflammait. Et le prêtre et le soldat redisaient le mot des disciples : « Demeurez avec nous, Seigneur, car approchent les terreurs des mauvais soirs ! »

Un lieutenant-colonel d'état-major, revenant de Roches, où se trouvaient les Bretons, me racontait ainsi la scène qu'il eut sous les yeux, le jour de la

Toussaint, où des centaines d'hommes avaient communié : « J'étais si émotionné que, si Jésus-Christ lui-même m'avait apparu, je n'aurais pas ressenti un frisson plus intense ; je n'aurais pas senti mes larmes couler plus chaudes et plus douces (1). »

Nous avons eu aussi, le 21 mars, une église pleine de poilus du 352ᵉ et du 55ᵉ chasseurs ; tous se sont approchés de la table sainte.

Chaque jour, à Vic, il y avait, soir et matin, de la besogne pour les confesseurs ; les prêtres-brancardiers nous donnaient leur concours.

Chaque dimanche les communions étaient nombreuses ; au mois de mai, ellesd épassaient la centaine ; plus de 150 hommes recevaient la sainte eucharistie le jour de la fête de Jeanne d'Arc.

Les aumôniers donnaient volontiers, le soir, la sainte commmunion aux pénitents, quand les bataillons montaient en ligne. Cette concession, qui n'était plus dans nos habitudes, rappelait les scènes intimes des catacombes, quand les fidèles emportaient eux-mêmes les espèces mystérieuses, le pain qui ranime les corps fatigués, qui met le sourire aux lèvres du martyr devant les lions, qui fait vivre les morts couchés dans la tombe ! « Celui qui mangera ma chair et boira mon sang aura la vie en lui, et je le ressusciterai au dernier jour ! »

7. La prière du poilu

Seigneur, plus je vois le chaos de la guerre succéder à

(1) Les Bretons devaient avoir le plus fort pourcentage de morts parmi toutes les provinces de France.

l'ordre de la paix, plus volontiers je saisis votre présence, et plus humblement je vous adore. Pour les pauvres poilus au secteur, le jour devient la nuit, et la nuit devient le jour. Mais vous nous voyez dans les ténèbres aussi bien que dans la lumière, et, malgré le tonnerre des canons, pas un de nos cris n'échappe à votre oreille divine.

Je ne me lève plus avec le soleil, mais quand germent les étoiles ; avec elles, je vous adore ; l'offrande de mon labeur ne s'élève plus vers vous, avec l'alouette matinale, mais avec la voix sonore des grillons du soir.

Je vous offre tout ce que je ferai pendant cette nuit, le bout de tranchée que je vais creuser, les réseaux de fils de fer que je vais poser, la ronde de nuit pleine de surprises, à la recherche de l'ennemi.

Je vous offre tout ce que je souffrirai pendant cette nuit : la fatigue de la marche dans les trous d'obus, la faim, la soif, le froid, le sang qui peut jaillir subitement d'une blessure.

Mon Dieu, puisque je dois mourir, et que jamais l'heure de ma mort n'a été plus proche, pouvant en être surpris sur la ligne de feu, dans mon service de nuit, je remets ma vie entre vos mains !

Notre Père, qui êtes aux cieux, que votre règne arrive par notre victoire ; que votre nom soit toujours mieux sanctifié par les poilus ; que votre volonté soit faite sur la ligne de feu comme au ciel ; donnez-nous notre pain quotidien, si dur soit-il !

Pardonnez-nous nos offenses, comme nous pardonnons... (excusez, Seigneur, mon hésitation !)... comme nous pardonnons... à ceux qui nous ont offensés, à ceux qui nous mitraillent sans savoir ce qu'ils font, comme vos bourreaux, décidés, quand même, que nous sommes, en vrais patriotes et en chrétiens, à nous battre jusqu'à la mort, pour notre patrie injustement attaquée. Ne nous laissez pas succomber à la tentation, au moindre découragement ; mais délivrez-nous du mal et de nos ennemis. Ainsi soit-il !

Sainte Vierge Marie, dont je porte la médaille, priez pour la France, votre royaume, pour mon secteur, pour tous ceux que j'aime ; priez pour moi, maintenant et à l'heure de ma mort.

Des profondeurs de ma tranchée, je crie vers vous, Seigneur ! Si quelques camarades, surpris par la mitraille, et encore endettés, frappaient, attardés, à la porte de votre paradis, prenez sur mon compte, s'il me reste encore quelque chose, et pardonnez à ceux qui sont impatients de vous voir.

Que les anges gardiens de ma patrie, que tous les saints et saintes de France intercèdent pour elle, auprès du Christ qui aime les Francs !

Je crois en vous, Seigneur, je crois à votre Évangile, à l'église de mon baptême. Je crois à la France et à sa mission.

J'espère en vous, quoi qu'il m'arrive, car vous savez faire sortir le bien du mal lui-même, et je sais votre fidélité à vos promesses.

Je vous aime parce que vous avez prouvé à travers les siècles que vous êtes le « bon Dieu ». J'aime ma patrie ; j'aime mon foyer, mes petits, ma femme, mes vieux parents ; je vous les recommande.

J'ai confiance en vous, Seigneur, malgré les fautes que je pleure ; car vous êtes à la fois mon père et ma mère ! Ainsi soit-il !

8. Lieux de plaisir devenus lieux de prières

Autrefois, les premiers chrétiens ont transformé en églises, que dis-je, en basiliques, les temples des faux dieux. Nos soldats en guerre nous ménageaient des surprises de ce genre, splendeur et mosaïques en moins. C'est ainsi qu'à Sacy, un lieu de plaisir trop mondain devenait une chapelle; au-dessus de la porte du local, apparaissait cette enseigne : « Bal public ». Comme bien on pense, quelques gouttes d'eau bénite purifiaient les murs ; nos chantres prenaient la place des musiciens ; sur une autre estrade était notre autel ; et, comme on n'était pas à la noce (les coups de canon l'indiquaient), le recueillement fut digne d'une cathédrale.

Aussi bien, le vrai temple de Dieu est l'âme de l'homme et, avec combien plus de bonheur les aumôniers ont pu ouvrir à Dieu ce temple spirituel, après avoir préparé le festin des noces que symbolisait la fameuse parabole évangélique !

9. La classe 16 à Courtieux

Au printemps de 1915, nous recevions les jeunes recrues de la classe 16. On les accoutumait progressivement au danger ; à chaque étape, le son du canon devenait plus sonore. A Courtieux, les « petits bleus » se questionnent, encore hésitants : « Est-ce une arrivée ? est-ce un départ ? » Déjà des blessures aux murailles et des vitres brisées ; c'est presque le baptême de feu ; les sourires voilent un brin d'émotion vite comprimée : « On y est, ça va barder ! »

Voici les recrues de la 14e, gens de Comté, pour la plupart. La proximité du dimanche des Rameaux réveille la foi de tout baptisé. Nos hommes font, à la petite église, une merveilleuse toilette de lierre d'où émerge la magnifique Assomption du chœur.

A la première messe, quarante soldats communient et les confessions vont se succédant chaque jour. C'est l'acte pascal ; c'est l'acte officiel de notre foi. Il m'était facile de développer les pensées opportunes : « L'obéissance est due aux deux préceptes de l'Église :

> *Tous tes péchés confesseras*
> *A tout le moins une fois l'an.*
> *Ton Créateur tu recevras,*
> *Au moins à Pâques humblement.*

C'est le renouvellement de notre traité d'alliance avec Dieu. En temps de guerre, c'est un gage de sécurité pour ceux qui vont à la bataille ; c'est une consolation pour les familles soucieuses de l'avenir de leur fils. Quand se joue le sort de la patrie, le devoir pascal revêt un caractère d'ardent patriotisme, inclinant Dieu à bénir nos armes ; car, selon le mot de Jeanne d'Arc : « C'est le péché qui fait perdre les batailles. »

Ces pensées, exprimées devant une assemblée compacte, précipitent les acquiescements. J'ai eu, quelques mois plus tard, le bonheur de consoler des familles en deuil, me demandant, anxieuses sur le sort éternel de leurs enfants : si l'absolution avait précédé l'obus fatal.

C'est dans cette petite église de Courtieux que venait pieusement, à minuit, un de nos jeunes soldats. Que venait-il y faire ? Il allait au chœur ; il s'agenouillait ; il priait ; puis, prévoyant que le cierge allumé (à défaut de la lampe du sanctuaire) ne brûlerait pas jusqu'au matin, il accomplissait la promesse qu'il m'avait faite ; il venait le remplacer par un cierge neuf, afin que le Christ ne soit pas seul et que la petite flamme prie toute la nuit pour son bataillon.

10. Une des premières messes au front

J'ai gardé bien vivante l'impression d'une messe, célébrée, pour un bataillon du 35ᵉ, le 11 novembre 1914, dans une grange profonde, déjà sans toiture, aux murs branlants. Nos troupes fatiguées, par la bataille de la Marne et la résistance de l'Aisne, prévoyaient que la campagne d'hiver allait s'imposer. Il devenait probable que les papas ne mettraient pas les jouets dans les sabots de Noël. Fatigue, déception, frimas d'hiver favorisaient l'arrivée du cafard.

Une messe chantée, quelques paroles de foi, ce sont les coups de soleil qui percent les nuages. J'avais bien la crainte d'un obus intempestif, tombant sur nos soldats empilés, mais, à la guerre, s'arrêter devant le danger possible, c'est se condamner à l'inaction.

Le nouveau colonel du 35 était en avant, avec ses officiers ; une blessure très visible de sa capote indique la trace de la balle reçue en pleine poitrine, à la Marne. A côté de lui, se tient un enfant de douze ans, que les soldats ont ramené de Vingré, où ses parents ont été fusillés, sous ses yeux, devant leur ferme en flammes ; des chevaux, dans l'écurie voisine, passent de temps en temps leurs têtes dans les trous de la muraille et semblent obéir au bon saint François qui les convie à prier Dieu avec nous.

Je trouve dans mon journal quelques notes prophétiques. Après avoir fait le tableau du redressement de la Marne, déjà fameux en dépit de l'échec de Charleroi, je disais à nos hommes : « Le monde a reconnu l'élan irrésistible de la race française ; vous allez lui faire connaître une autre forme de notre courage. Vous avez contraint l'ennemi à entrer sous terre ; votre endurance, votre patience, votre persévérance sauront l'en déloger. Vous le bouterez hors de France. « La France, me disait un de vos commandants, a reçu la mission d'accomplir les gestes de Dieu sur la terre ; il vient, à la Marne, de lui confirmer ce privilège. Cette mission, noble entre toutes, c'est d'être le cerveau et le cœur du monde ; c'est de mettre sa vaillante épée au service des faibles et des opprimés ; c'est de rester la Fille aînée de l'Église !

« Une ère s'est terminée ; une nouvelle ère commence. Qu'avec l'aide de Dieu, la France en soit toujours le phare ! »

O France ! ô mon pays ! terre de sainteté ! !
De la rive azurée aux flots verts de la Manche,
De l'Océan aux monts qui gardent le côté
Par où vient l'ennemi, reste la terre franche !
Nous voulons que de toi, sortent toujours des forts.
Terre de charité ! donne-nous des apôtres !
Terre de dévouement, redresse tous les torts !
Qu'au sommet des vertus, brillent toujours les nôtres.

O France ! O mon pays ! terre des grands aïeux !
Tu chéris le Sauveur, tu connais ses miracles ;
Tes grands fils, les héros aux actes glorieux,
Avaient au front la croix, au cœur les saints oracles.

Nous voulons voir Strasbourg, la superbe cité,
Qui mire aux flots du Rhin sa riche cathédrale,
Nous voulons voir bientôt ton poilu redouté
Revenir vers l'Etoile, en marche triomphale (1) !

Et de graves pensées me hantaient ; une feuille d'avant guerre, perdue dans les décombres, tombait sous ma main : j'y lisais ces tristes lignes :

« Le sacrifice d'un peuple, voué en holocauste au progrès humain, remplit d'admiration. Que la France désarme, sans songer à ce que feront ses voisins. Il se pourrait qu'elle succombât, sous une oppression monstrueuse ; elle ne périrait pas tout entière ; elle deviendrait une étoile dans le ciel de l'humanité, par une initiative sublime.

« Désarmons, quittons nos forts, la formidable poussée de l'opinion videra les casernes de l'adversaire ! Ne laissons pas à d'autres le mérite de cette mesure de salut. »

Et dans ce village en ruines, je me disais : « Où sont les laboureurs ? où sont les gerbes ? je ne vois que des charrues brisées ! »

Oui, les casernes de l'adversaire sont vidées ! mais après avoir déversé sur nous des hordes sauvages ; et là, dans les champs désolés, les javelles pourrissent à côté des cadavres alignés des laboureurs, lesquels arrosent les sillons, non plus de leurs sueurs, mais de leur sang !

La France devait devenir une étoile dans le ciel de l'humanité, mais par la vaillance de ses soldats !

____

(1) *Vie et Survie*, J. P.

11. La messe au magnésium, côte 138

Berny-Rivière égrène ses maisons de laboureurs au pied de la ferme de Chapeaumont, village épanoui en plein soleil, en pleine verdure, vraie terre promise : je laisse à gauche la jolie église, où un excellent et généreux curé, à la barbe fleurie, est heureux de servir d'aumônier à nos soldats. Voici Horst au pied de la côte 138, encore plus abrité.

Que de fois j'ai gravi les sentiers escarpés de la colline ! J'en connaissais les buissons de troènes et d'aubépine ; je suivais, attentif, les poussées d'avril, les semailles fertiles faites malgré la guerre, et je voyais surtout les semailles spirituelles se développer et me donner les meilleures consolations.

Les hommes, sur le seuil des cagnas, me voyaient passer ; je serrais la main de ces braves jeunes gens, et, petit à petit, ils s'engouffraient dans une carrière profonde. Le couloir d'accès, taillé dans la pierre tendre, était orné d'éraflures d'obus ; l'un d'eux avait fait des victimes ; un autre avait pratiqué une large ouverture dans la grotte elle-même, à la grande joie des cuistots, qui voyaient ainsi arriver la lumière et s'échapper la fumée.

Dans une large salle souterraine, un bel autel, en pierres taillées par nos hommes, s'élevait dans une excavation ; le prêtre y arrivait par six escaliers monumentaux. Des cases voisines permettaient à l'aumônier d'entendre, debout, les confessions des artilleurs, dans une ombre discrète et recueillie. Combien d'hommes ont passé là ! Hélas ! combien sont morts !

J'ai eu la joie de voir fixée sur un cliché une de ces messes catacombales ; les officiers et sous-officiers revêtus de l'ancien costume, avec pantalon noir aux bandes rouges, du temps de paix, sont là, aux premiers rangs ; je leur adresse la parole : la gravité, la piété de leur physionomie sont impressionnantes et laissent entrevoir le bonheur qu'ils éprouvent à nourrir leur âme de la parole de Dieu.

Cette scène fait l'admiration de tous mes visiteurs. L'opérateur était entré en guerre absorbé par sa profession ; artiste, il fut frappé de la beauté de ces scènes, qui rappelaient les prédications du Christ aux champs de Galilée et qui en montraient la fécondité, après deux mille ans, dans ce *Credo* dont les notes pieuses et chaudes prolongeaient leurs échos à travers les profondeurs de ce dédale de pierre. Deux jours après avoir pris ce cliché, ce courageux fanatique du kodak, avide de reproduire les scènes vécues, allait pousser l'imprudence jusqu'à saisir en rampant dans les herbes, les Boches dans leurs tranchées ; une balle au cœur l'avait tué.

Et je me représentais saint Pierre recevant cette âme : « D'où viens-tu ? — De la grande guerre. — Tu es très bon par nature, mais je ne vois pas beaucoup d'actes de piété dans ta vie d'homme. — Dans mon enfance, j'étais pieux ; depuis la guerre, à la côte 138, j'allais à l'office ; j'ai pris le cliché de la dernière messe, la preuve est irréfutable. — C'est en effet sur le livre de vie. — Je me suis même brûlé deux doigts avec ce satané magnésium. » Et saint Pierre, avec un bon sourire : « Tout de même, ce n'est pas le martyre ; mais tu commençais à être apôtre, en perpétuant la beauté de nos cérémonies. Tu auras ta place à l'office éternel. »

12. Il y a victoire et victoire

Je revenais volontiers de Vic pour dire la messe à Cœuvres, où j'étais sûr de trouver une église archi-pleine, où de rares redingotes se mêlaient aux uniformes.

Il y avait des semaines de marasme ; il fallait un cordial. Les officiers nous renseignaient, dans l'intimité, sur l'utilité d'une parole qui remonte le moral des troupes d'alentour.

Sans avoir le temps de fouiller les bibliothèques, les aumôniers s'inspiraient des circonstances, dont l'extrême relief centuplait la portée de leur parole ; ils faisaient rayonner le devoir de toute la clarté de la foi.

Nous choisissions alors des cantiques qui ajoutaient à nos pensées la puissance de la musique et de la poésie. Je me rappelerai toujours l'effet produit, à une de ces messes, par quelques couplets de Jean Vezère :

O Seigneur ! maître du monde,
Près de nous, le canon gronde ;
Bientôt viendra le combat ;
Mais, pendant l'heure de trêve,
Daigne accueillir, simple et brève,
La prière du soldat.

Sauve, notre voix t'en prie,
Sauve d'abord la patrie,
Qu'on voudrait mettre au tombeau !
Et nous donnant la victoire,
Fais passer un vent de gloire,
Dans les plis de nos drapeaux.

S'il nous vient quelque blessure,
Fiers de l'austère parure,
Malgré les nuits sans sommeil,
A la douleur qui nous presse
Nous saurons voir sans faiblesse
Couler notre sang vermeil.

Pour délivrer notre France,
Nous acceptons la souffrance,
La fatigue et le péril,
Et s'il faut mourir pour elle,
— Vive la France immortelle ! —
Nous mourrons d'un cœur viril.

Après la messe, je vois encore arriver un colonel, avec une gravité souriante, la main tendue : « Merci, monsieur l'aumônier ; il y a victoire et victoire ; cette messe en est une qui prépare l'autre. »

Cet office, mis dans son cadre de guerre, faisait vivre des instants d'une grandeur difficile à comprendre dans la molle tranquillité de la paix.

13. Rituel de guerre

Allant célébrer la messe au bois de Montoye à l'artillerie, je pouvais emporter des brassées de marguerites, de scabieuses, d'acacias, de coquelicots ; point d'inquiétude pour les vases, les fameuses douilles de 75 dépassaient en beauté toutes les porcelaines souvent disparates de nos églises.

Un jour, arrivé à la Champignonnière, aux profondeurs invraisemblables, je m'aperçois avec stupeur qu'il y a erreur ; je fais remarquer à mon ordonnance qu'il a mis dans la chapelle portative mon rochet au lieu de mon aube. « Où est l'aube ? — Elle est à Vic ; elle sèche sur les buissons du bord de l'Aisne ; je l'ai oubliée. » Voyant ma déconvenue, les sous-officiers s'approchent et me demandent le motif. « C'est l'aube qui manque. — L'aube ? qu'est-ce que c'est que ça ? — C'est un ornement comme ce rochet, mais qui descend jusqu'à la chaussure. — Qu'à ça ne tienne ! Faut pas s'en faire ! Voici des journaux ; on va vous les épingler tout autour ; ça fera l'affaire ! » Et ils allaient commencer l'opération quand j'ai coupé court au zèle de ces braves gens. La pensée de ressembler à une guérite de marchands de journaux m'avait fait reculer ; je voyais déjà les titres : *L'Écho de Paris, La Croix. Le Petit Parisien, L'Action Française, Le Petit Journal*, m'entourer en guise de dentelle ; ça manquait de la gravité voulue.

J'ai remercié avec empressement mes braves poilus ; mais je ne les ai pas privés de messe ; me souvenant qu'aux pontificaux, le diacre d'honneur n'a qu'un rochet sous sa dalmatique, j'ai célébré la sainte messe avec cet ornement sous la chasuble ; heureux que j'étais de pouvoir distribuer la communion aux poilus dont la ferveur n'a pas souffert, le moins du monde, de notre rituel de guerre.

14. La consécration du Sacré-Cœur

Le matin du 11 juin 1915, je pars avec l'abbé Rétif, en balade à Saint-Victor ; les Boches ont des obus à dépenser, ils en sont prodigues sur Vic. Je vois le 35e, le 44e, le 318e. Je reviens à travers les betteraves ; ce sont les abandonnées de 1914 ; elles ont pu développer leur végétation puissante ; leurs tiges s'élèvent à hauteur d'homme et sont couronnées par des panaches de fleurs au pollen d'or.

Ces petites forêts sont chères aux poilus, obligés de passer sous le feu de l'ennemi. Entré dans ce fourré, avec ma soutane noire, j'en sors avec un vêtement d'or, et la figure poudrée à plaisir. Le bon abbé Rétif, encore plus grimé, se tient derrière moi, pour sourire à son aise.

Arrivés à Vic, nous voyons, rue de Fontenoy, un obus, non éclaté, incrusté dans la muraille. Un 105 a fait du « pétard » dans notre cuisine.

Il y a relève ; ça tombe mal ; c'est la fête du Sacré-Cœur. Il reste cependant encore du monde. Malgré l'insécurité des rues, nous avons notre office, et l'église est pleine.

Je fais la lecture du mandement de Mgr de Soissons, et les acclamations retentissent :

Cœur de Jésus qui aimez les Francs, bénissez notre armée !

Cœur de Jésus qui aimez les Francs, donnez-nous la victoire !

Le moment est solennel. Les hommes attendent l'allocution habituelle ; en voici les principales pensées :

« Soldats, qui entourez aujourd'hui l'image du Sacré-Cœur, rayonnante parmi ces lumières, symboles de foi, vous accomplissez un grand acte ; cette journée restera, je n'en doute pas, une des journées historiques de la guerre.

« En ce moment même, les foules envahissent les chapelles, les églises, les cathédrales de France ; les acclamations que vous venez de faire monter vers le ciel ont des échos infinis, en nos plaines, en nos montagnes.

« Des hauteurs du portail de la basilique du Vœu national, le Christ étend ses bras sur Paris et la France entière. Chaque pierre des assises crie humblement : « Pardon ! Seigneur Jésus ! pardon ! » Chaque pierre des coupoles crie avec confiance : « Cœur de Jésus, bénissez notre armée ! »

« Soldats de France, les bénédictions du Sacré-Cœur descendent sur vous. Ceux qui représentent le mieux la France, ce sont ceux qui sont attachés à leur tranchée sanglante ; ce sont ceux qui sacrifient généreusement leur vie pour la liberté de leur pays ; ces soldats-là, mes chers amis, c'est vous !

« Vos acclamations, montant comme des traits de feu vers le ciel, en cette église blessée par le fer de l'ennemi, sont la plus haute expression de la piété française !

« Votre prière commune, aujourd'hui, vaut une bataille heureuse. Cette cérémonie est grande, féconde, incommensurable dans sa portée.

« Vous venez de conclure une alliance, non pas avec une puissance terrestre, mais avec le Roi des rois, avec Dieu lui-même ! *Quis ut Deus ?* Qui peut être comparé à Dieu ! Et si Dieu est pour nous, qui sera contre nous ? Par Jeanne d'Arc, il a sauvé la France, par vous il la sauvera encore ! Tous ensemble, redisons : « Vive le Christ qui aime les Francs ! »

Et des centaines de poilus répétaient : « Vive le Christ qui aime les Francs ! »

15. La grotte où l'on fabrique des stances

17 *janvier* 1915

Avant la messe du dimanche à Chapeaumont, dans une grotte dont l'entrée ravissante contrastait avec celle de la côte 138, sur le même plateau, je me vois entouré de soldats qui astiquent leur conscience aussi bien que leurs fusils, superbement rangés, aux râteliers d'armes accrochés aux parois du rocher. Ils me réclament un cantique dont les vers s'inspirent des conditions de leur vie, et dont le refrain puisse être chanté par tous les hommes. De refrain, point de plus populaire que l'*Ave* de Lourdes. Je laisse courir mon crayon, et la nouveauté de ces quatrains minuscules, d'une simplicité villageoise, eut un plein succès.

I

Quand la France crie :
« Frontière en danger ! »
Vive ma patrie !
Adieu mon clocher ! Ave.

II

Nous vivons en frères,
En nos régiments ;
Faisant nos prières,
Force des croyants. Ave.

III

Quand vient le dimanche,
Le jour du Seigneur,
Notre âme se penche,
Vers notre Sauveur. Ave.

IV

Dans la grotte sombre
Autour d'un autel,

Les soldats en nombre
Chantent l'Eternel. Ave.

V

Et là, de nos mères,
Le doux souvenir
Se mêle aux prières
Pour nous réjouir. Ave.

VI

O Vierge Marie,
Dame de chez nous ;
La France vous prie,
Humble à vos genoux ! Ave.

VII

Or jamais la gloire
Ne va sans danger ;
Qui veut la victoire
Doit la mériter ! Ave.

VIII

Et pour qui sait mettre
En Dieu son espoir,
Mourir, c'est renaître :
Dieu ! je vais vous voir ! Ave.

Il fallait entendre ces *Ave*, chantés par les hommes
les plus réfractaires à la musique ! Tout poilu se
rappelait ce refrain de son enfance ; et puis chanter à
la messe, c'est être un peu célébrant, et comme beau-

coup, hélas ! devaient bientôt mêler leurs cantiques à ceux des anges et des saints, avoir chanté l'*Ave* leur valait la protection spéciale de la Sainte Vierge à la porte du paradis !

CHAPITRE XXIV

L'immortalité

---

1. Prologue

> *L'élément spirituel domine toute*
> *cette guerre.*   Leo Latil.

En un volume intitulé *Vie et survie*, j'ai laissé vagabonder mes pensées à travers des stances qui semblent avoir ici leur place.

On trouve de tout dans le matériel de l'armée. On trouve de tout dans les journaux de route, même des rimes, tant y est grande la variété des esprits. Les rois avaient, en guerre, leurs imagiers et leurs historiographes. Boileau n'a-t-il pas écrit :

Grand roi, cesse de vaincre, ou je cesse d'écrire !

Le poilu mérite d'avoir un jour son Homère ou son Virgile : il fut si grand !

C'est un peu abuser des mots de parler d'immortalité, en la restreignant à celle du souvenir qui s'efface sous l'influence des ingratitudes, ou sous les injures du temps qui ronge le marbre lui-même.

Ces pages sont consacrées à l'immortalité du poilu, la vraie, celle de son âme qui a fait l'ascension du ciel sur les ailes de ses mérites et de sa foi, de ses sacrifices et de ses amours.

J'ai oint tant de fronts de l'huile sainte ! J'ai

reçu tant de derniers soupirs ! J'ai béni tant de poilus dormant leur dernier sommeil sous les petites croix de bois !

Il convenait d'écarter les nuages qui pouvaient couvrir le ciel bleu de l'espérance ; il fallait soutenir le moral des survivants ; il fallait faire jaillir de notre raison et de notre foi des clartés plus rassurantes que les fusées lumineuses dans les nuits qui précèdent l'attaque.

2. Vita et mors

Je n'étais rien, je suis ! Qui donc m'a donné l'être ?
Du fonds des sombres nuits, qui donc m'a fait paraître ?
Qui m'a créé ?
Je n'étais rien, je suis ! Rompant le grand silence,
J'ai des mots, j'ai des cris d'amour et d'espérance,
De liberté !

Je n'étais rien, je suis ! Un vil grain de poussière
Me dominait. Je puis peser les cieux, la terre ;
Qui m'a créé ?
Je n'étais rien, je suis ! Je veux, au bout du monde
Commander ? A l'instant, la terre me seconde ;
L'ordre est porté !

Ainsi donc du néant, arrivant à la vie,
J'ai traversé la nuit, profondeur infinie,
Vide absolu !
Voilà le fait immense et l'éclatant miracle !
Fantôme, je ne suis ; je me dresse au pinacle !
Qui l'a voulu ?

Pourquoi du grand néant sortir par aventure,
Pour recevoir l'affront de toute créature,
Et pour souffrir ?

Pourquoi n'avoir vécu que pour être victime,
Sali, blessé, meurtri, descendre dans l'abîme,
    Pour y périr ?

La trompeuse matière, et l'âme aussi, son hôte,
En des attractions, en des charmes de faute
    Pleins de langueur,
Parmi les voluptés, les tendres complaisances,
Dans l'oubli mutuel ont trahi les avances
    Du Créateur.

Au sortir du néant, bonne était la matière,
Obéissant à l'âme ! Elle fut héritière
    D'Adam pécheur.
Depuis ces premiers jours, la nature est perfide ;
Toute beauté sécrète une emprise morbide,
    Une laideur.

L'âme a bravé son Dieu ; cette essence immortelle
Sent la chair, à son tour, en révolte contre elle.
    L'homme est maudit.
Et la mort apparaît, suivant une agonie,
Arrachant à son corps l'âme humaine punie ;
    C'était prédit.

Depuis Abel tué, la mort chantait victoire ;
Pâtres et rois tombaient. Sa faux expiatoire
    Ne s'arrêtait.
Depuis des milliers d'ans, l'humanité, sous terre,
Rentrait. Et nul écho d'un espoir salutaire
    Ne remontait.

Ils sont partis, les morts, décharnés, les yeux vides,
Effroi de tout vivant, avec leurs pâles rides,
    Sillons des vers.

Les vers mêmes vaincus, légions infinies,
Sont redevenus terre, innommables sanies,
      Destins amers!

Parce que sur le corps tu sens quelque reprise
Mort! ne crois pas tuer l'âme de l'homme, éprise
      D'éternité!
Ton pouvoir est désordre, et Dieu seul en dispose,
Tu sais ton origine et l'homme en sait la cause!
      Moins de fierté!

Non, ce n'est point sa fin, ce long chemin de larmes!
Ce n'est point pour l'oubli que l'homme a tant d'alarmes
      Ferme au devoir!
Du néant éternel n'étant point nécessaire,
Il est pourtant sorti! Voilà le grand mystère,
      Rempli d'espoir!

Souffrance et mort sont donc, par essence, une peine;
Un Dieu juste a des droits. Mais sa bonté ramène
      L'âme à l'amour.
Que l'homme sache bien que sur toute nature,
Sa feudataire, il fait passer une torture,
      Qui, tour à tour,

Atteint du plus petit, jusqu'au plus grand des êtres;
C'est l'expiation des sujets et des maîtres,
      Jeunes et vieux.
Comprends, homme, ta faute, et compte tes victimes,
Tous les inconscients, tous, souffrent pour tes crimes;
      Sois bon pour eux!

3. L'énigme de la vie et de la mort

(Il faut à l'homme des raisons de vivre.)

Oui, la nature est superbe en sa vie printanière ; oui, l'humanité est enivrante en sa vie de jeunesse ; mais pour qui réfléchit, il y a dans les êtres, dans les relations des créatures, dans l'œuvre du temps qui transforme et emporte toute existence une leçon de choses, pleine de mélancolie pour tout homme que la foi n'éclaire pas, qui ne croit pas au ciel.

La vie sur la terre est une épreuve, une bataille entre le bien et le mal, entre la matière et l'esprit, entre le péché et le devoir. Il y a de hautes raisons de vivre, il y a de hautes raisons d'accepter la mort.

La raison de vivre, pour l'individu, c'est d'être fidèle à la loi de Dieu dont la conscience est la voix.

La raison de vivre, pour le chef de famille, c'est de mettre, dans son foyer fécond, la vertu, la paix, le respect de Dieu.

La raison de vivre, pour le citoyen, c'est de servir son pays, jusqu'à la mort s'il le faut, pour l'honneur de sa race.

La raison de vivre, pour un chrétien, c'est de mettre le service de Dieu au-dessus de tout, selon le mot de Jeanne d'Arc : « Notre Sire Dieu, premier servi. »

Dans la bataille de la vie, il y a des embusqués ; en dehors du mystère de l'au-delà qu'ils affrontent imprudemment, trouvent-ils ici-bas leur bonheur ?

Qu'il s'agisse de l'usage de mes sens parmi les beautés de la nature ou de ma vie intellectuelle et morale, je me sens déçu, en dehors de ma foi.

Dans l'aurore, je vois le crépuscule ; dans le ciel

bleu, je pressens l'orage ; dans le bouton qui s'ouvre, je vois la fleur fanée ; dans le pré fleuri, je vois le faucheur. Quand l'hirondelle arrive, je compte quelques mois avant son départ ; quand le rossignol égrène ses notes, je compte les jours rapides de ses cantilènes, juste le temps de tisser une feuille au cep d'une vigne.

Dans la recherche de la vérité physique, je me bute au mystère ; quand j'aurai trouvé toutes les lois de la nature, je serai un ignorant tant que je n'aurai pas trouvé la cause première, la force incréée, d'où procède l'universelle activité, l'universelle harmonie.

Dans la vie morale, malheureux homme que je suis, je sens ma volonté plier sous l'effort, et ma faiblesse engendre le remords.

Le temps qui use mes jours met de la tristesse dans toutes mes joies. Tous mes bonheurs ici-bas sont pénétrés de la certitude de les perdre.

L'animal semble plus heureux que l'homme ; il ne connaît pas sa fin ; il connaît la douleur physique ; il ne connaît pas la douleur morale, la douleur des deuils et du remords. N'ayant point l'éternité, il a son bonheur sur terre.

Je vois passer les troupeaux de nos parcs d'armée, tranquilles, entre les arbres mutilés des routes, sans s'inquiéter du glaive que portent leurs bergers, sans se soucier des canons qui roulent à leurs côtés. Que dis-je ? sans cesser de tondre l'herbe au milieu des fumées des explosions.

Pourquoi moi, homme, ne puis-je dégager ma pensée de l'avenir ? Pourquoi le souci de demain fait-il mon tourment ? Pourquoi, dans la moindre douleur, dans le moindre péril, ai-je la vision de la mort ?

Ceux qui ont fui le devoir connaîtront les décep-tions. Tout passe ! Si chaque minute apporte une joie, chaque minute qui suit l'emporte et la détruit !

Pourquoi le dicton populaire ajoute-t-il : « Tout lasse ! » ? Leçon plus dure encore, plus mystérieuse. D'où vient cette lassitude ? Est-ce de l'être qui donne ? Est-ce de l'être qui reçoit ? Est-ce d'une commune imperfection, d'une commune impuissance ? Il sem-ble bien que l'homme, roi de la nature, soit incapable de donner le bonheur à son semblable. Fût-il un idéal de beauté physique ou morale, il est fini, il est changeant, il est caduc, et l'âme humaine a soif d'un bonheur infini, immuable, éternel (1).

Toute naissance est mêlée de tristesse, celle des nids, celle des berceaux ; toute arrivée est suivie d'un départ ; toute union est suivie d'une sépara-tion ; tout chant est suivi d'un sanglot ; tout sourire est suivi d'une larme !

Les créatures atteignent leur destinée sur la terre : l'air anime mes poumons, le soleil m'éclaire, le blé me nourrit, la vigne me désaltère. Et moi, pour qui suis-je fait ?

Sortir de la terre pour y rentrer, à quoi bon ? Si la vie pour moi est cruelle, pourquoi me faire subir cette inutile cruauté si le néant m'attend ?

Si la vie, pour moi, est heureuse, si le spectacle

---

(1) Mme Récamier, célèbre par le charme de ses traits, avouait que, jeune encore, on cessait de se retourner pour la voir ; le jour où les gazettes annonçaient la mort de Napoléon à Sainte-Hélène, la naissance d'un monstre prenait plus de place dans leurs colonnes que la destinée de celui qui avait étonné la terre !

est beau, s'il excite mes désirs, pourquoi me dire, même après cent ans : C'est fini ! C'est créer en moi la crainte permanente de perdre mon bonheur et des regrets d'autant plus violents qu'il aura été plus long. Sans la foi la vie est attristante.

Toute autre pensée est de la parade ou de l'irréflexion ; dire sur une tombe : Mystère ! c'est ne rien savoir ; et tout homme a des responsabilités.

En dehors de la déception des choses, il y a les déceptions venues de nous-mêmes et des hommes. Les embusqués de la vie, réfugiés dans l'égoïsme des affaires ou de la noce, sentent fatalement en eux-mêmes les reproches d'une nature qu'on n'étouffe jamais totalement ; il y a des siècles de vie dans le sang qui fait battre le cœur, et de l'éternel dans les pensées qui hantent le cerveau. Mais pour avoir évité les tirs de barrages du front, les embusqués de la vie auront à subir les « tirs d'embêtement » des concurrents, des jaloux, des aigrefins, pour qui toutes les armes sont bonnes car, pour les méchants comme pour les bons, « l'homme est à l'homme un loup ». La victoire du mal coûte cher en ce bas monde, et plus cher encore en l'autre.

Mais à supposer qu'un homme ait pu dire : « J'ai péché et que m'est-il arrivé de triste ? » il ne déplaisait pas aux aumôniers de montrer aux poilus la vanité des existences inutiles.

La longueur de la vie est-elle le bien suprême ?

Ce n'est pas le champ le plus long qui est le plus fécond : c'est le mieux cultivé.

Est-ce donc si agréable de vivre pour assister à sa propre déchéance ? Est-ce donc si agréable de perdre l'une après l'autre ses facultés, ses yeux, sa marche, sa mémoire et, hélas ! souvent sa volonté et son intelligence ?

Est-ce donc si agréable de sentir que notre place est prise dans l'activité sociale, constatant ainsi que nous devenons des êtres inutiles, quelquefois même à charge, n'ayant plus que la valeur d'un morne témoin du passé ?

Que de vieillards ont pu s'apercevoir que les affections qu'ils croyaient éternelles se mesurent à l'utilité et à l'agrément !

Un auteur très mondain a dépeint la vanité de la vie sans les raisons de vivre. Il a étudié une des grandes villes du monde où l'on s'amuse ; il la représente voluptueusement couchée sur des roses, sur la rive d'azur, d'où s'exhale un charme de cité heureuse. Mais, descendant dans l'intimité de ces villas embaumées, il examine le fond de cette vie joyeuse et il y trouve « un abîme de tristesse, de misère et de honte ».

La sainte Écriture est inimitable dans l'art de dépeindre l'homme ; elle dit : « J'ai la confusion pour couche, et l'ignominie pour couverture. »

Pourquoi attendre l'âge où les péchés se refroidissent comme l'eau dans les citernes ? Y a-t-il donc tant de bonheur à vivre des années dans la vieillesse, cramponné à la vie, avec des souvenirs qui rongent, des appréhensions qui glacent, comme des plantes amères qui croissent dans les ruines ? »

Après la guerre, en conduisant au cimetière un officier qui avait bien mérité du pays, j'entendais cette réflexion : « En vérité, mieux valait tomber glorieusement sur le champ de bataille avec ses soldats, qu'être vaincu par une stupide grippe au fond d'une alcôve. »

Et c'est vrai : veiller ensemble, travailler ensemble, souffrir ensemble, mourir ensemble, ssr un champ de bataille, dans une fièvre glorieuse, facilite la tâche de chacun ; on se donne un mutuel courage en souffrant, en mourant côte à côte, pour le même idéal, avec la même âme et les uêmes espérances. De la peine du péché par un acte d'amour, jaillit la gloire. Un poilu n'a-t-il pas dit : « Si j'étais tué, je voudrais ressusciter et mourir une seconde fois pour mon pays. »

4. La raison demande un supplément de vie

Dieu a donné à l'homme une conscience, une loi, une liberté ; l'épreuve de l'Eden est à recommencer pour chaque homme.

Que la terre reprenne les éléments qu'elle m'a prêtés pour vivre, travailler, lutter, souffrir et mourir, c'est un fait d'expérience qui ne résout pas la vie humaine.

Seule l'Église nous donne le mot de l'énigme : *Stipendium peccati mors*, la mort est la peine du péché.

La fleur est plus parfaite que la terre où elle a ses racines, car elle tient sa beauté du sol et du soleil.

Ainsi, la vertu est plus parfaite que le corps, car elle tient sa beauté du corps et de l'âme, douée d'une liberté inconnue de la matière.

De la fleur est sorti le fruit qui prolonge la vie des plantes de façon mystérieuse ; de la vertu est sorti le mérite qui doit dépasser la mort, car, de l'aveu de tous, il n'a pas sa récompense ici-bas.

Le mérite méconnu sur la terre doit remonter à

l'éternelle justice et l'amour méconnu en ce monde doit recourir à l'éternel amour.

Il serait inconcevable de mettre les lois de la justice et de l'amour au-dessous des lois de la végétation ou de la chimie ; on ne fera jamais croire que la grandeur de ce monde commence par en bas.

Rien ne fait mieux sentir la différence des destinées après la mort que la scène qui suit.

Après la charge, les camarades ont enfoui le cadavre du cheval et ont enterré le corps du cavalier.

Et vous voudriez que ce soit le même silence sur la fosse du cheval et sur la tombe du cavalier ? Le cheval est allé à la bataille sans connaître la mort et parce qu'il avait les éperons qui labouraient ses flancs ; le cavalier est allé à la bataille sachant bien qu'il jouait sa vie et parce qu'il avait au cœur l'amour de son pays !

Non, non, ce n'est pas le même silence sur ces deux chairs, celle du cheval et celle de l'homme, saint Paul le dit expressément : *Non omnis caro eadem caro, sed alia quidem hominum, alia vero pecorum.*

La fatalité régit la matière et l'instinct ; elle ne régit pas la liberté, « c'est d'un autre ordre ! », s'écrie Pascal.

Non, la fatalité ne régit pas la liberté ; la liberté engendre le mérite ; le mérite appelle la justice ; la justice appelle le maître de la vie, l'Alpha et l'Oméga, celui qui était au commencement, celui dont les années s'étendent sur la suite de toutes les races (1), celui dont le règne n'aura pas de fin.

On n'enterre pas la vertu ; on n'enterre pas le

(1) Ps. 102.

dévouement ; on n'enterre pas le sacrifice, on n'enterre pas l'héroïsme ; ces gerbes de mérites sont la moisson divine que les anges, chaque jour, emportent aux tabernacles éternels !

C'est saint Jean qui l'affirme : *Opera enim illorum sequuntur illos*, les œuvres suivent les âmes !

5. Défaillance de l'athéisme

Une société qui enseigne à la jeunesse le matérialisme avec son axiome : « Quand on est mort, tout est mort », cette société ne peut infliger un châtiment à l'homme qui prend son plaisir où il le trouve, sans s'appuyer sur du charlatanisme.

La vie humaine étant tout, si le plaisir est rare, et il l'est, les hommes alors ne sont que des concurrents. Et comme les faits divers de la vie, du haut en bas de l'échelle, nous prouvent que, vis-à-vis des lois, les hommes ne jouent pas le franc jeu, les vertueux, dans un monde matérialiste, seraient des naïfs, pour ne rien dire de plus ; ils porteraient à peu près seuls le poids des prohibitions.

« La morale change, dit Pascal, selon que l'âme est mortelle ou immortelle ; nos pensées et nos actions doivent suivre des routes différentes, selon qu'il y a ou non des biens éternels à espérer.

« L'essentiel est : béatitude ; si elle n'est pas au ciel, elle doit être sur la terre.

« En dehors de cette constatation permanente, tout est phraséologie ; on ne saurait changer la nature. »

Que nous voilà loin du sermon sur les béatitudes ! « Bienheureux ceux qui souffrent persécution pour la justice, ils seront consolés dans les cieux. »

La doctrine du monde est connue : « Ote-toi de là que je m'y mette. » C'est l'intrigue, c'est le mensonge, c'est l'odieuse injustice, c'est la chasse aux honneurs, aux profits : *per fas et nefas.*

Chose étonnante, au front, c'est le même axiome : « Ote-toi de là que je m'y mette !... » Oui... au créneau, où on se fait tuer, c'est la relève !...

Et dire qu'il y a des hommes qui n'ont pas encore compris la beauté du poilu !

6. L'offrande suprême, l'immolation

Un infirme a toujours assez de force pour mourir en brave

La guerre n'a pas pour but direct de tuer, mais de faire respecter le droit.

O guerre ! tu es laide, quand l'ambition te jette sur un peuple qui veut défendre sa liberté et son honneur ; mais quand on est témoin des vertus qui ont germé et fleuri dans les âmes de soldats au service de l'honneur, on en veut moins à la guerre qui a fait monter si haut l'humanité. Quand je vois le courage éteindre la peur, le devoir commander à l'instinct, l'honneur mépriser l'intérêt, la vie braver la mort, quand je vois en des milliers de soldats cette somme de vertus mise au service de leur race, de leurs traditions, de leur foi, je mets le plus humble de ceux qui tombent au-dessus de tous les vivants !

Nous l'avons dit : la mort est la peine du péché, mais, acceptée librement, elle fait monter une nation à l'apogée du mérite et de la gloire.

Le peuple ne s'y trompe pas ; il aime ses génies, ses savants, ses inventeurs ; mais il leur préfère encore le soldat ; et c'est ainsi depuis que le monde est monde.

Plus terrible est le péril, plus enveloppé de gloire est le poilu qui revient de la bataille, où s'est jouée la destinée de son pays.

Je comprends encore que l'homme, désillusionné, désenchanté, décati, fasse volontiers le sacrifice de sa chair vieillie, ridée, moins colorée que la feuille d'automne qui s'en va au gré du vent ; je comprends qu'il abandonne des rêves éteints ; mais sacrifier sa vie en fleur, sa sève printanière, l'éveil de son esprit, l'éclosion d'un cœur qui s'ouvre, enveloppé des charmes de la beauté, sacrifier les élans d'une volonté dans la griserie des premiers succès, quand l'avenir apparaît à travers une aube ou une aurore, voilà qui est digne d'une suprême admiration.

« Belle jeunesse, qui adresse son amour à la lumière, à l'espace, au mouvement, aux harmonies, à l'espérance, à la vie colorée et chaude de la terre et lui préfère la France ! »

Qui donc a des yeux et n'aime pas les splendeurs des aurores ou des soirs d'été ?

Qui donc a des oreilles et n'est pas ravi de la chanson des bocages ou des bois ?

Qui donc a un cœur et ne désire pas le sentir enveloppé de tendresses ?

Qui donc a un foyer où vivent les êtres aimés et peut s'en séparer sans déchirement ?

Eh bien ! quand la France a appelé ses hommes, tous ont répondu : « Présents ! » Active, réserve, territoriale ! et tous, pendant des ans, ont consenti à être enterrés vivants avec les morts, dans la boue, la neige, mourant de soif, de faim, de froid, de jour et de nuit sous le souffle perpétuel de la grande faucheuse !

Cette fascination de la gloire militaire se retrouve dans la vie de tous les peuples. Le pourquoi ? c'est l'enjeu ; c'est le beau geste !

C'est l'assaut de la tranchée ennemie ; c'est la course en avant parmi les fumées, les explosions, les blessés, les morts, parmi l'enfer ; c'est le mot sublime : « Il importe peu que je meure, pourvu que la France vive ! »

La France, en 1914-1915, a connu des heures où ceux qui l'aimaient pleuraient déjà sa mort. Jamais ses ennemis ne l'avaient vue enveloppée de tant de périls. A l'immensité du danger, la Providence a ménagé, pour y parer, la promotion de l'espérance.

A une génération qui ne songeait qu'à jouir, une génération sérieuse a succédé qui a pris pour devise : « Nous voulons tout ce qui est national, nous voulons le respect des traditions de la race. Nous voulons faire de grandes choses ! » Et elle a fait de grandes choses !

Ils ont pensé, ces jeunes, qu'il vaut mieux cent fois vivre les heures sublimes des épopées que les heures paresseuses d'une stagnation dans le médiocre ; qu'il vaut mieux cent fois vivre dans les ascensions d'une race que dans la décadence, dans l'inutilité, dans l'oubli du devoir, dans un monde où l'argent est roi, où l'homme ne cherche plus son idéal en regardant le ciel où sont les anges, mais la terre où rampent les instincts.

A quoi sert de vivre quand on a perdu les raisons de vivre ?

7. Les Françaises dignes de leurs fils

Une mère pleurant sur son fils entendait ces parole
d'une commisération amollissante : « Était-ce la peine
d'élever si bien un garçon parfait pour aboutir à un
pareil deuil ? N'aurait-il pu mourir enfant, quand
il avait la scarlatine ou la rougeole ? Cela n'aurait-il
pas mieux valu ? » A quoi la noble femme répondait :
« Mais non, cela ne valait pas mieux ! La France
aurait eu un défenseur de moins ; les soldats un exemple de moins ! L'ennemi n'aurait peut-être pas reculé
sans lui ! Et sa couronne que l'éternité garde, aurait-
elle été aussi belle ?

« Est-ce donc l'aimer, ce héros, que de parler ainsi ?

« C'est, pour notre famille, un point d'histoire qui
sera, pour les générations, une semence d'honneur, de
vaillance, de fidélité au devoir. »

On ne pouvait réunir en moins de mots de nobles
pensées ; on ne pouvait mettre en plus belle lumière
les raisons de vivre et de mourir (1) !

8. Les deux ailes du sacrifice

Oui, je sens dans mes os les voluptés complices ;
Déchire, ô mort, ma chair, la robe d'immondices
Et de douleurs !
Il faut me délivrer du lien réfractaire
Qui m'oblige à ramper, qui me fixe à la terre,
Tombe des mœurs.

(1) Cité par *La Croix*.

De malédiction, mon corps à telle atteinte,
Que par la seule mort elle peut être éteinte,
          Dans le tombeau !
Il faut désagréger mes éléments intimes,
Il faut rendre à la terre, en dépouilles opimes,
          Cœur et cerveau !

La mort ! Elle est pour l'homme un vrai laboratoire ;
Des vers ou de la flamme, il subit la victoire,
          Tombe ou bûcher.
Quand il était soumis, il approchait de l'ange ;
Maintenant sa beauté n'est qu'une triste fange,
          Qu'il faut cacher.

La voix de l'Éternel retentit sur les tombes :
« Victimes des combats, martyrs des catacombes,
          Rassurez-vous !
O cendres des vaillants, des morts pour la justice,
L'ordre qui règne, aux cieux, l'ordre n'est pas complice
          Des actes fous ! »

Voilà pourquoi l'enclos sacré, le cimetière
Ne passera jamais pour profane poussière,
          En tous les lieux.
L'oreille entend la cendre, au fond des sépultures,
Dire : « Je reste sang des profondes blessures,
          Larmes des yeux !

Ces larmes ont jailli des deux yeux d'une mère ;
Ces larmes ont creusé des sillons, trace austère
          Des longs regrets.
Ce beau sang pour l'honneur coula dans la bataille ;
Ce beau sang ruissela pour la foi sous la taille
          Des couperets !

Quand revient à la vie une vile poussière,
Qui n'a jamais souffert, semence à qui la terre
Donne un berceau ;
La cendre du poilu, victime méconnue,
Serait donc dégradée, éternelle inconnue,
Au froid tombeau ! »

9. Le chant du poilu

Moi, poilu, je sais bien que tu n'es pas à craindre,
O mort, je te recherche et te vois sans me plaindre,
Martyr joyeux !
Je t'affronte et je sais, pour des raisons suprêmes,
Que là-haut tout élu rit de tes anathèmes,
Au fond des cieux !

Je suis soldat du droit, je veux punir le crime
Des surhommes, voulant me pousser à l'abîme.
« Sonnez, clairons ! »
Ils ne passeront pas ! Pour conserver la gloire
De la France attaquée, il nous faut la victoire
Et nous l'aurons !

Du calice de fiel, je veux boire la lie ;
J'accepte la douleur, j'accepte l'agonie,
Avec ma foi !
J'y consens, ô mes yeux, fermez-vous sur le monde !
Mes lèvres, plus de voix ! Mon cœur, à la seconde,
Arrête-toi !

L'homme en offrant sa vie, en goûtant la souffrance,
Pour obéir à Dieu suivant sa conscience,
Est un martyr,

Bien plus grand que le temps, alors qu'il le méprise;
Il doit donc s'envoler où le mal n'a plus prise,
        Sur son désir (1).

Si le poète des soldats (2) a pu écrire cette strophe fulgurante, vibrante d'abnégation et d'enthousiasme :

En avant! tant pis pour qui tombe!
La mort n'est rien; vive la tombe!
Quand le pays en sort vivant.
        En avant !

le poilu, croyant, peut encore faire monter plus haut le cri du dévouement et changer l'exclamation attristée en exclamation joyeuse :

En avant, tant mieux pour qui tombe!
La mort est tout, vive la tombe!
Quand un martyr en sort vivant.
        En avant !

Beati qui in Domino moriuntur!
Bienheureux ceux qui meurent dans le Seigneur !

10. Comment les poilus parlent à la mort

« Sois bénie, année nouvelle si,
parmi tes multiples jours, il y
a mon dernier jour. Le mensonge
finit, la vérité commence. »

En ces années inoubliables, le peuple de France n'a pas lésiné en donnant son or, parce que ses soldats ne lésinaient pas avec leur sang. On n'achète jamais trop cher la liberté et l'honneur.

(1) *Vie et survie*, J. P.
(2) Déroulède.

Et quels beaux mots n'a-t-on pas entendu ?

Quelles pensées sublimes dans les lettres de soldats ! Pensées, mots dignes à jamais d'être gravés sur le marbre. Il me semble qu'unir quelques-unes de ces fleurs si vives de couleurs en cette page consacrée à la mémoire de nos héros sera comme le bouquet symbolique de leurs communes affections, de leurs communes souffrances, de leurs communs sacrifices.

« Si vous saviez comme ces trois mots : « Sur le front » résonnent à mon oreille ! Quand je les entends, mon cœur bat plus vite. »

... « Mon camarade est mort en héros ; comme je souhaite de mourir en un beau geste pour la France. »

« Mon bon père, ma mère chérie, jamais mieux qu'aujourd'hui, je n'ai senti combien je vous aime ! Que puis-je faire pour vous prouver ma reconnaissance ? Bien me battre pour vous défendre, pour défendre mes petites sœurs !

« Ne priez pas pour que les souffrances me soient épargnées, mais pour que je les supporte et que j'aie tout le courage que j'espère.

« Une heure grave arrive ! Je vais marcher à la baïonnette ; si j'y reste, je demande une chose, c'est que le peu de forces consacrées qui était en moi puisse rejaillir sur tous ceux que j'ai aimés et qui m'ont aimé, sur tous mes compagnons d'idéal et de labeur. »

« Elles sont trop bonnes, les heures que je vis, pour les échanger. Etre près de la mort et ne s'en soucier ; avoir à toute minute son frôlement et comme le vent de l'éternité sur la figure, c'est une joie qui rend fades toutes les autres ! »

« Une balle au bon endroit, la cloison de chair

renversée, tombée à terre, parce qu'elle est un poids, et c'est Dieu pour toujours ! »

« Je vous demande alors de mettre ces mots sur ma tombe : « Mort joyeusement pour la France ! »

11. Les derniers mots

Le grand blessé de guerre expirant sur la terre nue que couvre bientôt le crêpe de la nuit, n'est pas un mourant ordinaire.

Il entend au-dedans de lui-même les consolations de sa conscience et de sa race :

« La maladie ne me prend pas la vie, je la donne sans tare.

« La vieillesse n'a pas usé mon corps, je le donne sans ride.

« Ma blessure est celle de l'honneur qui se défend. Le flot de sang qui m'étouffe est celui qui donne à mon drapeau la teinte rouge du sacrifice.

« La douleur qui violente mes lèvres fermées et met des éclairs dans mes yeux est celle qui engendre la liberté.

« O terre de France ! terre de ma race, terre de mes aïeux, terre de mon baptême, je meurs sur ton sein déchiré et je te donne, comme à ma mère, mon dernier baiser ! »

12. Je ne meurs pas, je change d'affectation

Ainsi pouvait s'exprimer un jeune poilu avant de rendre sa belle âme à Dieu. Le commentaire en est facile :

« Je vais où les corps ne seront plus pétris, comme

le premier, avec une terre rouge encore inféconde, mais avec des cendres sacrées, purifiées dans le laboratoire des tombes, pleines de mérites.

« Je vais où il n'y a plus de ligne de feu, plus d'abris, plus d'assauts, plus d'explosions, plus de batailles, plus de blessures, plus d'ambulance, plus d'ennemi, plus de frontières !

« *Neque clamor, neque dolor.*

« Je vais où il n'y a plus de séparations entre ceux qui s'aiment, plus de mort, plus de cercueils, plus de larmes : *Neque luctus erit ultra.*

« Je vais où tout ce qui a vie transforme sa beauté sans connaître de déclin.

« Je vais où les fleurs changent de. formes, de couleur, de parfum sans se faner jamais.

« Je vais où les lauriers sont toujours verts et ne tombent jamais du front des élus.

« Je vais où les héros inconnus sont connus de Dieu, qui rémunère d'autant plus que les mérites ont été plus ignorés.

« Je vais où les jalousies n'ont plus de raison d'être.

« Je vais où tous les humains sont des frères dont les nuances qui divisent sont éteintes sous les feux ardents d'une infinie paternité.

« Je vais où l'amour jaillira des yeux, où les cœurs seront une source pure de bonté.

« Je vais où les regards des ressuscités seront tellement puissants qu'ils percevront les beautés invisibles, la nature angélique et la nature divine.

« Je vais où les élus pourront soutenir la vision de toutes les perfections réunies en l'Être divin, soleil infini, éternellement vivant, dont les rayons sont vérité, puissance, amour, créant chez les habitants du ciel une extase capable de mettre dans un cœur d'élu ce que les joies de toute la terre ne pourraient égaler ! »

13. La porte du ciel entr'ouverte

Un jeune prêtre de mes bons amis, brancardier de mon groupe, blessé à mort à un poste de secours, était ramené à une ambulance ; un de ses condisciples, prêtre comme lui, essayait de le rassurer sur son état : « Ne m'amuse pas, lui dit le pieux blessé, avec ces espérances qui viennent de ton affection ; je sens ma vie qui s'en va avec mes dernières gouttes de sang ; prépare-moi à bien mourir (1). » Et le prêtre, enhardi, a pu lui suggérer ces belles pensées que je traduis comme je peux :

« Mes lèvres tremblent en t'obéissant ; oui, ton bon ange est près de nous ; il vient chercher ton âme pour la conduire en paradis à travers les astres des cieux ; tu meurs pour la France catholique.

« La grâce des sacrements a purifié ton corps et ton âme ; l'indulgence plénière a payé tes dettes. Tu vas converser avec toutes les âmes des siècles passés, les captives sorties des limbes avec Jésus, les patriarches et les prophètes dont la parole te charmait chaque jour en tes prières liturgiques du bréviaire.

« Tu vas retrouver tes aïeux, les morts de chez nous ; tu vas être acclamé par les élus que tu as convertis.

« Tu vas revoir nos camarades tués en Alsace, à la Marne, sur l'Aisne.

(1) M. l'abbé Gavoille, de Melincourt, curé de Morre.

« Tu vas être reçu par les saints et les saintes de France, les martyrs de tous les temps, qui voient monter autant d'élus des champs de batailles que des cloîtres.

« Tu vas contempler la Sainte Vierge plus intimement, plus réellement que la petite Bernadette ne l'a vue à Lourdes, et pour toujours. Tu vas lui dire ce pieux *Ave* que, des millions de fois, tu lui adressas ; et quels *Ave !* en voyant celle qui est couronnée d'étoiles, et brillante comme l'aurore !

« Tu vas voir Notre-Seigneur Jésus-Christ, celui qui t'a fait prêtre, Jésus que tu as prêché, que tu as fait aimer, que tu as reçu tant de fois à l'autel. Tu vas le contempler plus glorieux qu'au Thabor et, à côté de lui, il te permettra de bâtir une tente éternelle.

« Tu vas être en face de la sainte Trinité sans énigme et sans voile, dans sa triple splendeur. En contemplant ces trois personnes tu vas voir se réaliser l'espérance des prophètes : « Seigneur, je serai rassasié « quand m'apparaîtra votre gloire ! »

« Les œuvres du bon Dieu sur la terre te racontaient sa puissance ; nos vallées de Comté que tu parcourais en allant voir les malades faisaient ton admiration ; les cieux sont encore plus beaux ; tes yeux n'ont pas vu, tes oreilles n'ont pas entendu, ton cœur n'a jamais connu ce que Dieu a préparé à ceux qu'il aime ; cher ami, plus tu souffres, plus tu ressembles au Christ, plus ta place sera proche de Lui.

« Tu entrevois déjà ce bonheur ; tu quittes la terre où l'on peine, où l'on pleure, tu entres dans la lumière et la paix éternelle, victime du devoir.

« Nous prierons pour toi ; prie bien pour nous. En arrivant au ciel, offre ton sang, tout ton sang versé jusqu'à la dernière goutte, pour obtenir de Dieu la victoire de la France ! Tu meurs avec le Christ, en holocauste !

« Adieu ! cher ami, au nom de tous tes camarades du 7ᵉ corps ! Je t'embrasse pour tous ! Adieu ! »

Le pieux mourant, en fils fidèle au quatrième commandement, recommande à son condisciple son vieux père et sa vieille mère, dont il était le seul soutien, en le priant de les avertir de sa mort avec toute la délicatesse possible.

Hélas ! combien j'ai regretté d'arriver trop tard d'un poste du front, et de n'avoir pu que fermer les yeux de ce saint prêtre !

14. Le départ pour l'autre monde

Multæ mansiones sunt in cœlo.

La force, vertu naturelle, est le fruit d'une morale qui ne s'inspire que de la seule raison ; ainsi, un fils défend sa mère, un père défend sa famille, un citoyen son pays. Le sentiment du droit ou de l'honneur offensé suffit pour expliquer l'habitude de la force.

Mais chez un soldat baptisé la grâce et la charité s'ajoutent à la volonté ; cette adjonction surnaturalise déjà l'acte humain, et si une fin divine a été la cause efficace du sacrifice, la mort d'un soldat, d'apparence humaine, peut s'élever à une perfection si sublime qu'elle confine au martyre.

Je m'explique : combattre pour une patrie que Dieu a sauvée miraculeusement du désastre, n'est-ce pas défendre les décisions divines ? Il y a des motifs plus précis : le soldat qui accepte de mourir pour que sa patrie ne perde pas la foi de ses aïeux qu'il croit menacée par l'ennemi, ne tombe pas seulement au champ d'honneur comme patriote, mais comme fidèle ; et qui définira le genre de palme et de couronne que Dieu veut donner à son vaillant témoin ?

Sans doute, il faut des précisions pour conclure au martyre ; mais Dieu qui voit le fond des cœurs sait bien y distinguer des nuances d'intentions qui échappent aux jugements humains, si étroits, si bornés, si superficiels !

15. Sur le champ de bataille

Les corps des héros qui dorment leur dernier sommeil sur les champs de bataille, moisson d'héroïsme sur la terre rouge, ces tués sublimes ne ressemblent pas aux morts ordinaires ; ils ne donnent pas le frisson comme les corps usés par la maladie, la peine du péché ; ces morts sont tombés par amour, par un acquiescement libre, en holocauste accepté, même joyeusement, par une élite. Aussi, les cimetières de guerre ne ressemblent pas aux cimetières ordinaires.

Sur ce sol bouleversé s'est accompli le mariage du devoir et du sacrifice « avec la robe de noce, selon le mot de l'Écriture, rouge comme le vin qui sort du pressoir ».

Non, ces immortels endormis ne causaient point d'effroi ; on vivait au milieu d'eux sans les distinguer des vivants.

Sur le champ de bataille où les morts du 35ᵉ se comptaient par centaines, je cherchais mon jeune neveu que je savais parmi les morts. Ils étaient tombés face à l'ennemi, le visage contre terre. J'étais obligé, pour reconnaître les traits, de retourner avec un pieux respect les chers cadavres. Tout à coup, sous mon geste, un soldat se redresse et, se frottant les yeux, avec un bon sourire : « Ah ! monsieur l'aumônier, on est arrivé cette nuit, bien tard, je tombais de sommeil. »

Il s'était endormi parmi des morts et ne paraissait pas surpris, ni inquiet. J'avoue que j'étais plus ému que lui. J'ai eu quelque peine à m'en tirer pour lui expliquer ma présence et lui avouer que je le prenais pour un mort. Et le brave poilu, toujours souriant : « Ce sera peut-être mon tour demain ! A la garde de Dieu (1) ! »

16. Pâques, le point culminant de l'histoire

Resurrexit sicut dixit.

Ainsi que s'élèvent les orages qui obscurcissent le soleil, ainsi sortent des tares originelles des ombres qui obscurcissent tous les raisonnements.

Les lois de la matière prennent une telle place dans la vie humaine, elles écrasent tellement les lois de l'esprit que pour les foules, la vraie preuve, celle qui force l'adhésion, c'est l'emprise des faits qui, quoique éloignés, crèvent encore les yeux, tintent encore aux oreilles par une tradition vivante ininterrompue. Les faits sont têtus.

(1) Un détail assez délicat à noter : le respect du sang humain s'imposait à tous ; le poilu le moins pratiquant le regardait comme sacré. Nous ne pouvions supporter que les chiens viennent laper les flaques rouges qui sortaient des linceuls du front.

Dieu a répondu aux besoins de la foule dont il a toujours eu pitié. Dieu a préparé un événement immense dont la portée traversera tous les siècles, qui sera le point culminant, dominera l'histoire du monde entre les prophéties qui l'annoncent et les siècles qui le suivent, évènement qui fera pâlir toutes les œuvres humaines. « Le Verbe était Dieu, et le Verbe s'est fait chair ; en lui était la vie, et la vie était la lumière de tout homme venant en ce monde. Ceux qui croient en lui sont nés de Dieu. Le Verbe fait chair a habité parmi nous, et nous avons vu sa gloire, pleine de grâce et de vérité (1). »

Sa grâce, c'est le sacrement ; sa vérité, c'est sa loi, sa puissance, c'est le miracle.

« Lui seul a dit : « Je puis laisser ma vie et la reprendre » ; lui seul a dit : « Je suis le Fils de Dieu », et il en a soutenu le personnage.

L'incomparable signe donné par le Christ de sa divinité, c'est le signe de Jonas, c'est l'annonce de ses trois jours passés dans le sein de la terre, du soir du vendredi saint au matin du jour de Pâques ; ce fait surhumain reste et restera toujours le point culminant de l'histoire du monde.

Expiré sur une croix en face du peuple épouvanté par les tremblements de terre et les ténèbres subites, le Christ réapparaît à l'aube de Pâques : il parle, il instruit ses disciples, il vit de leur vie ; quand il remonte au ciel, ce n'est plus à minuit, comme à son arrivée de Noël, commençant sa rédemption, c'est en plein soleil de midi et devant une foule de disciples, faisant annoncer par ses anges qu'il reviendra

(1) Saint Jean Évangéliste.

pour juger les vivants et les morts. Ces témoins se
sont fait tuer pour affirmer cette résurrection. Toute
la morale du monde tient dans cette survie du Christ
qui ne se dément pas depuis deux mille ans. *Christus vincit; Christus regnat; Christus imperat.*

Jésus-Christ fils de Dieu, Jérusalem l'atteste,
Du lourd tombeau scellé sort et se manifeste,
          C'était prédit.
Le crucifié marche et l'enseveli monte;
Après avoir douté, Thomas sceptique a honte.
          Jésus lui dit :

« N'as-tu pas vu le pain s'accroître à ma parole ?
N'as-tu pas vu les corps sortir des nécropoles,
          A mon vouloir ?
La mort les reprendra, comme elle attend Élie;
Elle ne verra plus ma chair ensevelie
          Sous son pouvoir.

Mort, j'ai vaincu la mort. Je ne suis un fantôme;
Mes mains, ma voix, mes traits, reconnais, voilà l'homme
          Au cœur si doux.
Regarde mon côté; touche-moi, je t'en prie! »
Et l'apôtre en émoi tombe à terre et s'écrie :
          « Mon Dieu, c'est vous! »

Alleluia pascal! Mot divin, plein de vie!
Écho de tout verset de notre liturgie,
          Au renouveau!
Tu rajeunis les cœurs, tu réjouis les âmes!
Le sépulcre du Christ, aux immortelles flammes,
          Est un berceau!

Et c'est ainsi que, depuis deux mille ans, les carillons
qui s'envolent joyeux des clochers au matin de Pâques

font descendre dans les esprits et dans les cœurs des
foules plus de conviction et plus d'espérances que
tous les livres de philosophie tombés des plumes des
savants.

Oui, quand l'Alleluia retentit à l'église,
Que résurrection soit partout la devise
   Du monde heureux !
Des âmes sort alors le parfum de la vie
Comme du sein des fleurs. L'humanité ravie
   Rêve des cieux !

Jeunes mères, en vos bras, sous la blanche dentelle,
Apportez votre enfant ; la floraison nouvelle
   Lui sourira.
Le carillon pascal a retenti ; le prêtre,
Appelant les petits comme le divin Maître,
   Les bénira (1).

17. Que disent les voix inspirées ?

Déjà la voix des soldats d'Israël, ensevelis dans
les décombres, s'élèvait de la terre et s'en allait,
confiante, vers le ciel, dans les nuits silencieuses :

« Seigneur, j'attendrai dans cette fosse jusqu'au
réveil final. O mon Dieu, tu me tendras la main
qui m'a créé. Ne te souviens plus que de mes jours
de guerre où j'ai souffert et, dans ta miséricorde, oublie les mauvais sentiers que j'avais pu suivre auparavant !

« La lumière de ta face, Seigneur, a pénétré mon
être ; elle a apporté la joie à mon cœur.

(1) *Vie et survie*, J. P.

« A cause de toi, je dormirai dans la paix, parce que, toi, Seigneur, tu es le maître de la vie, parce que tu as fixé en moi ton espérance (1). »

L'incomparable argument de la résurrection a été le grand moyen de conversion dans les prédications des apôtres. Les gens de l'aréopage d'Athènes ont pu en sourire, mais saint Paul les envoyait aux témoins de l'Ascension du Sauveur, qui vivaient encore, et les voluptueuses villes se rendaient au témoignage de ceux qui mouraient pour affirmer le fait de la résurrection.

Saint Paul disait aux Corinthiens : « Si le Christ est ressuscité, comment certains parmi vous peuvent-ils dire que les morts ne ressusciteront pas ? Tous sont morts en Adam ; tous vivront de nouveau en Jésus-Christ. Si nous n'avions d'espérance que dans cette vie, nous serions les plus misérables de tous les hommes. »

Quand l'ange sonnera l'*Alleluia* du réveil général, la terre verra germer plus d'élus que les printemps ne voient germer de fleurs. Dieu dispose d'assez de place dans l'immensité des cieux pour que tous ceux qu'il aime puissent évoluer d'un astre à un autre, avec l'instantanéité du simple désir.

« Il en est qui me demandent, dit saint Paul, comment ressusciteront les morts ?

« Dieu vous donne, dans le grain de blé semé en terre, une image de la transformation du corps corrompu dans sa tombe ; il revit dans l'épi plus fécond et plus beau. Ce corps est inhumé, décomposé, déformé, avili, plus humilié que la terre d'où il est

(1) Ps. 4.

sorti ; il ressuscitera dans l'incorruptibilité, dans la puissance, dans la gloire dans une spiritualité presque égale à celle de l'ange (1). »

Saint Pierre avertit les fidèles de se défier des apparences de mort qui règnent sur les cimetières depuis le commencement du monde. Les imposteurs usent de ce silence pour douter et faire douter les faibles.

« Il y a une chose, écrit-il, que vous ne devez pas ignorer, mes bien aimés, c'est que, si Dieu a dans ses mains, pour punir, les feux de Sodome et les eaux du déluge, il aura, pour récompenser, de nouveaux cieux et une nouvelle terre.

« Nous qui passons comme l'herbe des champs, nous sommes pressés de voir les événements, mais aux yeux du Seigneur mille ans sont comme un jour. Dieu attend, dans sa miséricorde, la conversion de nos âmes ; il patiente. Attendons selon la promesse du Seigneur.

« Quand l'univers aura disparu dans la conflagration générale, viendra le jour sans fin où la justice règnera partout où seront les élus. »

Dieu veut-il nous faire pressentir la fin du monde dans les catastrophes fréquentes qui épouvantent aujourd'hui la terre ?

Nous lisons, dans l'Apocalypse, que saint Jean a eu sous les yeux l'apparition de Jésus-Christ ; il s'exprime ainsi : « Il a mis la main droite sur mon épaule et m'a dit : « Ne crains pas, je suis le premier et le dernier. Je suis vivant et je fus mort. Je suis vivant pour les siècles des siècles. J'ai les clefs de la

(1) Saint Paul aux Corint., I, 45.

ort et de l'enfer » et le fils de l'homme, c'est le Christ
ar qui nous avons été sauvés. »

18. Les derniers jours du monde

Dieu n'a pas créé la terre habitable pour en faire
n charnier ! Dieu n'a pas dit aux hommes : « Crois-
ez et multipliez-vous, pour accroître la pâture des
ers ! » Dieu n'est pas le Dieu des morts, mais des
ivants !

Avant le jugement final, l'âme du héros viendra
laner sur la tombe qui garde son corps, comme
âme du Christ a plané au sépulcre sur ses membres
anglants. Comme l'âme du Christ, elle dira : « O mon
orps, as-tu été assez humilié, assez meurtri, assez défi-
uré, assez broyé ? Après la peine, la gloire ! *Surge!*
Debout ! » Alors, le ressuscité poursuivra la mort en lui
isant, railleur :

« O mort, où est ton aiguillon, ô mort, où est ta
ictoire ? A toi de connaître la défaite !

« Moi, le ressuscité, moi que tu étreignais sous la
ression obscure et froide d'une terre insensible,
on seulement je me suis dégagé de ton étreinte,
ais je te poursuis dans ta honte.

« J'apprends que tu n'es plus connue dans les cieux
ouveaux et dans la nouvelle terre ; ô mort, fille
âtarde de Satan et de l'âme révoltée, es-tu assez
aincue ? Toi qui as fait perdre leur nom avec la vie
tant de milliers de soldats, nulle part on ne connaît
on nom.. même en enfer ! »

O héros de la grande guerre ! par vous la France
a continuer sa mission à travers les siècles ! Morts

bien-aimés, la France a eu besoin de la jeunesse, vous avez répondu : « Présents ! »

O morts sublimes ! La France a eu besoin de victimes ; vous avez répondu : « Présents ! »

O morts généreux, vous avez assez versé de sang pour marquer toutes les portes des foyers de France !

O morts, défigurés par les morsures du fer ! vos pauvres mères elles-mêmes ne pourraient pas vous reconnaître !

Mais consolez-vous !

Dieu connaît votre nom de famille et votre nom de baptême. Le divin Crucifié vous appelle ses membres et plus vous êtes défigurés, plus il affirme sa possession : « Voilà ma chair, voilà mes os, voilà mon corps ! »

Poilus, frissonnez dans vos tombes ! Le suprême « garde à vous ! » va se faire entendre d'un bout du monde à l'autre, sorti des lèvres des archanges, plus vibrant que la grande voix des océans.

L'annonce du triomphe final va retentir : « O morts, secouez vos sépulcres et levez-vous ! »

Voici la fin du Temps. La grande prophétie
D'Ézéchiel voyant va se réaliser.
La trompette a sonné ; sortant de l'inertie,
S'agitent les tombeaux ; que va-t-il se passer ?
Seigneur ! Réalisez la grande prophétie !
*   La trompette du jour final*
*   De la survie est le signal.*

Les os sortent du sol ; sur eux, les chairs progressent ;
Les corps sont reformés ; la mort plane encor là.
Mais un souffle a passé ; des légions se dressent ;
Des millions de voix chantent : Alleluia !

Et la foule s'avance et ses élans progressent.
Où donc est ta victoire, ô mort ?
De son tombeau le poilu sort !

Ah ! plus de désespoirs aux enceintes funèbres !
Laissons dormir la cendre et passer les ténèbres,
Mais plus de pleurs !
En attendant, dormez sous les arbres moroses,
Vous, les grands trépassés ! héros des grandes causes !
En haut les cœurs !

Unités appartenant au 7ᵉ corps d'armée

14ᵉ division

- 27ᵉ brigade
  - 44ᵉ inf.
  - 60ᵉ inf.
- 28ᵉ brigade
  - 35ᵉ inf.
  - 42ᵉ inf.
- 47ᵉ et 5ᵉ d'artil.
- Parc d'artillerie

41ᵉ division

- 23ᵉ, 133ᵉ, 152ᵉ régiments d'infanterie.
- 5ᵉ et 15ᵉ bataillons de chasseurs.
- 4ᵉ régiment d'artillerie.

57ᵉ division unités de réserves

- 235ᵉ, 242ᵉ, 244ᵉ, 260ᵉ rég. d'infanterie.
- 65ᵉ bataillon de chasseurs.

Régiments territoriaux appartenant au 7ᵉ corps :

- 54ᵉ, du Doubs.
- 67ᵉ, des Deux-Sèvres.
- 49ᵉ, de Belfort.

Le 11ᵉ régiment de chasseurs à cheval partage ses escadrons avec les deux premières divisions.

Génie : le 7ᵉ bataillon.

8ᵉ division de cavalerie :

- 11ᵉ et 18ᵉ dragons.
- 14ᵉ chasseurs à cheval.
- 12ᵉ hussards.

Régiments d'artillerie formés avec les dépôts du 4ᵉ, 5ᵉ, 47ᵉ, 67ᵉ :

- 204ᵉ, 89ᵉ, 247ᵉ, 289ᵉ à tracteurs.
- 205ᵉ, 107ᵉ artillerie lourde.

TABLE DES MATIÈRES

CHAPITRE PREMIER

LES PRÉLIMINAIRES

CHAPITRE II

PREMIÈRE CAMPAGNE D'ALSACE

CHAPITRE III

DEUXIÈME CAMPAGNE D'ALSACE

CHAPITRE XX

LES REPAS

CHAPITRE XXI

LA MÉDITATION DU POILU A TRAVERS L'ÉNIGME

CHAPITRE XXII

LA FOI DU POILU

FIN DU PREMIER VOLUME

BESANÇON. — IMPRIMERIE JACQUES ET DEMONTROND